SAPIA

循環器臨床
サピア
7

CKDと心血管病を理解する

ステップアップをめざして

【責任編集】筒井裕之 北海道大学

中山書店

循環器臨床サピア

[総編集]
永井良三（東京大学）

[編集委員]（五十音順）
小川久雄（熊本大学）
川名正敏（東京女子医科大学）
北風政史（国立循環器病センター）
筒井裕之（北海道大学）*
室原豊明（名古屋大学）
山崎　力（東京大学）

（*本巻担当編集）

刊行にあたって

高齢社会の到来とともに，わが国では循環器疾患が増え続けている．いまやほとんどの国民が循環器疾患に罹患し，長くお付き合いする時代となった．かつては深刻なイメージのあった循環器疾患ではあるが，近年，薬物療法や機械的サポート，さらに救急と集中治療体制の進歩によって，生命予後の改善が著しい．まさに循環器診療にはあらゆる叡智が結集している．

循環器診療は他の領域の診療と異なり，迅速な診断と治療が求められる．また，しばしば数少ない情報や直観から判断しなければならない．すべてを理詰めに考え，確証のみに基づいて診療していては，手遅れになる．このため循環器医は特殊な検査だけに頼らずに，身体所見や簡単な検査で判断を迫られることが多い．循環器医が鑑別診断の順ではなく，起こりうる重大さの順に従って行動するのも，大事なポイントである．

本シリーズは，循環器疾患の病態の基本を理解するとともに，循環器診療の特質を現場感覚で理解していただくことを目的とした．とくに本文や図表は簡潔明瞭に記述することとした．

本シリーズにより，これから専門医をめざす若い医師が，単なる知識ではなく，生きた循環器臨床の智恵（サピア）を身につけられることを期待する．

2009 年 9 月

東京大学大学院医学系研究科循環器内科
永井良三

序

心臓と腎臓という生体にとってきわめて重要な2つの臓器が，血行動態や神経体液性因子を介して密接に関連しており，両臓器の機能はきわめて精巧にバランスをとりながら制御されている．近年，心臓と腎臓が生理的状態のみならず，病的状態でも相互に関連しあって病態を形成していることが明らかとなり，「**心腎連関**」という概念が提唱されている．このような心・腎の連関が，改めて認識されるようになったのは，**慢性腎臓病**（**chronic kidney disease：CKD**）が，強力な心血管リスクであり，CKD患者は透析に至るより心血管病を発症し死亡する確率のほうがはるかに高いことが認識されるようになったことによる．一方，心疾患患者の予後は腎機能の影響を受け，最終的には心・腎不全に至る．さらに，高血圧・糖尿病・脂質異常症などの生活習慣病とともに，CKDの患者数はきわめて多いことも明らかとなっている．

一方で，医学・医療の高度化・専門化が進み，診療・研究はそれぞれの専門領域で行うことが一般的となった．心臓しか診ない（診れない？）循環器専門医，腎臓しか興味のない腎臓専門医とまで揶揄されるようになりつつある．しかしながら，実際の医療現場で遭遇するのは，単一臓器の疾患に限定された患者はまれで，多疾患を併せもつ患者がほとんどである．このことは，特にCKDと心血管病の診療においては，循環器内科医はもちろんのこと幅広い内科医が，CKDを狭い腎疾患ととらえることなく診療にあたる必要があることを示している．すなわち心・腎に共通する病態生理の理解，診断のための検査，腎機能保持を念頭においた心血管病の治療，心血管合併症を考慮したCKDの治療が求められる．

本書では，CKDと心血管病を理解するために必要な知識を，**①疫学**，**②診断のために必要な検査**，**③心・腎に共通する基礎的病態**，**④臨床で直面するCKDと心血管病の課題と対策**，**⑤心腎保護を目指した治療戦略**という5つのテーマについて循環器と腎臓の2つの領域の第一線の専門家に執筆いただいた．本書が，循環器内科医，腎臓内科医はもちろんのこと幅広い内科の医師にとってCKDと心血管病，さらに心腎連関の理解の助けとなり，日常臨床に活かすステップとしていただければ幸甚である．

2010年2月

北海道大学大学院医学研究科循環病態内科学
筒井裕之

略語一覧

ACE	angiotensin converting enzyme	アンジオテンシン変換酵素
ACS	acute coronary syndrome	急性冠症候群
ANP	atrial natriuretic peptide	心房性ナトリウム利尿ペプチド
ARB	angiotensin Ⅱ receptor blocker	アンジオテンシンⅡ受容体拮抗薬
BMS	bare metal stent	ベアメタルステント
BNP	brain natriuretic peptide	脳性ナトリウム利尿ペプチド
BUN	blood urea nitrogen	血中尿素窒素
CABG	coronary artery bypass grafting	冠動脈バイパス術
CAD	coronary artery disease	冠動脈疾患
Ccr	creatinine clearance	クレアチニンクリアランス
CHD	coronary heart disease	冠動脈疾患
Cin	inulin clearance	イヌリンクリアランス
CKD	chronic kidney disease	慢性腎臓病
CVD	cardiovascular disease	心血管疾患
DES	drug-eluting stent	薬剤溶出性ステント
eGFR	estimated glomerular filtration rate	推算糸球体濾過量
EPO	erythropoietin	エリスロポエチン
ESKD	end-stage kidney disease	末期腎不全
ESRD	end-stage renal disease	末期腎疾患
GFR	glomerular filtration rate	糸球体濾過量
HDL-C	high density lipoprotein cholesterol	高比重リポ蛋白コレステロール
LDL-C	low density lipoprotein cholesterol	低比重リポ蛋白コレステロール
PCI	percutaneous coronary intervention	冠動脈インターベンション
PTA	percutaneous transluminal angioplasty	経皮的血管形成術
PTRA	percutaneous transluminal renal angioplasty	経皮的腎動脈形成術
PWV	pulse wave velocity	脈波伝播速度
RA	renin-angiotensin	レニン・アンジオテンシン
RAA	renin-angiotensin-aldosterone	レニン・アンジオテンシン・アルドステロン
RAS	renal artery stenosis	腎動脈狭窄
RVH	renovascular hypertension	腎血管性高血圧
Scr	serum creatinine	血清クレアチニン値
TG	triglyceride	トリグリセリド
TIA	transient ischemic attack	一過性脳虚血発作

循環器臨床サピア7

CKDと心血管病を理解する ステップアップをめざして

CONTENTS

1章 疫学から現状を理解する

2章 必要な検査を理解する

5章 心腎保護を目指した治療戦略を理解する

Quick Index

CKDと心血管病

疫学

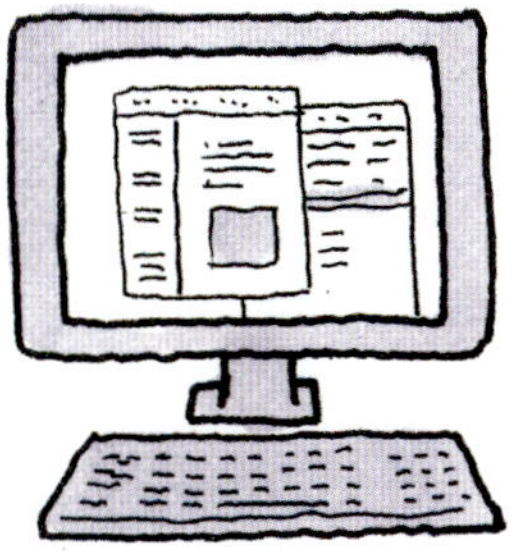

病態

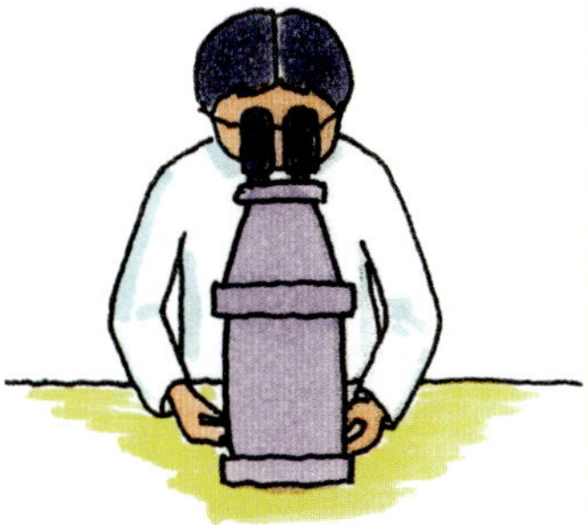

検査

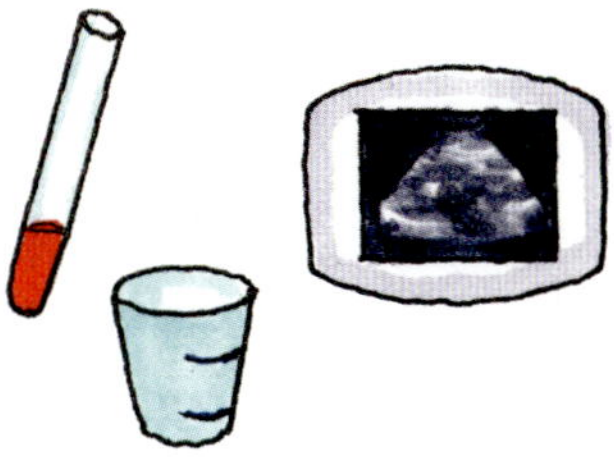

CKDと心血管病の臨床

心腎保護を目指した治療戦略

◉執筆者一覧（五十音順）

相澤義房	新潟大学大学院医歯学総合研究科循環器学分野
秋澤忠男	昭和大学医学部腎臓内科
浅田　馨	名古屋市立大学大学院医学研究科 心臓・腎高血圧内科学
阿部純子	日本医科大学千葉北総病院内科学（循環器）
飯島勝矢	東京大学大学院医学系研究科加齢医学講座
石川康暢	北海道大学大学院医学研究科免疫・代謝内科学
井関邦敏	琉球大学医学部附属病院血液浄化療法部
井手友美	九州大学大学院医学研究院循環器内科
伊藤貞嘉	東北大学病院腎・高血圧・内分泌科
井上　剛	東京大学医学部附属病院腎臓・内分泌内科
今井圓裕	名古屋大学大学院医学系研究科腎臓内科学
岩永善高	近畿大学医学部循環器内科
碓井知子	九州大学大学院医学研究院環境医学分野
内田俊也	帝京大学医学部内科学
内山真一郎	東京女子医科大学医学部神経内科学
宇都宮一典	東京慈恵会医科大学糖尿病・代謝・内分泌内科
小川大輔	岡山大学大学院医歯薬学総合研究科 糖尿病性腎症治療学
尾田高志	防衛医科大学校腎臓内科
加賀谷　豊	東北大学病院卒後研修センター
笠原正登	京都大学大学院医学研究科内分泌代謝内科
柏原直樹	川崎医科大学腎臓・高血圧内科
加藤雅彦	鳥取大学医学部附属病院循環器内科
北村和雄	宮崎大学医学部内科学講座循環体液制御学分野
絹川真太郎	北海道大学大学院医学研究科循環病態内科学
木村健二郎	聖マリアンナ医科大学腎臓・高血圧内科
木村玄次郎	名古屋市立大学大学院医学研究科 心臓・腎高血圧内科学
清原　裕	九州大学大学院医学研究院環境医学分野
櫛山武俊	防衛医科大学校腎臓内科
熊谷裕生	防衛医科大学校腎臓内科
倉林正彦	群馬大学大学院医学系研究科臓器病態内科学
小泉賢治	東北大学大学院医学系研究科腎・高血圧・内分泌学分野
小武海公明	東京慈恵会医科大学循環器内科
小室　薫	国立病院機構函館病院循環器科
斎藤能彦	奈良県立医科大学第１内科学
佐田政隆	徳島大学大学院ヘルスバイオサイエンス研究部 循環器内科学分野
佐藤直樹	日本医科大学付属病院集中治療室
佐藤　博	東北大学病院腎・高血圧・内分泌科
佐藤　稔	川崎医科大学腎臓・高血圧内科
庄司哲雄	大阪市立大学大学院医学研究科 代謝内分泌病態内科学
鈴木洋通	埼玉医科大学腎臓内科
鈴木快文	帝京大学医学部内科学
清野精彦	日本医科大学千葉北総病院内科学（循環器）
高山亜美	新潟大学大学院医歯学総合研究科循環器学分野
蔦本尚慶	滋賀医科大学循環器内科
筒井裕之	北海道大学大学院医学研究科循環病態内科学
内藤由朗	兵庫医科大学内科学循環器内科
中尾一和	京都大学大学院医学研究科内分泌代謝内科
中村裕紀	昭和大学横浜市北部病院腎臓内科
中山恵輔	東北大学病院腎・高血圧・内分泌科
中山昌明	東北大学病院血液浄化療法部
南学正臣	東京大学医学部附属病院腎臓・内分泌内科
西澤良記	大阪市立大学大学院医学研究科 代謝内分泌病態内科学
長谷部直幸	旭川医科大学循環・呼吸・神経病態内科
東　桂史	防衛医科大学校腎臓内科
久留一郎	鳥取大学大学院医学系研究科再生医療学
菱田　明	浜松医科大学医学部内科学第一
平田陽一郎	徳島大学大学院ヘルスバイオサイエンス研究部 循環器内科学分野
藤野貴行	旭川医科大学循環・呼吸・神経病態内科
槇野博史	岡山大学大学院医歯薬学総合研究科 腎・免疫・内分泌代謝内科学
増山　理	兵庫医科大学内科学循環器内科
松尾清一	名古屋大学大学院医学系研究科腎臓内科学
宮崎俊一	近畿大学医学部循環器内科
宮田正弘	大崎市民病院内科
向山政志	京都大学大学院医学研究科内分泌代謝内科
望月俊雄	北海道大学大学院医学研究科免疫・代謝内科学
森　潔	京都大学大学院医学研究科内分泌代謝内科
森　建文	東北大学病院腎・高血圧・内分泌科
山縣邦弘	筑波大学大学院人間総合科学研究科 疾患制御医学専攻腎臓病態医学分野
山下武廣	心臓血管センター北海道大野病院循環器内科
山田　聡	北海道大学大学院医学研究科循環病態内科学
山本浩仁郎	防衛医科大学校腎臓内科
吉村道博	東京慈恵会医科大学循環器内科

1 章

疫学から現状を理解する

わが国のCKDの現状

Point

- ▶肥満，メタボリックシンドロームの増加に伴い，CKD 患者数が増加している.
- ▶心筋梗塞，心不全の発症率は GFR の低下に伴い増加する.
- ▶CKD では古典的危険因子に加えて，腎疾患関連（非古典的）危険因子が加わる.
- ▶心血管障害患者では年に 1 度は検尿，血清クレアチニンの測定を行う.

診断基準

- 3 か月以上にわたる腎組織，画像，検尿に異常がある症例または糸球体濾過量（glomerular filtration rate : GFR）の低下（GFR<60 mL/min/1.73 m^2）を慢性腎臓病（chronic kidney disease : CKD）と定義している（❶）.
- GFR を性，年齢，血清クレアチニンおよび人種により推定式を用いて計算する modification of diet in renal disease（MDRD）の簡易式を基にステージ分類される.
- 日本人用には日本腎臓学会独自にイヌリンクリアランスを基に作成した推算式を用いる.
  日本腎臓学会の GFR 推算式[1)]
  $eGFR\ (mL/min/1.73\ m^2) = 194 \times Cr^{-1.094} \times Age^{-0.287}$
  $\times 0.739$ if female（Cr：酵素法，Age：年齢）
- CKD は自覚症状に乏しいので，まず早期発見が重要である.
- 糖尿病，高血圧で診療中の患者では，年に 1 度の検尿（尿蛋白）を実施するべきである.
- 健診にて蛋白尿（≧2+），蛋白尿・血尿がいずれも 1+以上ないし血清クレアチニン高値（≧2.0 mg/dL）であれば，確実に CKD ないし腎不全が疑われる.
- 蛋白尿は量が少ないほど（微量アルブミン尿の段階），治療によって陰性化しやすいので早期発見のメリットが高い.
- CKD，透析の家族歴を有する場合は，血清クレアチニンの測定が勧められる.

Key word
腎機能の推算式（eGFR）
性，年齢，血清クレアチニンより計算式を用いて糸球体濾過量（GFR）を推算（estimate）する．イヌリンクリアランスを基準として日本腎臓学会により作成された．溜尿を要しないので便利であるが，肥満者や栄養障害のある患者では問題がある．

Key word
CKD の早期発見（A～E）
国際腎臓学会の組織である Kidney Disease Improving Global Outcomes（KDIGO）により推奨されている CKD の早期発見に重要な項目：A（albuminuria），B（blood pressure），C（cholesterol），D（diabetes），E（eGFR）で，蛋白尿（アルブミン尿），血圧，脂質，糖尿病，GFR の推定（血清クレアチニンの測定）をさす[2)].

❶ CKDの定義（1か2のどちらかを満足する場合）

1. 腎障害（kidney damage）が3か月間以上継続する
   - 腎障害とは腎臓の形態的または機能的な異常を指し，GFR低下の有無を問わない
   - 腎障害の診断は，
     ①病理学的診断または，
     ②腎障害マーカーによって行う（このマーカーとしては血液または尿検査，または画像診断がある）

2. GFR＜60 mL/min/1.73 m^2が3か月間以上継続する
   この場合腎障害の有無を問わない

❷ アルブミン尿と顕性蛋白尿の診断基準

	1日尿（mg/日）	時間尿（μg/min）	スポット尿（mg/gCr）
正常	30未満	20未満	30未満
微量アルブミン尿	30～299	20～199	30～299
顕性蛋白尿	300以上	200以上	300以上

数値はアルブミンとしての測定値．Cr：クレアチニン．

Key word
慢性腎臓病（CKD）
chronic kidney disease（CKD）をそのまま日本語に訳して慢性腎臓病としている．renal disease（腎疾患？）よりも，一般の英語圏の患者，家族にはわかりやすい．慢性とは3か月以上を意味する．GFRの低下に伴い，ステージ1～5に分類する．GFR＜60 mL/min/1.73 m^2は蛋白尿の有無にかかわらずCKDとする．

- 微量アルブミン尿の測定は糖尿病性腎症の早期診断に有用である．アルブミン尿から蛋白尿まで，尿中の量の多さと将来のCKD（GFR＜60 mL/min/1.73 m^2）の発症率には明確な関連が認められる．アルブミン尿と顕性蛋白尿の診断基準を❷に示す．

Key word
微量アルブミン尿（microalbuminuria）
尿中の蛋白質の約60％はアルブミンである．随時尿によるアルブミン（mg/dL）とクレアチニン（mg/dL）の濃度比（UACR）を1,000倍し，1gクレアチニン排泄量あたりのアルブミン排泄量（mg）を算出する．30～299 mg/gクレアチニンを微量アルブミン，それ以上を顕性蛋白尿とする．

疫学

- 腎機能（GFR）低下の最も大きな要因は加齢であるが，GFRの低下度には個人差が大きく，また人種による差異も考えられる．住民健診受診者においては，GFRの低下に伴い，蛋白尿，高血圧，DM，貧血およびメタボリックシンドロームが高頻度に認められる．
- 血圧高値，空腹時血糖高値，高TG血症，低HDL血症，腹部肥満それぞれが，個別にCKD発症と弱い相関がみられる．上記の因子が軽度であっても，複数有するメタボリックシンドロームではCKDの頻度および発症率が高い．
- アメリカの9年間の前向き調査研究によると，メタボリックシンドロームがあるとCKDの発症は約1.4倍増加すると報告されている．わが国でも同様な報告がある（❸）．
- 加齢とともに肥満，メタボリックシンドロームを有すると，さらにCKDを発症しやすくなる．低出生時体重者が成人後，肥満になると腎臓への過剰負荷となり，腎不全へと進展すると考えられる（❹）．
- 無症状の成人および学童を対象にした長期観察（アウトカム）研究は少なく，CKD，末期腎疾患（end-stage renal disease：ESRD）の自然歴には不明な点が多い．

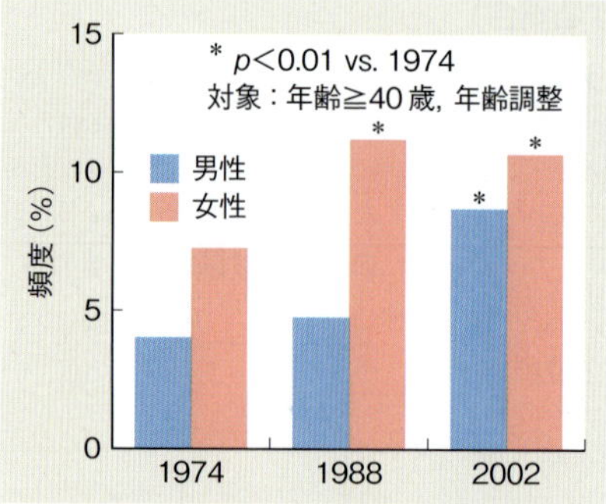

❸ CKD頻度の推移（久山町研究）

わが国の代表的疫学研究である久山町研究の，1974年以降の14年ごとのコホート研究によるCKD頻度の推移を男女別に示した．男女ともにCKDが有意に増加し，10%前後となっている．この間に高血圧のコントロールは格段に改善しているが，肥満，脂質異常症などが増加している．

（Ninomiya T, et al. *J J Int Med* 2007[3]より）

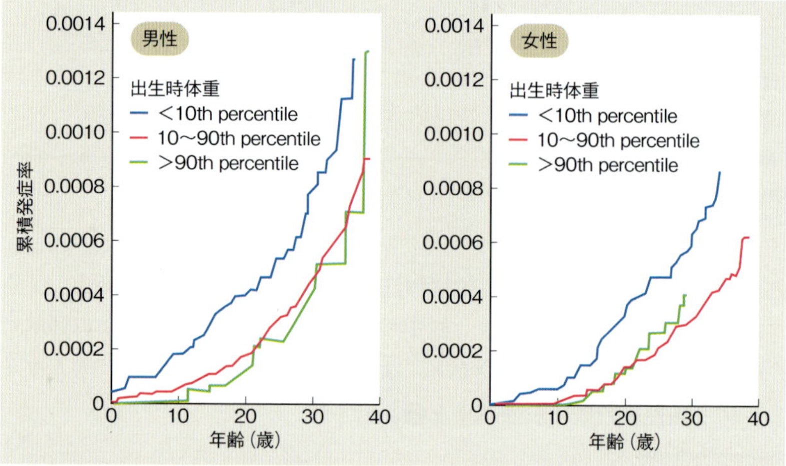

❹ 出生時体重と透析導入率の関連

低出生時体重児（低身長）はネフロン数が少なく，将来糖尿病，高血圧を発症しやすいことが知られている．したがって，透析導入率も高いことが報告されている．生後の過食・運動不足，肥満，メタボリックシンドロームから腎不全に至る例はわが国でも多い．

（Vikse BE, et al. *J Am Soc Nephrol* 2008[4]より）

- 2008年度のわが国の透析導入数は約3.8万人で，年度末患者数は人口100万人対で2,200人を突破し，国民450人に1人が透析療法施行中である．
- 糖尿病を原因疾患とする透析導入は1998年度に第1位となり最近では全体の42%を占めている．わが国の透析導入原疾患の推移を❺に示す．
- 末期腎不全（透析導入）への進行予測因子で最も鋭敏で簡便な検索法は，試験紙法による検尿（蛋白尿）である．
- 蛋白尿，血尿ともに陽性例（1+以上）は，10年間で約3%が透析導入となる．
- 血尿のみ陽性（特に高齢の女性に多い）は蛋白尿，血尿ともに陰性例とそれほど累積発症率に差異が認められない．
- 試験紙法による蛋白尿の程度別（マイナスから3+以上までの5段階）にESRD（透析導入例）の発症率をみると，17年間の観察期間中の累積

COLUMN レミッション・クリニック

腎機能保持，透析導入阻止はすべての医療関係者の願いである．先進的な治療を長年実行しているイタリアのグループ（Dr Remuzzi）より，その結果が示されている．蛋白尿減少を目標に，アンジオテンシン変換酵素（ACE）阻害薬（ラミプリル 5～10 mg/日），アンジオテンシンⅡ受容体拮抗薬（ARB）（ロサルタン 50～100 mg/日），カルシウム阻害薬（ベラパミル 80～120 mg/日），アトルバスタチン（10～20 mg/日）および食事療法，生活習慣の是正を組み合わせる治療方針をとっている．RCT は実施不可能であるので，歴史的な症例を対照群（5 年間に約 40 %が透析となる）とせざるをえない．5 年間の累積透析導入率が著明に低下する効果が示されている（**1**）．腎機能の低下速度は，蛋白尿の減少程度とよく相関するので，血圧値によらず患者のコンプライアンスをみながら 120/80 mmHg 未満まで降圧薬を増量し，血清 K 値は 6.0 mEq/L 未満を目標とする（**2**）．食事療法では蛋白質制限（0.8 g/kg/日），食塩制限（Na 50～100 mEq/日）を指導し，6 か月間コンプライアンスを確認している．

GFR が低下するにつれて，降圧効果，蛋白尿減少効果が低下する．透析患者になると，非透析患者で有効性が示されている貧血治療（エリスロポエチン），脂質代謝改善（スタチン）による死亡率低下効果が認められない．これらのことより，CKD はより早期発見，早期治療に努める必要がある．

最近，ACE 阻害薬と ARB の併用レジメンは，蛋白尿，腎不全予防効果がなく，むしろ悪化させることが報告された．理由は不明であるが，対象患者の病態，合併症の違いによると思われる．個々の症例においては著効を示す例もみられるので，併用療法も選択肢の一つである．

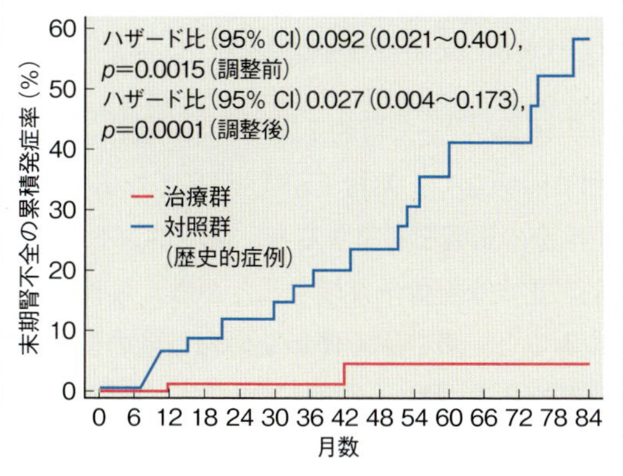

1 末期腎不全（ESKD）の累積発症率

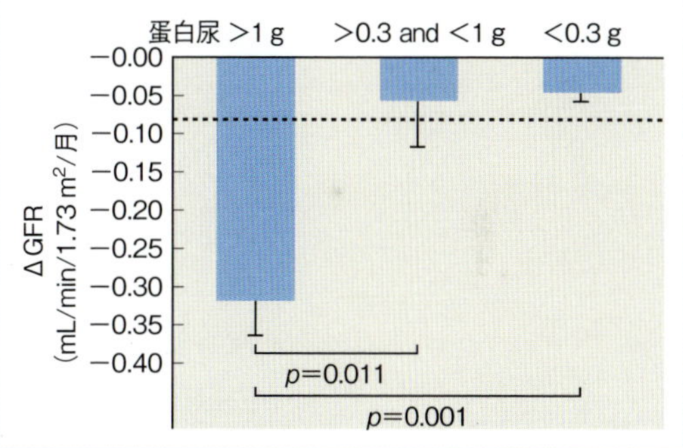

2 蛋白尿と腎機能低下度

（Ruggenenti P, et al. *J Am Soc Nephrol* 2008[10] より）

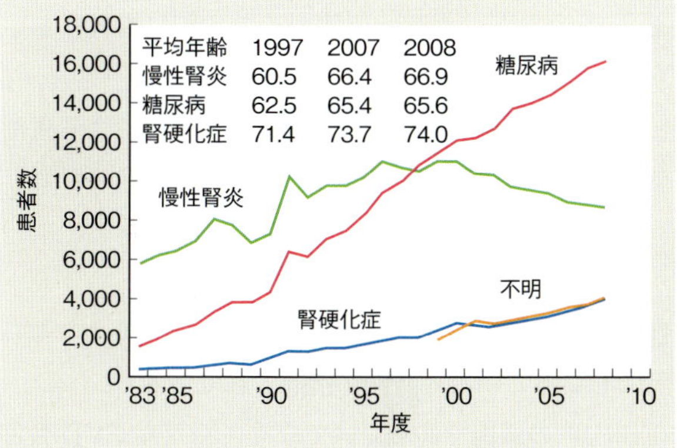

5 わが国の透析導入原疾患の推移（日本透析医学会資料）

わが国では 1998 年以降，糖尿病が原因疾患の 1 位となり，その後も増加しつつある．それまで首位であった慢性腎炎は導入数が減少に転じている．導入時平均年齢が高齢化しつつあることより，予防効果が現れていると思われる．

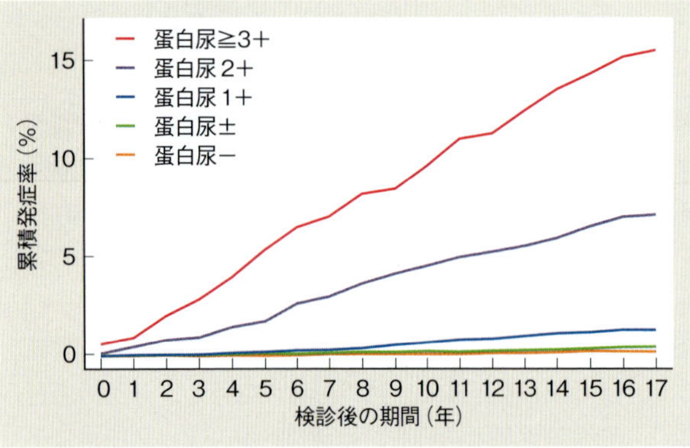

❻ 試験紙法による蛋白尿の程度と透析導入率

沖縄県における1983年度の住民健診時の検尿（試験紙法による蛋白尿）結果からみた累積透析導入率を示した図．蛋白尿の程度が増加するほど透析導入の危険度は高く，特に２＋以上は臨床的意義が高い．擬陽性でも陰性に比し疫学的には有意差が認められる．

（Iseki K, et al. *Kidney Int* 2003[5] より）

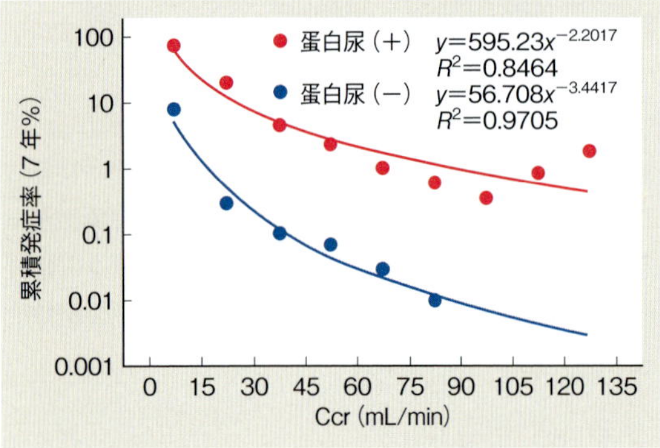

❼ 蛋白尿の有無，腎機能と透析導入率

沖縄県における1993年度の住民健診時の検尿（試験紙法による蛋白尿）結果および腎機能（クレアチニンクリアランス）からみた累積透析導入率を示した．蛋白尿が陰性であれば，腎機能が高度に低下した場合でも透析導入率は低い．加齢のみによるGFR低下では，透析に至る例はまれである．

（Iseki K, et al. *Am J Kidney Dis* 2004[6] より）

発症率は蛋白尿３+以上で 16 %，２+では約７%である（❻）．

- 血圧値は高いほど，性別に関係なく，累積 ESRD が高くなる．高血圧患者数が多いこと，降圧治療の影響を考慮すると，血圧コントロール不良による ESRD は潜在的に重大な影響を及ぼすことが考えられる．
- 検診受診時の腎機能別にみると，蛋白尿を伴わない腎機能の低下では，ESRD 発症率は比較的低率である（❼）．
- 空腹時血糖値 126 mg/dL 以上では糖尿病の可能性が高く，ESRD の発症率も高い．
- 貧血の定義は男女で異なるが，腎機能が低下するにつれて貧血の頻度は増加する．貧血を有するほど，累積 ESRD 発症率は高くなる．
- 肥満は蛋白尿発症および ESRD の有意な危険因子で，特に男性において影響が大である．
- 明確な ESRD 発症の男女差の要因に関しては不明で，男女による生活習慣，治療コンプライアンスの相違などが関与していると考えられる．

病態

- 蛋白尿自体が心血管疾患（CVD）の予測因子であることは古くより知られており，また原因にもなっている可能性が指摘されている．
- CKD は透析導入（ESRD）の原因であるだけでなく，新たな CVD 合併

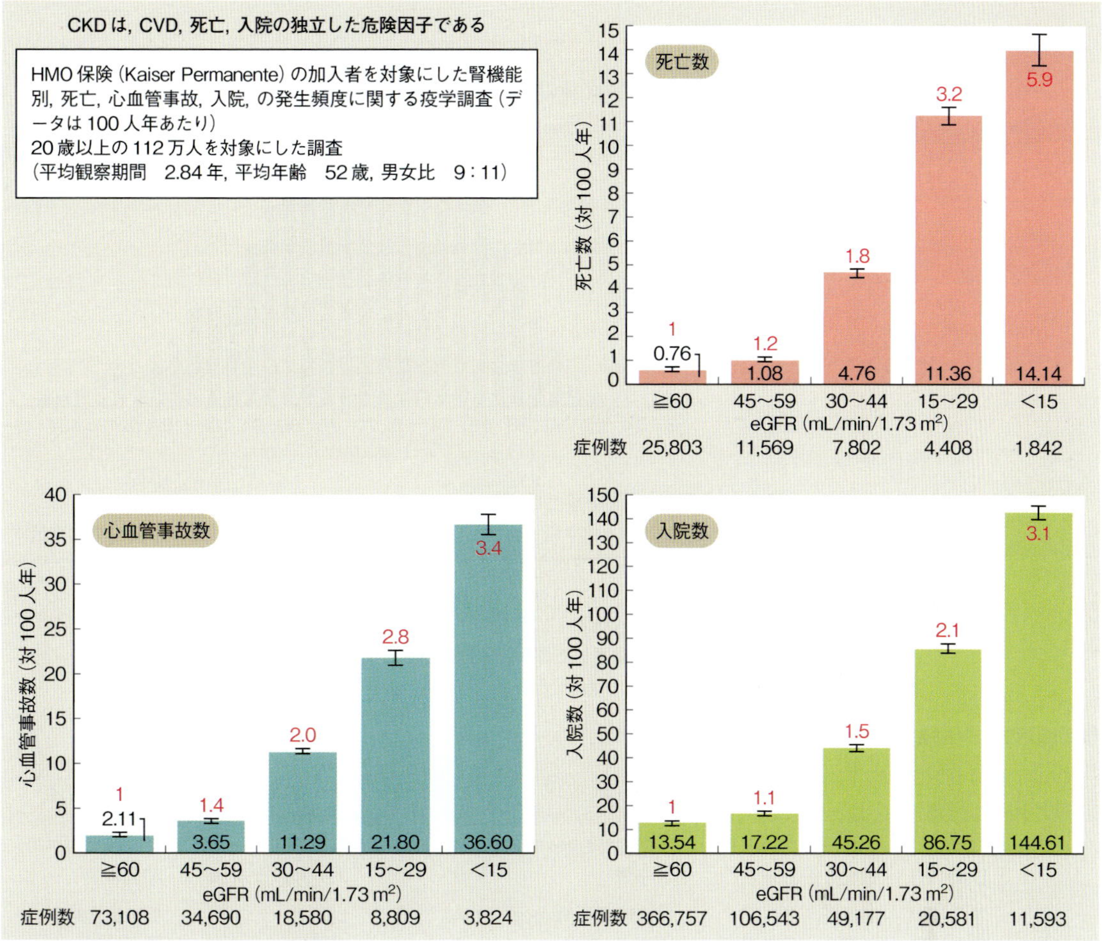

❽ CKDと死亡，入院，心血管事故

腎機能（eGFR）が悪化するにつれて死亡，入院，心血管事故の発症率が増加することが，2004年度にアメリカより報告された．特に45 mL/min/1.73 m^2 から急激に危険度が上昇する．わが国からの報告でも，心血管障害による死亡と有意な関連が認められている．図中の数値は，上の赤字はeGFR≧60を1としたときの割合，下は100人年あたりの数を示す．

（Go AS, et al. *Engl J Med* 2004[7] より）

症の危険因子として注目されている．CKDと死亡，入院，心血管事故の発生率の関連を❽に示す．

- CKD患者では入院率，死亡率が高く，CVDの発症率は腎機能の低下につれて増加する．
- 急性心筋梗塞発症者の1/3がCKD患者である（❾）．

治療

- 日本腎臓学会のCKD治療指針に従って行う（❿）．
- CKDの発症，進展にメタボリックシンドローム，肥満が関与している．CKD患者には総合的な生活習慣の改善および薬物療法が必要である．禁煙，適度な運動，食事指導（蛋白質，食塩，カロリー）が重要である．

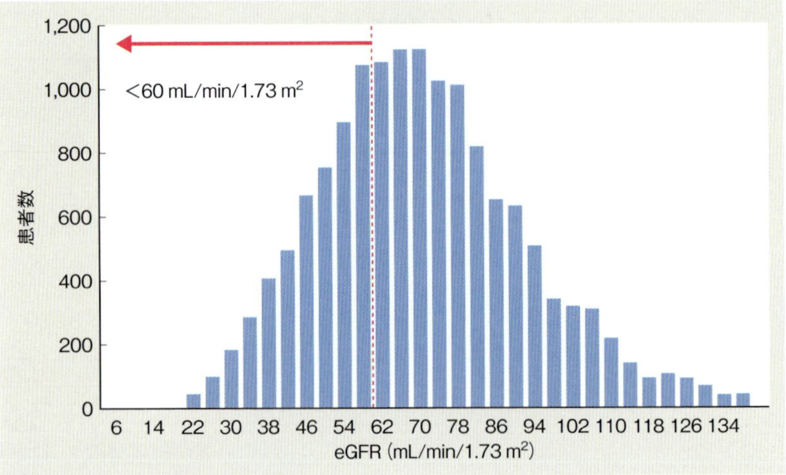

❾ 急性心筋梗塞発症者とCKD

急性心筋梗塞患者14,527例を対象としたVALIANTにおける登録時点のGFRの分布を示す. GFR<60 (mL/min/1.73 m^2) である症例数は4,862例 (33.5 %) であった.

急性心筋梗塞発症者の1/3はGFR<60 (mL/min/1.73 m^2) のCKD患者である. CKD患者の予後調査では, 透析導入に至る例よりも死亡例が数倍高い. 古典的冠動脈疾患危険因子に加えて, CKDに関連した腎疾患関連危険因子が想定される.

(Anavekar NS, et al. *N Engl J Med* 2004[8] より)

❿ CKDの標準治療方針

CKD ステージ	生活習慣改善	食事指導	血圧管理	血糖管理	脂質管理	貧血管理
1	禁煙 BMI<25	高血圧があれば 減塩6 g/日未満	130/80 mmHg 未満	HbA_{1c} 6.5 % 未満	LDL-C 120 mg/dL未満	腎性貧血以外の 原因検索
2	禁煙 BMI<25	高血圧があれば 減塩6 g/日未満	130/80 mmHg 未満	HbA_{1c} 6.5 % 未満	LDL-C 120 mg/dL未満	腎性貧血以外の 原因検索
3	禁煙 BMI<25	減塩6 g/日未満 蛋白質制限 (0.6～0.8 g/kg/日)	130/80 mmHg 未満	HbA_{1c} 6.5 % 未満	LDL-C 120 mg/dL未満	Hb 10～12 g/dL
4	禁煙 BMI<25	減塩6 g/日未満 蛋白質制限 (0.6～0.8 g/kg/日) 高カリウム血症あれば K制限	130/80 mmHg 未満	HbA_{1c} 6.5 % 未満	LDL-C 120 mg/dL未満	Hb 10～12 g/dL
5	禁煙 BMI<25	減塩6 g/日未満 蛋白質制限 (0.6～0.8 g/kg/日) 高カリウム血症あれば K制限	130/80 mmHg 未満	HbA_{1c} 6.5 % 未満	LDL-C 120 mg/dL未満	Hb 10～12 g/dL
備考			蛋白尿1 g/日 以上は 125/75 mmHg 未満			

日本腎臓学会 (編)「CKD診療ガイド (2009年版)」に掲載されているCKDの標準治療方針. 主に「かかりつけ医」を対象にCKDのステージ別に生活習慣, 血圧・血糖・脂質・貧血管理の目標値をまとめている. 肥満, メタボリックシンドロームのコントロールが重要である. LDL-C：低比重リポ蛋白コレステロール.

(日本腎臓学会〈編〉. CKD診療ガイド. 2009[9] より)

⓫ CKDの生活指導・食事指導

- 水分の過剰摂取や極端な制限は有害である
- 食塩摂取量の基本は6 g/day未満である
- 肥満の是正に努める
- 禁煙はCKDの進行抑制とCVDの発症抑制のために必須である
- CKDステージ3～5において，蛋白質の摂取制限（0.6～0.8 g/kg/day）は有益である
- 性別，年齢，運動量を加味して，27～39 kcal/kg/day が推奨されているが，実際的には30～35 kcal/kg/day を目安に指導することが多い（肥満の糖尿病では25 kcal/kg/day も可能）
- 適正飲酒量はエタノール量として，男性では20～30 mL/day（日本酒1合）以下，女性は10～20 mL/day以下である

注意：体重kgあたりでの記述における体重とは標準体重のことであり，現状の体重ではない．標準体重（kg）=［身長（m）］^{2}×22

日本腎臓学会（編）「CKD診療ガイド（2009年版）」に掲載されているCKDの生活指導・食事指導方針．透析導入患者の半数が糖尿病・高血圧であり，CKD治療の基本は，これらの早期発見，早期治療である．CKDのステージ（GFR低下）が進むにつれて管理が難しくなり，専門的サポートが必要となる．現在，管理栄養士，腎臓専門医の併診による治療効果を検証する「腎疾患重症化予防のため戦略研究」が進行中である．
（日本腎臓学会〈編〉. CKD診療ガイド. 2009[9] より）

肥満者では体重減少によって蛋白尿が低下する（⓫）．

- ステージ3～4のCKD患者および進行性の腎不全あるいは，明らかに血清クレアチニン値が正常域を超える患者では，腎臓専門医へ相談するのが望ましい．
- CKDステージ4～5では，冠動脈石灰化，弁膜の石灰化が起こりやすい．血清リン濃度のコントロールが重要である．Ca含有のリン結合薬では，かえって石灰化が促進される．
- 冠動脈造影検査，その他のインターベンション後にGFRが低下する場合があるので，慎重な経過観察が必要である．

（井関邦敏）

Memo

かかりつけ医の役割

膨大なCKD患者数に比し，腎臓病専門医の数は少ないので，「かかりつけ医」との密接な連携が重要である．高齢者，高血圧，糖尿病などの患者を診療している「かかりつけ医」では，年に1度の検尿（蛋白尿）および血清クレアチニンの検査によりCKDの早期発見を勧めている．

Memo

腎臓専門医への紹介基準

CKDの早期治療のために，以下の場合，腎臓専門医に紹介する[9]．

①蛋白尿 0.5 g/g クレアチニン，2+以上
② eGFR 50 mL/min/1.73 m^2 未満
③蛋白尿と血尿がともに陽性（1+以上）

検尿，血清クレアチニンの測定によりCKDの発見は容易である．心血管障害の発症者および外来治療中の患者では，年に1度の測定が勧められる．透析療法を考慮すべきステージ5（eGFR<15 mL/min/1.73 m^2）を除けば原則として「かかりつけ医，非腎臓専門医」との併診を行う．

Key word

「腎疾患重症化予防のための戦略研究」

現在，全国の49地区医師会の協力を得てCKD患者を登録し，治療介入の効果を検証する「腎疾患重症化予防のための戦略研究」が実施中である．日本腎臓学会の「CKD診療ガイド」を参考に診療し，専門医との診療連携の効果を検証している．

◉ 文献

1）Matsuo S, et al. Revised equations for estimated GFR from serum creatinine in Japan. *Am J Kidney Dis* 2009; 53: 982-992.
2）Levey AS, et al. Chronic kidney disease as a global public health problem: Approaches and initiatives-a position statement from Kidney Disease Improving Global Outcomes. *Kidney Int* 2007; 72: 247-259.
3）Ninomiya T, Kiyohara Y. Chronic kidney diseases and other diseases: 1. Cardiovascular diseases. *J J Int Med* 2007; 96: 887-893.
4）Vikse BE, et al. Low birth weight increases risk for end-stage renal disease. *J Am Soc Nephrol* 2008; 19: 151-157.
5）Iseki K, et al. Proteinuria and the risk of developing end-stage renal disease. *Kidney Int* 2003; 63: 1468-1474.
6）Iseki K, et al. Relationship between predicted creatinine clearance and proteinuria and the risk of developing ESRD in Okinawa, Japan. *Am J Kidney Dis* 2004; 44: 806-814.
7）Go AS, et al. Chronic kidney disease and the risks of death, cardiovascular events, and hospitalization. *N Engl J Med* 2004; 351: 1296-1305.
8）Anavekar NS, et al. Relation between renal dysfunction and cardiovascular outcomes after myocardial infarction. *N Engl J Med* 2004; 351: 1285-1295.
9）日本腎臓学会（編）．CKD診療ガイド．2009.

COLUMN 老化と腎機能低下の関連

老化に伴い腎機能も低下する．その低下速度は，従来年率1％程度といわれてきた．しかし，日本腎臓学会がまとめた健診受診者の成績によると，その程度は0.36 mL/min/1.73 m^2と軽度である．加齢のみで透析導入はおろか，CKDステージ4（GFR：15～29 mL/min/1.73 m^2）に至る例はまれである．

CKD概念の導入により，心血管障害，心不全，感染症，悪性腫瘍などの合併症，偶発症が，GFRの低下に伴い増加するという新しい考えが理解されてきている．老化および尿毒症の病態の理解も急速に進んでいる．高齢者に多い肺炎，敗血症，悪性腫瘍の少なくとも一部は，CKDに伴う何らかの異常によると考えられる（3）．

住民健診受診者の低GFR（＜60 mL/min/1.73 m^2）の説明因子をみると，年齢，性以外で有意であったのは蛋白尿，高血圧，貧血，糖尿病（DM）である（4）．しかし，大部分（86.6％）は説明不能である．GFRの計算自体に年齢，性が含まれているにしても，年齢の要因は大きく，断面調査には含まれていない多くの因子，既知の因子への曝露期間などを考慮する必要がある．男性のほうが腎不全になりやすいが，女性も閉経後には腎不全が増加するので，性ホルモンとの関連が疑われる．

高齢者，栄養障害患者では筋肉量の減少に伴い，血清クレアチニン値が低下する．血清クレアチニンが1.0 mg/dLでも，70歳以上の高齢者で体重60 kg未満であれば，確実にCKDが存在する．高齢者の食欲不振，倦怠感，皮膚症状（乾燥，かゆみなど），睡眠障害などにCKDが関連している可能性がある．高齢者では摂食・飲水量の低下により容易に脱水を起こし，急激にGFRの低下，電解質代謝異常をきたすことが多い．CKD診断によりこれらの発症が予測でき，対策が立てられる．

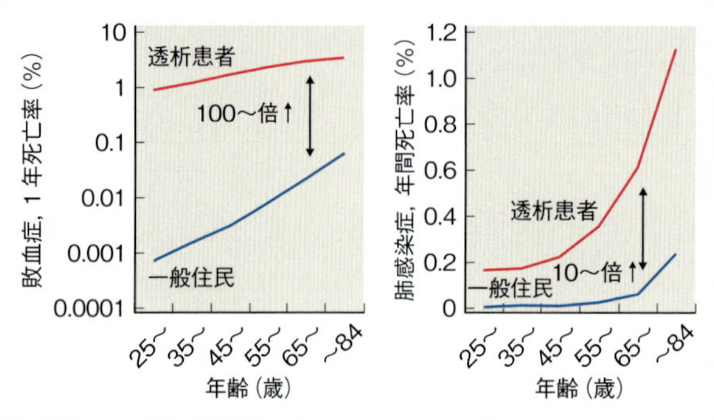

3 CKDと感染症

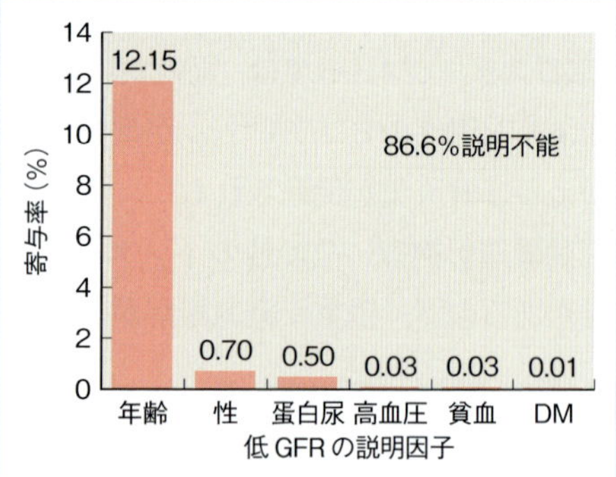

4 低GFRの説明因子
（沖縄県総合保健協会〈OGHMA〉の1993年のデータより）

10）Ruggenenti P, et al. Role of remission clinics in the longitudinal treatment of CKD. *J Am Soc Nephrol* 2008; 19: 1213-1224.

◉参考文献

1）Sarnak MJ, et al. Kidney disease as a risk factor for development of cardiovascular disease. A statement from the American Heart Association Councils on Kidney in Cardiovascular Disease, High Blood Pressure Research, Clinical Cardiology, and Epidemiology and Prevention. *Circulation* 2003; 108: 2154-2169.
2）National Kidney Foundation. K/DOQI Clinical Practice Guidelines for Chronic Kidney Disease. Evaluation, Classification, and Stratification. *Am J Kidney Dis* 2002; 39(Suppl 1): S170-S212.
3）図説：わが国の慢性透析療法の現況（2005年12月31日現在）．日本透析医学会統計調査委員会 2006年6月22日（東京）．
4）井関邦敏．疫学調査から見た慢性腎疾患対策の重要性．日内会誌 2005；94：163-168.

心血管リスクとしてのCKD

Point

- 一般住民において，腎機能の低下に伴い心血管病発症・死亡のリスクは増大する．
- CKD に高血圧，糖尿病，喫煙など他の危険因子が合併すると，心血管病発症のリスクはより一層増大する．
- 腎機能低下に伴い，冠動脈硬化病変を有するリスクが高くなる（心腎相関）．
- アルブミン尿は独立した心血管病発症・死亡の危険因子であるが，腎機能低下にアルブミン尿が併発すると，心血管病発症・死亡のリスクはさらに上昇する．
- シスタチン C は心血管病の新たな予後予測因子として注目される．

わが国の一般住民における CKD の頻度

- 日本人成人の CKD 頻度は約 13 %である[1]．推算糸球体濾過量（eGFR）<60 mL/min/1.73 m^2 である CKD ステージ 1 ～ 3 の頻度は約 11 %である．
- CKD の頻度は年齢が上がるにつれて上昇し，そのほとんどは eGFR 30 ～ 59 mL/min/1.73 m^2 の中等度腎機能低下である（❶）．
- わが国における CKD 患者の推定人数は約 1,300 万人である．

腎機能と心血管病の関連

- 一般住民の追跡調査では，腎機能の低下とともに心血管病発症率は有意に上昇する（❷）[2]．
- CKD は心血管病の重要な危険因子である．

危険因子の有無別にみた CKD と心血管病発症の関係

- CKD に他の危険因子を合併すると，心血管病の発症リスクが有意に高くなる（❸）[3]．特に CKD と喫煙の間に相乗効果が認められる．
- CKD 患者の心血管病を予防するには，高血圧や喫煙など合併する危険因子の厳格な管理が重要である．

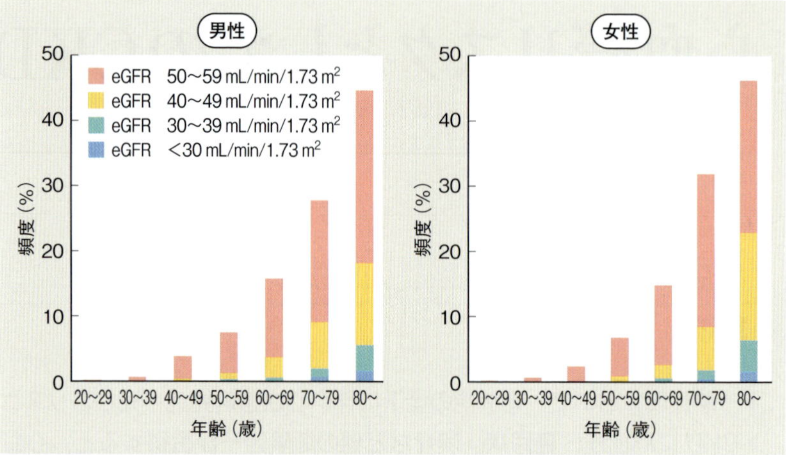

❶ わが国の一般住民における年齢階級別にみたCKDの頻度

日本腎臓学会は，2005年に北海道，東京，大阪，沖縄など国内11都道府県において実施された健診の参加者である20歳以上の男女574,024名（男性240,594名，女性333,430名）のデータから，一般住民におけるCKDの頻度を検討した．その結果，CKDの頻度は約13％で，男女とも加齢に伴い増加した．CKDの多くはeGFR 30～59 mL/min/1.73 m^{2}の中等度腎機能低下であった．

（Imai E, et al. *Clin Exp Nephrol* 2009[1] よりグラフ作成）

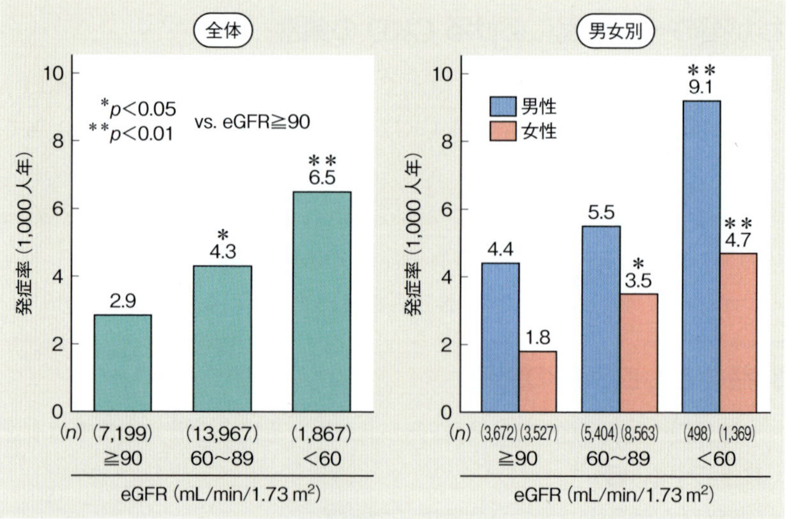

❷ 腎機能レベル別にみた心血管病発症率

わが国で行われている10のコホート研究の参加者23,033名を統合して平均7.4年追跡した，前向きコホート研究のメタ解析であるJALS研究の成績では，eGFR（mL/min/1.73 m^2）90以上，60～89，60未満と腎機能が低下するに従い，性・年齢調整後の心血管病発症率（対1,000人年）は有意に増加した．男女別の検討でも，その傾向に変わりなかった．

JALS 0次研究23,033名，40～89歳，1985～2003年，性・年齢調整．

（Ninomiya T, et al. *Circulation* 2008[2] より）

Key word

JALS（Japan Arteriosclerosis Longitudinal Study：日本動脈硬化縦断研究）

わが国における動脈硬化性疾患の発症要因を明らかにすることを主たる目的として設立された大規模コホート共同研究．既存の21コホート約6万人のデータを，ゆるやかな標準化のもと統合する0次研究と，あらかじめ標準化を達成した35のコホート約12万人を，前向きに追跡する統合研究の2つの研究から成る．

COLUMN 久山町研究

疫学調査が進行中の久山町は，福岡市に隣接する人口約 8,000 人の比較的小さな町である．その年齢・職業構成は日本の平均レベルであり，栄養摂取状況も国民健康栄養調査の成績と変わりない．久山町研究では，1961 年から 2007 年にかけて，循環器健診を受診した 40 歳以上の住民から対象者を設定し，追跡調査を行っている．いずれの集団も当該年齢人口の約 80 %，あるいはそれを超え，追跡率が 99 %以上と徹底した追跡調査が行われている．さらに，各集団の死亡例の約 80 %を剖検し，その死因や臓器障害を調べている．

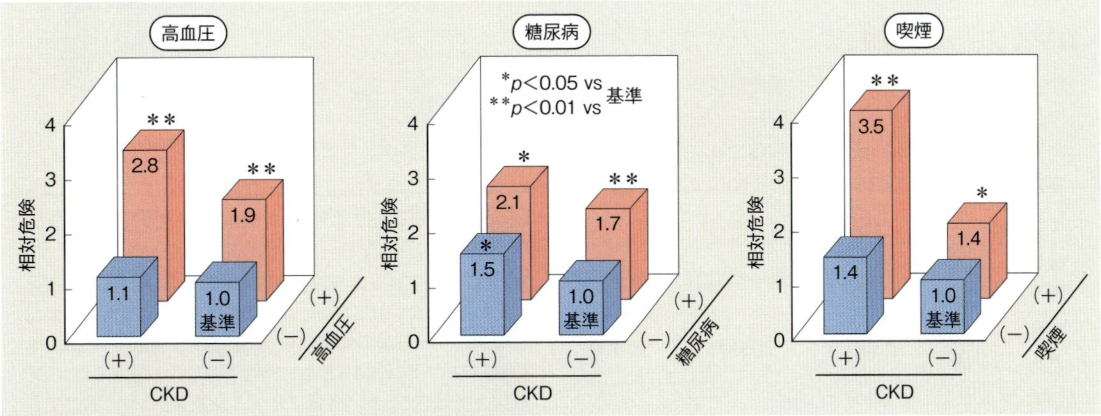

❸ 危険因子の有無別にみたCKDと心血管病発症の関係

40 歳以上の久山町住民 2,634 名を 12 年追跡し，CKD と他の危険因子の有無別に心血管病発症のリスクを検討した結果によると，CKD に高血圧，糖尿病，喫煙が合併すると心血管病発症の相対危険が有意に上昇した．特に CKD は心血管病と喫煙との間に相乗効果が認められた．

久山町第 3 集団 2,634 名，40 歳以上，1988〜2000 年，性・年齢調整．

高血圧：血圧≧140/90 mmHg または降圧薬使用，糖尿病：空腹時血糖≧126 mg/dL または糖負荷後血糖≧200 mg/dL または血糖降下薬・インスリン使用．

（二宮利治ほか．日本透析医学会雑誌 2006[3] より）

剖検例における GFR と冠動脈硬化の関係

- 久山町住民の剖検例の検討では，eGFR 値の低下とともに，冠動脈硬化進行病変のリスクが有意に上昇した（❹）．
- 腎機能低下と冠動脈硬化症の間に密接な関連（心腎相関）があり，腎機能低下の比較的早期から冠動脈硬化が進行していると考えられる．

アルブミン尿と心血管病の関係

- アルブミン尿は心血管病の独立した危険因子として注目されている．
- 顕性アルブミン尿のみならず，微量アルブミン尿のレベルでも，心血管病発症のリスクが高いと考えられる（❺）[5]．
- 心血管病や虚血性心疾患発症のリスクは，アルブミン尿の量に比例して直線的に増加する（❻）[6]．つまり，アルブミン尿は少量でも心血管病の

COLUMN アルブミン尿

アルブミン尿は，正常域，微量アルブミン尿，顕性アルブミン尿に分類される（1）[8]．尿蛋白試験紙法で検出される蛋白はアルブミンが主であるが，微量アルブミン尿は尿蛋白試験紙法では検出できない．加齢に伴いアルブミン尿の頻度は増加する（2）[9]．40歳以上の日本人一般住民2,321人を対象とした検討では，前述の基準による顕性アルブミン尿は集団全体の1.7％，微量アルブミン尿は13.7％に認められた[10]．

1 アルブミン尿の分類

	24時間蓄尿アルブミン（mg/24時間）	夜間蓄尿アルブミン（μg/分）	随時尿ACR（mg/g）
正常	＜15	＜10	＜10
正常高値	15～＜30	10～＜20	10～＜30
微量アルブミン尿	30～＜300	20～＜200	30～＜300
顕性アルブミン尿	≧300	≧200	≧300

ACR：アルブミン/クレアチニン比.
（日本腎臓学会〈編〉．エビデンスに基づくCKD診療ガイドライン2009. 2009[8]より）

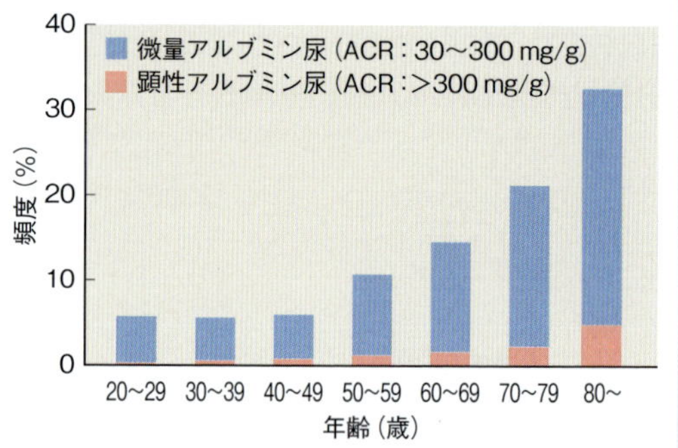

2 一般住民における年齢階級別にみたアルブミン尿の頻度

20歳以上のアメリカ一般住民14,622人の随時尿アルブミン/クレアチニン比（ACR）を測定した結果，高齢になるに従いアルブミン尿の頻度は増加し，60歳以上では19.1％（微量アルブミン尿16.8％，顕性アルブミン尿2.3％），80歳以上では32.7％（微量アルブミン尿28.0％，顕性アルブミン尿4.7％）であった.
（Garg AX, et al. *Kidney Int* 2002[9] よりグラフ作成）

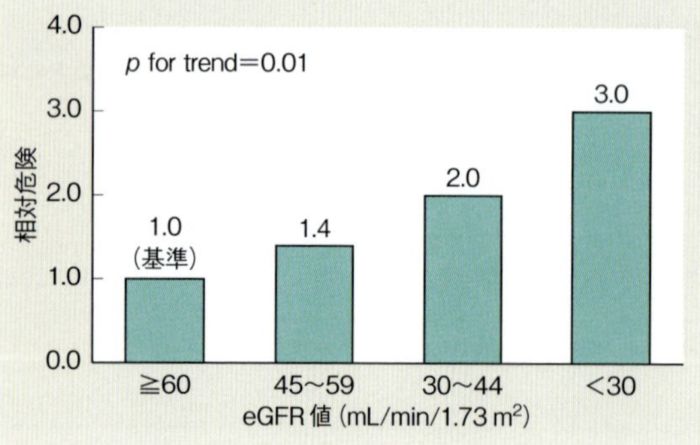

4 腎機能レベル別にみた冠動脈硬化進行病変を有する相対危険

1988年1月から2005年11月までの久山町住民の剖検例のうち，死亡前3年以内に健診を受診した者から無作為抽出した126例をeGFR値により4群に分類し，冠動脈3か所の動脈硬化病変を組織学的に評価した．そして，eGFRのレベル別に冠動脈硬化進行病変を有するリスクを他の危険因子を調整して検討すると，腎機能低下に比例してその相対危険が有意に上昇した.
調整変数：年齢，性，高血圧，糖尿病，総コレステロール，HDL-C，中性脂肪，CaxP，ヘマトクリット，喫煙，飲酒.
（Nakano T, et al. *Am J Kid Dis* 2010[4] より）

危険因子となる.

腎機能低下とアルブミン尿の合併が心血管病に及ぼす影響

- 心血管病のリスクは，アルブミン尿の増加とeGFRの低下に伴い上昇する（7）[6].
- アルブミン尿と腎機能低下は互いに独立した心血管病の危険因子であり，両者の合併はそのリスクを大幅に上昇させる.

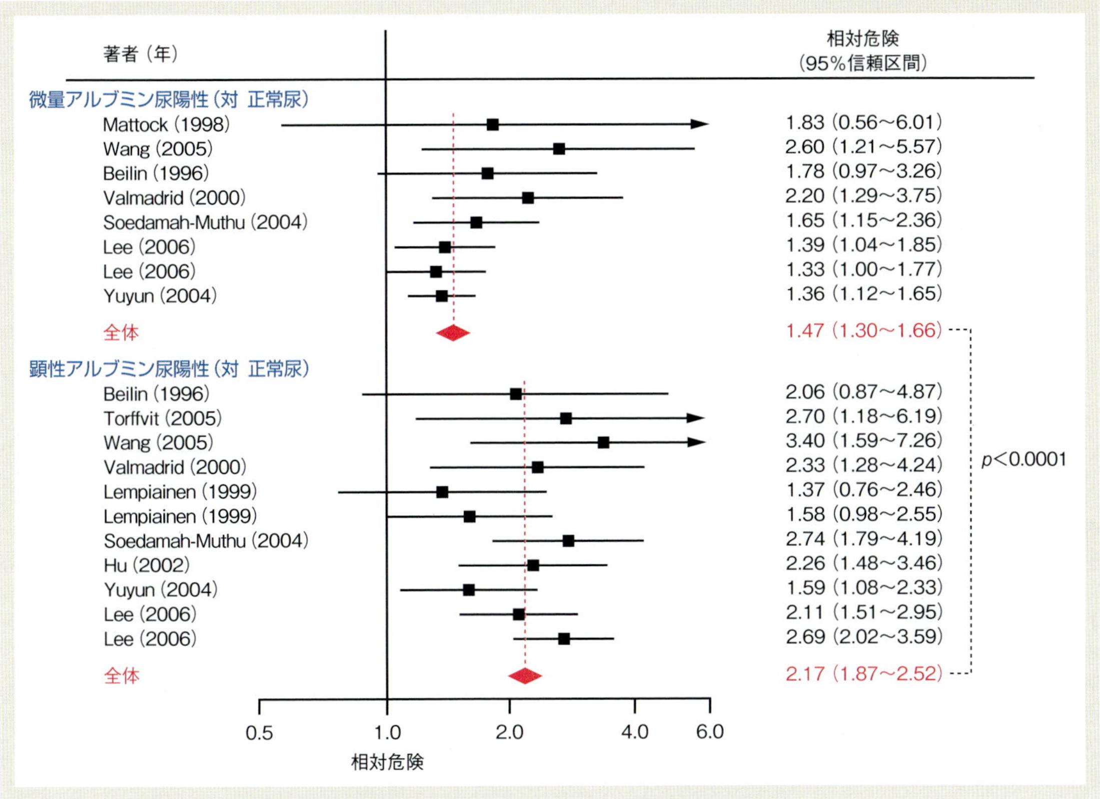

❺ アルブミン尿のレベル別にみた虚血性心疾患発症の相対危険（メタ解析）

アルブミン尿と虚血性心疾患の関連を検討したメタ解析の成績によると，正常尿群に対する虚血性心疾患発症の相対危険は，微量アルブミン尿陽性群では1.47，顕性アルブミン尿陽性群では2.17といずれも有意に高かった．

（Perkovic V, et al. *PLoS Med* 2008[5]より）

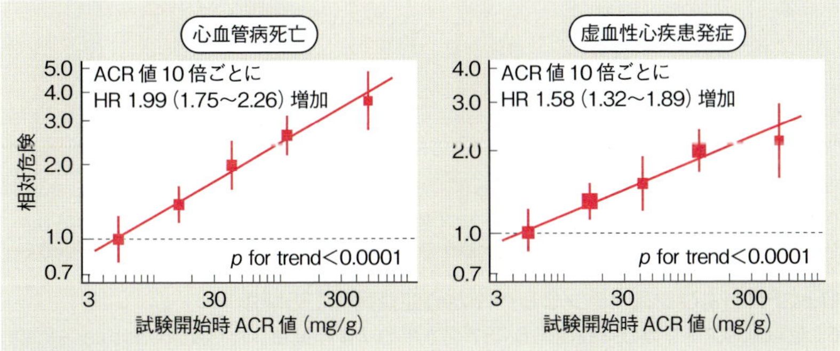

❻ 尿中アルブミン/クレアチニン比（ACR）レベルと心血管病死亡および虚血性心疾患の関係

2型糖尿病患者10,640名を平均4.3年追跡したADVANCE研究では，心血管病死亡および虚血性心疾患発症の相対危険（多変量調整）は尿中アルブミン/クレアチニン比（ACR）の値に比例して増加し，そのリスクはACRが10倍増加するごとにそれぞれ2.0倍および1.6倍高くなった．

調整変数：年齢，性，糖尿病罹患期間，eGFR，収縮期血圧，高血圧治療，心血管病既往歴，HbA_{1c}，LDL-C，HDL-C，中性脂肪，BMI，心電図異常，喫煙，飲酒．

（Ninomiya T, et al. *J Am Soc Nephrol* 2009[6]より改変）

Key word

ADVANCE（Action in Diabetes and Vascular Disease：Preterax and Diamicron Modified Release Controlled Evaluation）試験
世界20か国において，心血管病の危険因子を1つ以上もつ2型糖尿病患者11,140例を対象に実施された大規模臨床試験．

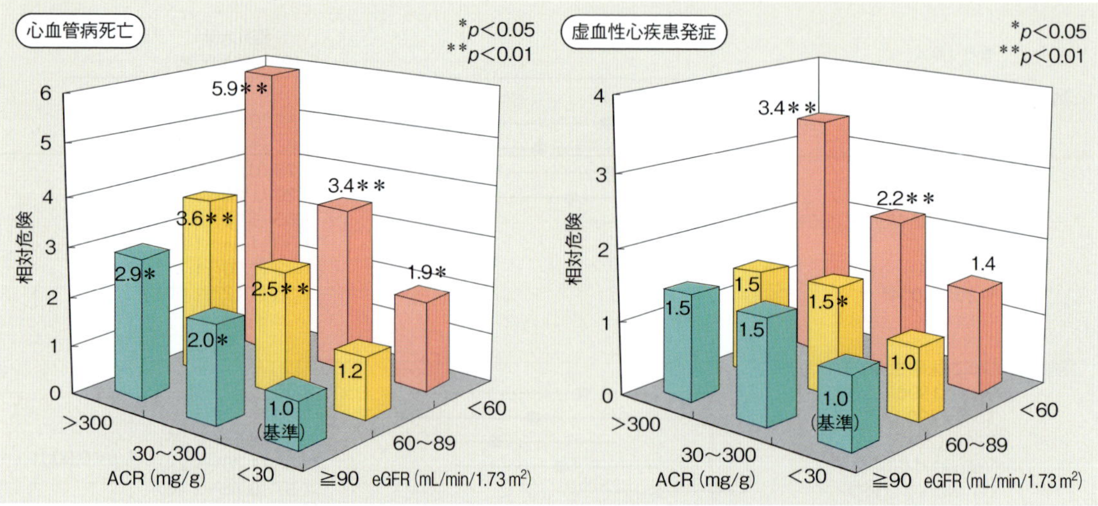

❼ アルブミン尿とGFR低下の2因子が心血管病死亡および虚血性心疾患発症に及ぼす影響

アルブミン尿とeGFR低下を組み合わせた検討を行ったADVANCE研究の成績では，多変量解析で他の危険因子を調整しても，心血管病死亡のリスクはアルブミン尿の増加とeGFRの低下とともに上昇し，顕性アルブミン尿かつeGFR 60 mL/min/1.73 m^{2}未満の者では5.9倍有意に高かった．虚血性心疾患発症の相対危険も，アルブミン尿の増加とeGFR低下が合併すると有意に上昇した．ADVANCE研究，2型糖尿病患者10,640名，55歳以上，平均4.3年追跡（多変量調整）．

調整変数：年齢，性，糖尿病罹患期間，収縮期血圧，高血圧治療，心血管病既往歴，HbA_{1c}，LDL-C，HDL-C，中性脂肪，BMI，心電図異常，喫煙，飲酒．ACR：アルブミン/クレアチニン比．

(Ninomiya T, et al. *J Am Soc Nephrol* 2009[6] より改変)

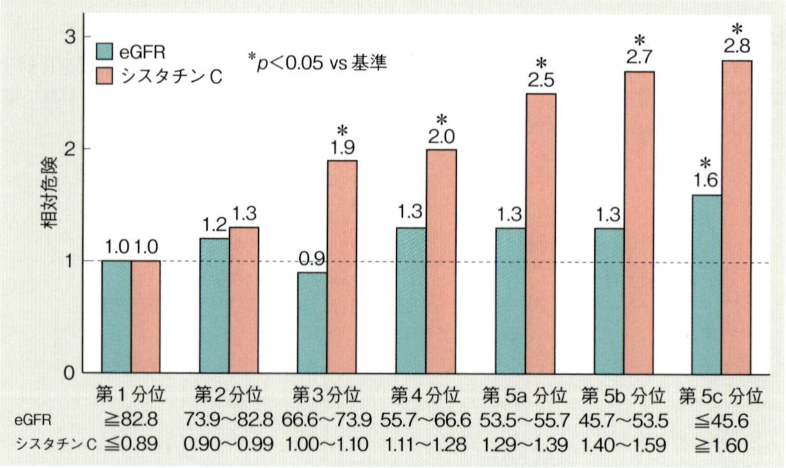

❽ eGFRおよびシスタチンCレベルと心血管病死亡の関係

65歳以上のアメリカの一般住民6,437名を平均7.4年追跡したCardiovascular Health Studyでは，eGFRおよび血清シスタチンCレベルで対象者をそれぞれ5分位し，第5分位をさらに5a，5b，5cとして7群に分け，腎機能レベルと心血管病死亡との関係を多変量解析で他の危険因子を調整して検討した．eGFRを用いた検討では，第1分位（≧82.8 mL/min/1.73 m^2）を基準とすると，第5c分位（≦45.6 mL/min/1.73 m^2）では心血管病死亡リスクが有意に上昇した．一方，血清シスタチンCを用いた検討では，第1分位（≦0.89 mg/L）に比べ第3分位（1.00～1.10 mg/L）から心血管病死亡のリスクが有意に高くなった．

調整変数：年齢，性，糖尿病，健康状態，左室肥大，フィブリノーゲン，CRP，ヘモグロビン，心筋梗塞既往，脳卒中既往，心不全既往．eGFR：推算糸球体濾過量（MDRD簡易式，mL/min/1.73 m^2）．シスタチンC：血清シスタチンC（ネフェロメトリー法，mg/L）．

(Shlipak MG, et al. *N Engl J Med* 2005[7] よりグラフ作成)

Key word

Cardiovascular Health Study

65歳以上のアメリカ人約6,000名を対象に，高齢者の心血管病危険因子を評価することを主な目的として実施された前向きコホート研究．

シスタチンCと心血管病の関係

- 一般住民の追跡調査では，eGFRおよびシスタチンCレベルと心血管病リスクとの間に有意な関連が認められるが，シスタチンCのほうが心血管病との関連が強い（❽）[8]．
- シスタチンCは，eGFRより鋭敏な心血管病の予測因子であることがうかがえる．

（碓井知子，清原　裕）

Key word
シスタチンC
シスタチンCは，分子量約13 kDaの塩基性蛋白で，あらゆる有核細胞においてほぼ一定量産生される．血中では他の分子と複合体を形成することがないため，糸球体から自由に濾過される．血清クレアチニン（Scr）に比べ，年齢，性別，筋肉量，運動などの影響を受けにくく，Scr上昇のみられない早期腎機能低下の時期から血中濃度が上昇する．

文献

1) Imai E, et al. Prevalence of chronic kidney disease in the Japanese general population. *Clin Exp Nephrol* 2009; 13: 621–630.
2) Ninomiya T, et al. Impact of kidney disease and blood pressure on the development of cardiovascular disease. An overview from the Japan Arteriosclerosis Longitudinal Study. *Circulation* 2008; 118: 2694–2701.
3) 二宮利治ほか．一般住民における慢性腎臓病と心血管病発症の関係：久山町研究．日本透析医学会雑誌 2006；39：94–96.
4) Nakano T, et al. Association of kidney function with coronary artherosclerosis and calcification in autopsy samples from Japanese elders: The Hisayama Study. *Am J Kidney Dis* 2010; 55: 21–30.
5) Perkovic V, et al. The relationship between proteinuria and coronary risk: A systematic review and meta-analysis. *PLoS Med* 2008; 5: e207.
6) Ninomiya T, et al. Albuminuria and kidney function independently predict cardiovascular and renal outcomes in diabetes. *J Am Soc Nephrol* 2009; 20: 1813–1821.
7) Shlipak MG, et al. Cystatin C and the risk of death and cardiovascular events among elderly persons. *N Engl J Med* 2005; 352: 2049–2060.
8) 日本腎臓学会（編）．エビデンスに基づくCKD診療ガイドライン 2009．東京：東京医学社；2009．pp.1–16.
9) Garg AX, et al. Alubuminuria and renal insufficiency prevalence guides population screening: Results from the NHANES III. *Kidney Int* 2002; 61: 2165–2175.
10) Konta T, et al. Prevalence and risk factor analysis of microalbuminuria in Japanese general population: The Takahata study. *Kidney Int* 2006; 70: 751–756.

世界と日本における腎疾患対策の方針

Point

- CKDが今問題となる理由は，①透析患者数が増加，②心血管系疾患のリスクが高い，③患者数が多い，④治療が可能，ということによる.
- 日本のCKD対策は，①糸球体濾過量推算式の策定などの学術的課題，②ガイドライン作成，③CKDキャンペーン，④国際協調，の4つの柱から成る.

CKD対策が問題となる背景

- CKDが今問題となるのは，以下のことによる.
  ① 透析患者数の増加が続いており（❶）[1]，透析予備軍としてのCKD（尿蛋白陽性または腎機能低下がある状態）対策が求められる.
  ② 心血管系疾患のリスクが高い.
  ③ CKD患者数が多い.
  ④ 腎臓病の治療が可能な時代になってきた.
- CKD対策は世界中で共通の課題となっている.

世界でのCKD対策の動き

- アメリカのNational Kidney Foundation（NKF）が主導してKidney Disease Outcomes Quality Initiative（K/DOQI）がつくられ（1999年），さらに2002年に「CKDの定義と糸球体濾過量（GFR）によるステージ分類」が提唱された.
- 2004年，世界の腎臓診療にかかわる医師によるKidney Disease：Improving Grobal Outcomes（KDIGO）が組織され，全世界的規模でのCKD対策の中心となってきた.
- 2004年にはCKDの診断基準などを討議する会議KDIGO Controversies Conference：Definition, Diagnosis and Classification of Chronic Kidney Disease in Adultsが開かれた．ここでの合意が発表され[2]，これを機にCKD対策が世界中で実質的に進むことになった.
- 現在，世界でのCKD対策を進める動きの中心は，このKDIGOを中心とした学術的な動きと，世界腎臓デーを推進する動きの2つが大きな流

Memo
世界腎臓デー
国際腎臓学会と世界腎臓財団の呼びかけで，毎年3月の第2木曜日を世界腎臓デーと決め，世界中でCKDキャンペーンを行っている．無料健診，講演会や市民向けキャンペーンなど，それぞれの国で独自に企画されている（http://www.worldkidneyday.org/）.

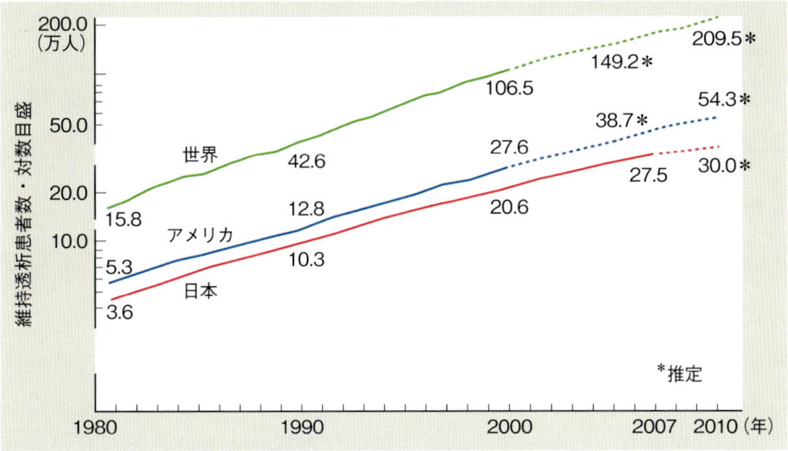

❶ 血液透析患者数の推移（世界，アメリカ，日本）
（日本腎臓学会〈編〉. CKD診療ガイド2009. 2009[1]より）

れになっている.

- KDIGOは主に学術的な観点から，いくつかのKDIGO Controversies Conferenceを行い専門家の見解の統一をサポートしている.
- 「Chronic Kidney Disease as a Global Public Health Problem：Approaches and Initiatives[3]」，「Diagnosis, Evaluation, Prevention, and Treatment of Chronic Kidney Disease-Mineral and Bone Disorder（CKD-MBD）[4]」，「Prevention, Diagnosis, Evaluation, and Treatment of Hepatitis C in Chronic Kidney Disease[5]」，などが公表されている.
- こうした国際的な動きが各国に持ち込まれ，地域や国ごとにCKD診療に関するガイドラインが作成され，KDIGOのホームページ＊1で公表されている.
- 日本以外では，オーストラリア・ニュージーランド腎臓学会の「Caring for Australians with Renal Impairment（CARI）Clinical Practice Guidelines」，ヨーロッパ腎臓学会の「European Best Practice Guidelines（EBPG）」，アメリカ腎臓財団の「Kidney Disease Outcomes Quality Initiative（K/DOQI）-Clinical Practice Guidelines」，イギリス腎臓学会の「Clinical Practice Guidelines」，カナダ腎臓学会の「Professional Practice Guidelines」などである.

＊1 http://www.kdigo.org/

日本でのCKD対策

- 日本でのCKD対策は日本腎臓学会が最初に取り組みを始めたが，その後，日本透析医学会，日本小児腎臓病学会，さらには日本医師会，厚生労働省もそれぞれの立場からCKD対策を進めている.
- 日本腎臓学会は2004年，「わが国におけるCKDの総合対策を確立し，実行することによって，末期腎不全の発生を大幅に減らす」ために，慢性腎臓病対策委員会を設け，①学術的課題への取り組み，②ガイドライン作成，③CKD キャンペーン，④アジアを中心とする国際協調，を4つの柱としてCKD 対策を進めている．

学術的課題への取り組み

- 学術的課題への取り組みとして，GFR 推算式の策定と，この GFR 推算式による日本人の CKD の疫学調査が行われた．
- 血清クレアチニン値と年齢，性別といった簡単な指標から推算できる日本人の GFR 推算式を策定することにより，CKD の診断が容易となるほか，患者や主治医が腎機能を定量的に把握できることとなり，より CKD に対する関心を高めることができるようになった．
- また，健診データなどから日本人の CKD 患者数を推定したり，CKD ステージ別の心血管疾患の発症頻度などを計算することが容易となった．
- その結果，日本人の成人の 13 %が CKD であること，CKD が心血管疾患発症や死亡の危険因子となることを示すエビデンスが発表されることとなった．

ガイドライン作成

- 3,000 名弱の腎臓専門医に比し，圧倒的に多い CKD 患者を管理するには，かかりつけ医や，循環器や糖尿病の専門医との協力が必須であることから，日本腎臓学会は腎臓専門医の立場から「CKD 診療のあり方」について，「かかりつけ医から腎臓専門医への紹介基準」なども明示した『CKD 診療ガイド』を発行した．
- その後，腎臓専門医向けにエビデンスに基づいた『CKD 診療ガイドライン 2009』を作成し，CKD 診療の質の向上に向けた取り組みを強めている．

CKD キャンペーン

- CKD 対策を効率的にまた確実に進めるためには，その予防，早期発見，非専門医でのスクリーニング，腎臓専門医と非専門医との協力によるよりきめ細かい CKD 診療，などが行われることが必要であり，そのためには，保健師や栄養士などのコメディカル，健診関連の医療従事者，かかりつけ医や循環器や糖尿病の専門医，などの協力が必須である．またこれらの人々と協力して，医師会や行政，さらには国民へのキャンペーンが求められる．
- 日本腎臓学会は，2006 年に日本透析医学会，日本小児腎臓病学会とともに日本慢性腎臓病対策協議会*2を設立し，他の学会や医師会，行政，国民へのCKDに関する啓発活動の拠点とした．

*2 http://j-ckdi.jp/

- この協議会では，3月の世界腎臓デーにあわせてCKD講演会を開催しているが，この講演会には日本医師会，日本糖尿病学会，日本循環器学会，日本高血圧学会，日本脳卒中学会，日本人間ドック学会，その他の学会の参加を得ることができ，CKDに関する共通認識の育成に役立っている．また一般国民向けキャンペーンを重視し，プレスセミナー，検尿キャンペーンなどを行っている．
- 2008年からは日本医師会も日本慢性腎臓病対策協議会に参加し，協力してCKD対策を進める動きが進んでいる．
- 厚生労働省もCKD対策の重要性を認識し，2007年から5年間の計画で「腎疾患重症化予防のための戦略研究」を立ち上げ，「CKD診療ガイドに基づくCKD診療を実践することにより透析導入患者を15％減らすことができる」ことを実証する研究を行っているほか，2007年度には，腎疾患対策検討会を立ち上げ，「今後の慢性腎疾患対策のあり方について」という報告書をまとめている．この報告書では，「腎疾患と腎疾患対策の現状」をまとめた後，「腎疾患対策の今後」として，「普及啓発」，「地域における医療提供体制の整備」，「診療水準の向上」，「人材育成」，「研究開発の推進」など，CKD対策を進めるうえで必要なことが包括的にまとめられている．

国際協調

- CKD対策の必要性は世界各地で高まっており，それぞれの地域でCKD対策が進められている．
- CKD対策の円滑かつ早期の推進のため，各地で得られたエビデンスや経験を共有することが求められており，GFR推算式も世界共通のものを用いることが提唱された．しかし，その後の検討のなかで，GFR推算式に関する民族差，人種差の存在が明らかとなり，GFR推算式についてはそれぞれの地域，国によって異なるものを用いる方向に傾いている．
- こうした状況において，アジア人としての共通の部分を明らかにし，アジア人にとってのCKD対策を進めるために，日本腎臓学会が中心となって2007年，第1回のAsian Forum of CKD Initiative（AFCKDI）を浜松で開催した[6]．

Key word
AFCKDI
アジアでのCKDの実情の相互理解，アジア人に特化したeGFRの作成の協力を含めアジアでのCDK対策推進のため日本腎臓学会の呼びかけで組織されている．2007年に浜松で開催された第1回の会議にはアジア15か国から80名が参加した．その後も継続して2年に1回程度開催されている．

今後の課題

- CKD対策が進められる背景には，現在ある腎疾患治療のエビデンスと実践されている医療との間にあるギャップ（エビデンス・実践ギャップ）

を埋めることで，透析患者の減少，CKD 患者の QOL を大きく改善しようとする考え方がある．

- 今後の CKD 対策を進めるうえでは，このギャップを埋めるための対策とともに，新しいエビデンスをつくることが必要となる．
- エビデンス・実践ギャップを埋める観点からは，
  ① 特定健診における CKD ハイリスク患者の抽出と，生活指導（肥満防止，禁煙，減塩，高血圧や糖尿病治療のコンプライアンスの上昇）の充実，
  ② CKD 診療のコンプライアンスの上昇，
  ③ かかりつけ医と腎臓専門医の連携の強化，
  ④ 腎臓専門医不在地域での CKD 対策の確立，
  などの課題を解決していく必要がある．
- こうした観点からは，「CKD 診療のコンプライアンスの上昇」と「かかりつけ医と腎臓専門医の連携の強化」を目標に行われている戦略研究の結果が注目される．
- 特定健診では，血清クレアチニン値の測定が必須項目から外れた結果，CKD の多くが特定健診で見逃されていることの解決が求められる．幸い，多くの健診現場で血清クレアチニン値が採用され，CKD の発見と CKD 患者への生活指導が行われているが，それらが CKD の進行抑制や透析患者数の減少につながるという明確な証拠を出すことが求められている．
- エビデンスの質を向上させ，新たなエビデンスを創出する課題のなかには，CKD の診断基準にかかわる課題がある．CKD の診断基準が「尿蛋白陽性もしくは GFR 60 mL/min/1.73 m^2 未満が 3 か月以上続くこと」と決定されたのは，「CKD の診断基準を満たすものは末期腎不全への進行や心血管イベント発生の危険が高い」とする疫学調査に基づいている．
- CKD に関する研究が進むにつれ，以下のような疑問も提起されており，より細やかな基準づくりが必要である．
  ① 尿蛋白陽性と GFR の低下を同じ程度の危険因子として扱ってよいか．
  ② 高齢者と若年者を同じ基準で診断することでよいか．
  ③ すべての民族でこうした危険が増加する GFR レベルが同じであるか．
- CKD 対策では，「わかりやすさ」を重視して，シンプルな CKD 診断基準が作成されたことを考えると，CKD の診断基準が実際の診療や生活指導の現場に根を下ろすにつれ，現場からこれらの疑問が提起されてくるのは当然の動きであり，よりきめ細やかな対策に向けての過程にあるともいえる．
- 末期腎不全への進行や心血管イベント発生のリスクとなる CKD の診断

基準の見直しを見据えた新たなエビデンスづくりが世界的に模索されているが，日本でも約3,000人のCKD患者を追跡し，その予後と危険因子を調べる日本CKDコホート研究（CKD-JAC）がスタートしている．

- 現在の治療レベルは，腎機能の低下の速度を落とすことができても，「すべてのCKD患者で，腎機能低下を100％食い止める」力があるとはいえないのが現状である．ましてや，低下した腎機能を回復させることを約束できる状況にはない．
- こうした課題を解決する治療法の進歩があれば，さらなるCKD対策の効果を期待できる．また，CKDにおいて心血管疾患（CVD）の発症が多くなる機序についても不明な点が多く，CKDでのCVD発症予防の介入点などについても必ずしも明らかではない．そうしたこともあって，CKDにおけるCVD発症予防の数値目標を明らかにすることすらほど遠い状況であり，今後CKDにおけるCVD対策の策定に向けて，こうした面での研究の推進も必要である．
- CKD対策は，エビデンス・実践ギャップの解消を主に進められているようにもみえるが，CKD対策の広がりのなかで，新たなエビデンスづくりの課題も明らかになり，今後学術的課題解決の努力が一層進むものと期待される．

（菱田　明）

◉文献

1）日本腎臓学会（編）．CKD診療ガイド2009．東京：東京医学社；2009.

2）Levey AS, et al. Definition and classification of chronic kidney disease: A position statement from Kidney Disease: Improving Global Outcomes (KDIGO). *Kidney Int* 2005; 67: 2089-2100.

3）Levey AS, et al. Chronic kidney disease as a global public health problem: Approaches and initiatives—a position statement from Kidney Disease Improving Global Outcomes. *Kidney Int* 2007; 72: 247-259.

4）Kidney Disease: Improving Global Outcomes (KDIGO) CKD-MBD Work Group. KDIGO clinical practice guideline for the diagnosis, evaluation, prevention, and treatment of Chronic Kidney Disease-Mineral and Bone Disorder (CKD-MBD). *Kidney Int Suppl* 2009; 113: S1-S130.

5）Kidney Disease: Improving Global Outcomes (KDIGO). KDIGO clinical practice guidelines for the prevention, diagnosis, evaluation, and treatment of hepatitis C in chronic kidney disease. *Kidney Int Suppl* 2008; 109: S1-S99.

6）Tsukamoto Y, et al. Report of the Asian Forum of Chronic Kidney Disease Initiative (AFCKDI) 2007. "Current status and perspective of CKD in Asia": Diversity and specificity among Asian countries. *Clin Exp Nephrol* 2009; 13: 249-256.

CKDの医療経済

Point

- CKDの進行によって末期腎不全のため透析療法を受けている患者は，2008年末で28万人を超え，毎年1万人ずつ増加している．
- 日本は人口あたりの維持透析患者数ならびに維持透析患者総数ともに世界第2位の透析大国であり，このための医療費が膨大なものとなっている．
- 高齢社会の到来により，CKDならびに末期腎不全の原因疾患も，糖尿病・高血圧・動脈硬化症など生活習慣に根ざした疾患に変化してきた．
- CKDは生活習慣病の結果発生するのと同時に，生活習慣病の結果発症する心臓血管病の強力な危険因子でもあり，心臓血管病対策を強化することの有効な手段の一つとして，CKD対策の実践があげられる．
- CKDの早期発見には，健診での検尿異常ならびに腎機能の正確な評価が必須であり，公的補助による腎検診体制の維持が重要である．

維持透析患者数ならびに新規透析導入患者数の増加

- 2008年末のわが国の維持透析患者は28万2,622人で，年々直線的に増加している．これは透析医療費にして，年間1兆4,000億円を超える医療費を要していることになる．
- わが国は人口100万人あたり2,213.4人の透析患者を抱えており，透析患者数ではアメリカに次いで世界2位，人口あたりの透析患者数でも台湾に次いで世界で2番目に多い（❶）．
- 日本の透析導入原疾患で現在最も多いのは，糖尿病性腎症による腎不全で，第2位が糸球体腎炎，第3位が腎硬化症である．
- 透析導入原疾患を欧米とアジアで比較すると，糖尿病性腎症の頻度は同等であるが，欧米は糸球体腎炎の比率はアジアの約1/3で，一方，高血圧性腎症，腎硬化症はアジアの約3倍である（❷）[1]．
- 2008年末のわが国の維持透析患者の原疾患構成は，最も多いのが慢性糸球体腎炎39.0％，次いで糖尿病性腎症34.2％，腎硬化症6.8％である（❸）[2]．
- 透析導入後の生命予後は，5年生存率（慢性糸球体腎炎67.2％，糖尿病

Memo
わが国に維持透析患者数の多い理由としては，透析導入後の生命予後が良好なこと，腎移植件数の少なさ，透析導入原疾患の違いなどの理由が考えられる．

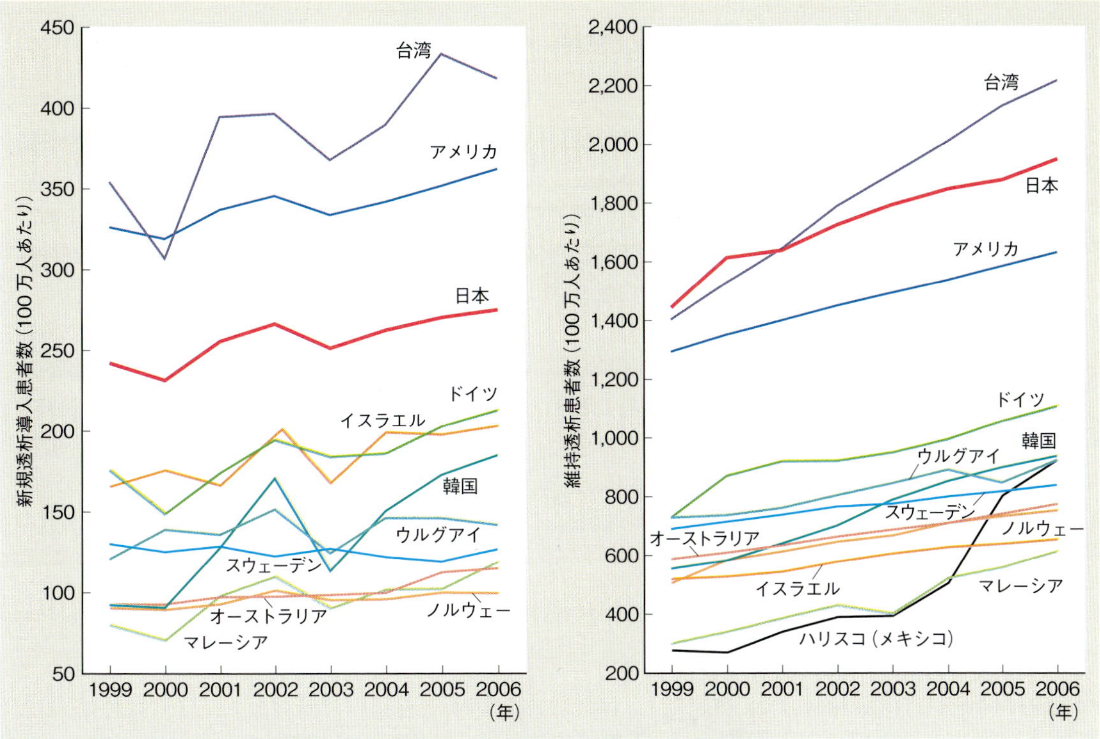

❶ 人口100万人あたりの新規透析導入患者数および維持透析患者数の国際比較

すべての値は未調整．イスラエル，日本，台湾のデータは透析のみ．

（USRDS ADR 2008より）

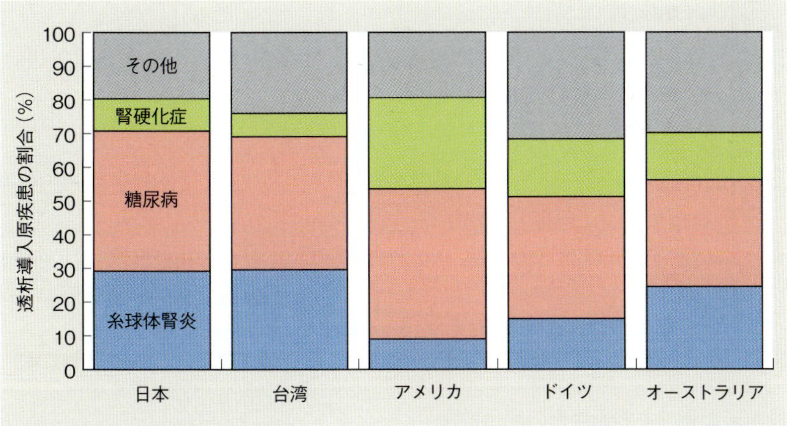

❷ 透析導入原疾患の国際比較

（Yamagata K, et al. *Clin Exp Nephrol* 2008[1] より改変）

性腎症 53.0 %，腎硬化症 48.6 %），10 年生存率（慢性糸球体腎炎 49.0 %，糖尿病性腎症 25.7 %，腎硬化症 24.6 %）とも慢性糸球体腎炎に比べ，糖尿病性腎症や腎硬化症で著しく不良である[3]．

- わが国の維持透析患者数の増加抑制には，生活習慣病関連である糖尿病，高血圧，腎硬化症対策と同時に，慢性糸球体腎炎を原疾患とする透

COLUMN 健診における蛋白尿検査の意義

アメリカでの蛋白尿検査の費用対効果分析を行ったBoulwareらの報告では，一般住民の毎年の尿蛋白検査は費用対効果で問題があり，対象を60歳以上の高齢者，あるいは30歳以降の高血圧患者に限れば，費用対効果で有用であると結論づけている．その理由の一つとして，一般住民における蛋白尿の陽性率，新規蛋白尿出現率の低さをあげている[4]．

一方，一般に日本人を含むアジア人種はアメリカ人に比べ，各年代とも蛋白尿陽性率が高く，特に若年者での蛋白尿陽性率の差はより顕著である．さらにアメリカ人一般住民の新規蛋白尿出現率は0.01%ときわめて低く[5]，日本人の男性0.61%，女性0.34%の30～60分の1程度の出現率である[6]．アメリカでも費用対効果分析で毎年の検尿健診が有用とされる高血圧患者の新規蛋白尿出現率が0.5%であり，わが国の一般住民での出現率よりも低率であった．これはわが国においては，一般住民での検尿健診の有用性を示唆する結果でもある．

日本人は慢性糸球体腎炎の罹病率が高く，わが国の透析導入患者の原疾患のなかで慢性糸球体腎炎の比率は減少したとはいえ，いまだ28.7%である．慢性糸球体腎炎の早期発見を目的とした場合，試験紙法の尿蛋白陽性での早期発見が有用と考えられる．

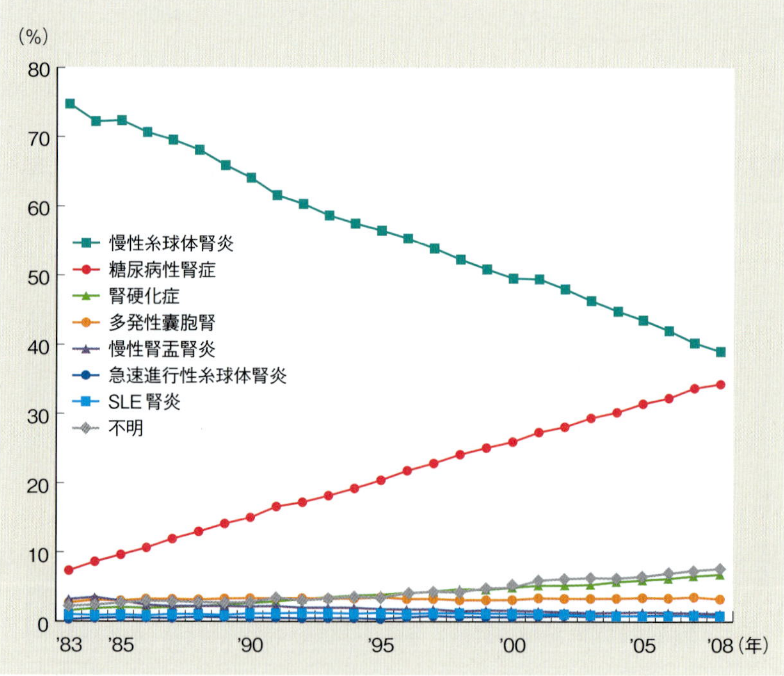

❸ 年末患者の主要原疾患の割合推移

（日本透析医学会〈編〉．わが国の慢性透析療法の現況〈2008年12月31日現在〉[2] より）

析患者の減少を図ることも引き続き重要である．

わが国の健診体制

- わが国では，1973年より学校健診，1972年より職域健診，1983年より老人保健法により，年1回の定期健診の実施項目として検尿健診が義務づけられ，現在まで継続されている．さらに1992年からは，世界に先

COLUMN 日本で糸球体腎炎による透析導入が減少した背景

1989年，アメリカ予防医療研究班報告の答申以降，アメリカでは検尿健診は基本的に不要との判断のもと，スクリーニング目的の検尿検査は行われなくなった[7)]．その結果，1に示すごとく，慢性糸球体腎炎による透析導入患者の平均年齢の1年ごとの上昇スピードは，1991年までは日本人（0.445歳/年）とアメリカ白人（0.498歳/年）とも同様に上昇し，透析導入の遅延効果を認めていたものが，1991年以降は日本人の慢性糸球体腎炎による透析導入年齢平均は上昇を続けたものの，アメリカ白人の糸球体腎炎による透析導入の平均年齢は不変となっている．アメリカ黒人については，一貫して糸球体腎炎による透析導入年齢の変化は認めていない[8)]．

この効果は若年者でより顕著で，学校健診による検尿検査の大きな成果であるといえる．すなわち，糸球体腎炎の早期発見と治療により，末期腎不全となる年齢の遅延さらには腎不全に至る患者が減少した．これらの結果，わが国の慢性糸球体腎炎による透析導入患者は近年，比率だけでなく，実数としても減少に転じている（2）．

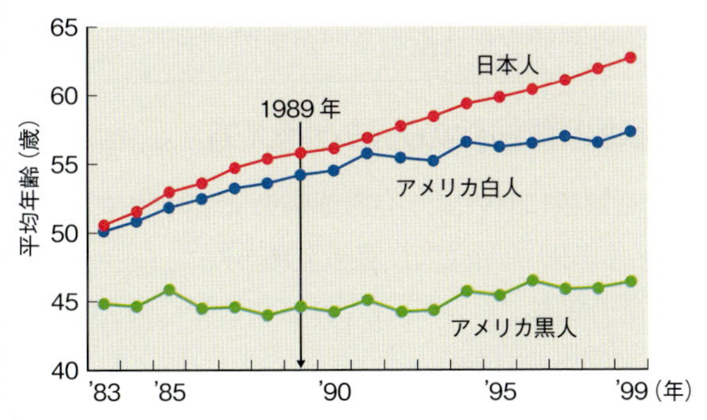

1 慢性糸球体腎炎透析導入患者の平均年齢の推移
（Yamagata K, et al. *Am J Kidney Dis* 2004[8)] より改変）

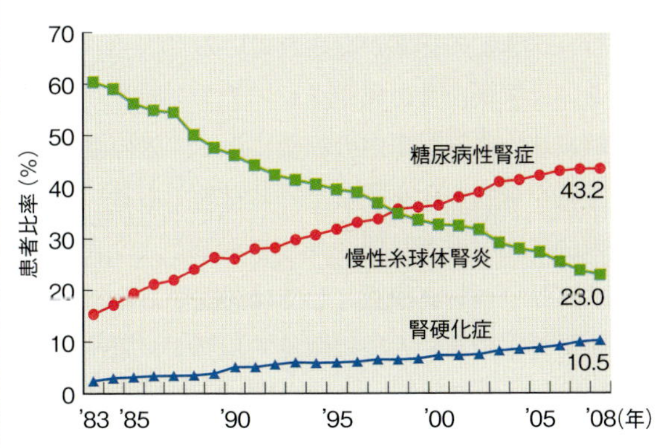

2 年別透析導入患者の主要原疾患の推移
（日本透析医学会〈編〉．わが国の慢性透析療法の現況〈2008年12月31日現在〉[2)] より）

駆けて40歳以降の全住民に血清クレアチニン検査が義務づけられた．

- わが国の検尿健診は30年以上の歴史があり，慢性糸球体腎炎の早期発見とその後の治療法の進歩が，慢性糸球体腎炎の透析導入の遅延と慢性糸球体腎炎の透析導入患者数の減少を果たした．
- これらの結果は，検尿による健診は十分に費用対効果上，有用であることを示す事実である．
- 残念ながらこの血清クレアチニン検査については，2008年度からの特

❹ わが国の腎関連健診

	開始時期	対象	腎臓病関連項目
学校健診	1973年〜	児童，生徒，学生および幼児	尿蛋白，尿潜血検査
職域健診	1972年〜 (2007年度まで)	すべての就労者	尿蛋白，尿糖検査，40歳以降は老人基本審査と同項目
老人基本審査	1983年〜 (2007年度まで)	40歳以上の一般住民	血尿・蛋白尿，尿糖，当初BUN，1992年より血清クレアチニン検査
特定健診	2008年〜	40歳〜75歳	蛋白尿，尿糖検査のみ

定健診の実施に伴い，必須項目から外されている（❹）.

- しかしながら，このような独自の腎不全対策を行ってきたことが，他のアジア諸国に比べ，わが国の新規透析導入患者数増加の抑制につながっており，今後ともさらなる減少を目指すことが重要である.

CKD早期発見のための腎検診の方法と考え方

- わが国の8年間の経過観察において，心血管疾患（CVD）による死亡例1,932名中，307名（15.9％）がCKD患者であった[9].
- 欧米では，8年間の経過観察において，CVDによる死亡例2,604名中，691名（26.5％）がCKD患者であった[10].
- 欧米の一般住民の検討からは，微量アルブミン尿は冠動脈疾患ならびに脳卒中発症の有意なリスクファクターであり，微量アルブミン尿検査をすべての中高齢者に行うべきとの提案がなされている[11].
- 微量アルブミン尿あるいは尿蛋白量と尿中クレアチニン同時測定による蛋白尿の評価は，試験紙法による尿蛋白の評価に比べ，尿の濃縮，希釈の影響を除外でき，詳細な量的変化を知るために有効である.
- しかしながら，試験紙法に比べ検査時間が長くなること，コストが数倍かかることなどで，スクリーニング検査としては問題がある.
- 日本人のように尿蛋白陽性率の高い人種に微量アルブミン尿検査を行うと，その膨大な陽性率と，微量アルブミン尿検査で早期発見可能なCVDの発症の相対的な少なさから，スクリーニングとしての微量アルブミン尿検査の位置づけはさらなる検討が必要と考えられる.
- 近年の生活習慣の変化による，糖尿病の罹患率増加，日本人の腎不全の疾患構成の変化により，欧米並みの尿異常を伴わない腎障害の増加，あるいは微量アルブミン尿検査の位置づけの変化も予想される．このようなことにも適宜対応が必要と考えられる.
- 今後増加が予想される加齢，動脈硬化に伴う虚血性腎障害や，CVDの発症リスクファクターとしても重要な尿異常を伴わない腎機能障害の早期発見が不可能となりつつあり，早期の血清クレアチニン検査の健診必

Memo
集団健診における日本人の微量アルブミン尿の陽性率は11.8〜17.8％[12]で，欧米の一般住民の微量アルブミン尿陽性率の数倍の高さであった[5].

須項目への復活が強く望まれる.

- 健診やスクリーニングに多大なコストを要するが，それ以上に大きな腎不全医療に要するコスト削減と同時に，患者のQOL維持のためにも，進行性腎障害の早期発見と腎不全予防対策の確立が必須である.

（山縣邦弘）

◉文献

1）Yamagata K, et al. Chronic kidney disease perspective in Japan and the importance of urinalysis screening. *Clin Exp Nephrol* 2008; 12: 1-8.
2）日本透析医学会（編）．わが国の慢性透析療法の現況（2008年12月31日現在）．http://docs.jsdt.or.jp/overview/
3）Nakai S, et al. An overview of dialysis treatment in Japan (as of Dec. 31, 2005). *J Jpn Soc Dial Ther* 2007; 40: 1-30.
4）Boulware LE, et al. Screening for proteinuria in US adults: A cost-effectiveness analysis. *JAMA* 2003; 290: 3101-3114.
5）Garg AX, et al. Albuminuria and renal insufficiency prevalence guides population screening: Results from the NHANES III. *Kidney Int* 2002; 61: 2165-2175.
6）Yamagata K, et al. Risk factors for chronic kidney disease in a community-based population: A 10-year follow-up study. *Kidney Int* 2007; 71: 159-166.
7）Woolhandler S, et al. Dipstick urinalysis screening of asymptomatic adults for urinary tract disorders. I. Hematuria and proteinuria. *JAMA* 1989; 262: 1214-1219.
8）Yamagata K, et al. Age distribution and yearly changes in the incidence of end-stage renal disease in Japan. *Am J Kidney Dis* 2004; 43: 433-443.
9）Ninomiya T, et al. Chronic kidney disease and cardiovascular disease in a general Japanese population: The Hisayama Study. *Kidney Int* 2005; 68: 228-236.
10）Hallan SI, et al. International comparison of the relationship of chronic kidney disease prevalence and ESRD risk. *J Am Soc Nephrol* 2006; 17: 2275-2284.
11）Hillege HL, et al. Urinary albumin excretion predicts cardiovascular and noncardiovascular mortality in general population. *Circulation* 2002; 106: 1777-1782.
12）Konta T, et al. Prevalence and risk factor analysis of microalbuminuria in Japanese general population: The Takahata study. *Kidney Int* 2006; 70: 751-756.

2 章

必要な検査を理解する

GFR

Point

- GFRは腎機能を包括的に表す指標で，イヌリンクリアランスによって計測する．
- クレアチニンクリアランスはイヌリンクリアランスより約30％高値を示す．
- 血清クレアチニン値からGFRを推算するための日本人のGFR推算式があり，腎機能の評価に使用されている．

糸球体濾過量（GFR）

- 糸球体濾過量（glomerular filtration rate：GFR）とは，糸球体で産生される原尿の量を測定する検査であり，腎機能を包括的に表し，腎機能は通常GFRをもって評価される．
- GFRを測定するには，糸球体で濾過され，尿細管で再吸収や排泄されない物質の腎臓からのクリアランスを求めればよい[1)]（❶）．
- 内因性物質ではこのようなものはなく，外因性物質を使用することになる．クリアランス測定に使用される物質を❷に示す．
- イヌリン（inulin）は血漿蛋白と結合せず，体内で代謝されず，糸球体で自由に濾過され，尿細管で分泌・再吸収がない物質として，糸球体濾過量を測定するために必要な条件をすべてそろえている．したがって，イヌリンクリアランス（inulin clearance：Cin）はGFR測定のゴールドスタンダードである．
- イヌリンは2006年にわが国で市販され，臨床検査に使用できるようになった．また，測定も酵素法で安定して測定できるようになった．

Key word
腎クリアランス
単位時間あたりにある物質（X）が腎臓によって血漿から尿へ除去される割合を意味し，Cxと記載する．すなわち，物質Xの血漿濃度をPx，尿中濃度をUx，一定時間に排出された尿量をVとすると，
$Px \times Cx = Ux \times V$
$Cx = Ux \times V / Px$

Cin測定方法

- 500 mL飲水し，完全排尿した後，調製したイヌリン（イヌリード注®）を持続静注し，その後30分ごとに採尿し，尿中イヌリン排泄量を求める[1)]．また，蓄尿時間の中間点で採血し平均血清濃度とする．
- 3回の採血・採尿から得られたCinの平均を求めGFRとする（❸）．
- イヌリン測定は酵素法（ダイアカラー®・イヌリン）で行う．

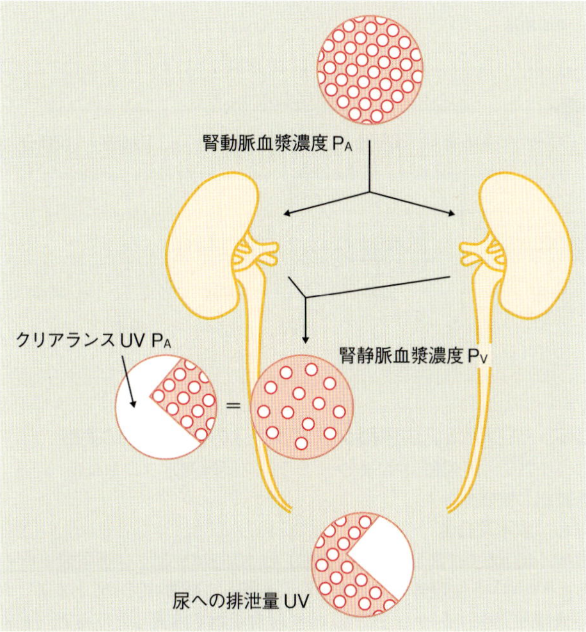

❶ 腎クリアランスの概念

腎動脈血漿中の物質 A（○）が腎臓で除去されるため，腎静脈では濃度が低下している．物質 A が完全に消失した腎動脈血漿量を，腎クリアランスと定義する．この腎動脈血漿量は，血漿中の A の濃度と，尿中に排泄された物質 A の濃度と尿量から計算できる．

❷ GFR 物質

腎クリアランス物質	血漿クリアランス物質
イヌリン	^{99m}Tc-DPTA
チオ硫酸ナトリウム	^{51}Cr-EDTA
イオヘキソール	イオヘキソール
イオタラメート	イオタラメート

Cin 測定上の注意

- Cin は細胞外液量の負荷となるため，心不全の患者には注意をして行う．
- 食事，特に蛋白質を摂取したのち，2 時間までは GFR の最大 20 ～ 30 %上昇を示す．GFR の測定は空腹時に行うことが望ましい．
- 採血時間などが不正確であると誤差の原因となる．
- 男性の患者で排尿障害があり，残尿が多い場合も Cin は正確に測定できない．
- イヌリン測定法は酵素法であり，イヌリンをイヌリナーゼによりフルクトースに代謝し，その後も酵素反応を進行させ，最終的にペルオキシダーゼ（POD）による過酸化水素と色素の発色反応を吸光度測定している．このため，血漿中にフルクトースが含まれると偽高値となる．フルクトース濃度は絶食条件下では問題とならないほど低値（<1 mg/dL）であるが，フルクトースはソフトドリンク，ゼリー，菓子類などの甘味料として多量に含まれており，摂取により血中濃度が上昇する．スクロース（ショ糖）も腸管内でフルクトースに代謝，吸収されるので同様である．
- POD による発色反応は抗酸化作用のある薬物により阻害される．試薬メーカーの検討では，メチルドーパに問題となる程度の阻害作用（偽低

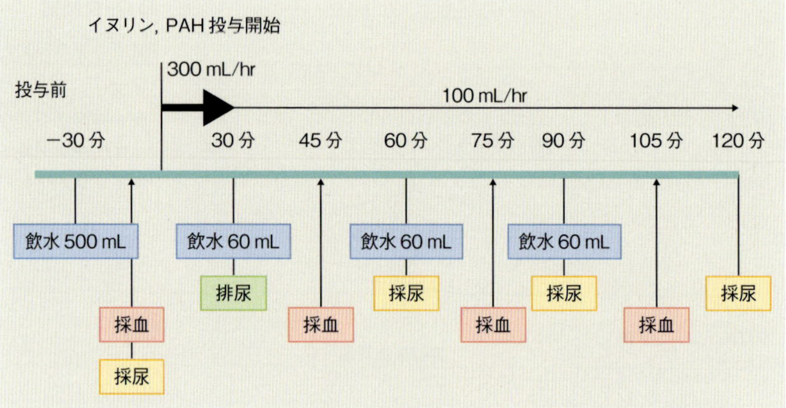

❸イヌリンクリアランス，パラアミノ馬尿酸クリアランスの同時測定の実際

イヌリンクリアランスとパラアミノ馬尿酸（PAH）クリアランス同時測定プロトコル

①検査前日までにCcrを算出し確認する．
②検査当日は絶食．ただし，飲水は自由．
③イヌリード注1バイアル（40 mL：イヌリン4 gを含む）と10％パラアミノ馬尿酸1バイアル（20 mL：PAH 2 gを含む）を生理食塩水340 mLに希釈し，総量400 mLとする（イヌリード注添付の生理食塩水360 mLから20 mLの生理食塩水を除去したうえで，イヌリードならびにPAHを加える）．なお，60 mL/min＞Ccr≧30 mL/min，30 mL/min＞Ccrでは，PAHをそれぞれ12 mL，8 mLとする．
④投与開始30分前に飲水500 mL，投与直前に採血5 mL，採尿．
⑤希釈したイヌリンとパラアミノ馬尿酸混合液を静脈内注射する．輸液ポンプを用いて，開始30分は300 mL/hrとする．
⑥その後の投与量は100 mL/hrの点滴スピードで90分間投与する．
⑦採血（5 mL）を投与開始45分後，75分後，105分後に行う．
⑧投与開始30分後に全排尿し，その後30分おきに採尿する．

パラアミノ馬尿酸クリアランスの測定については，青字で記載したことを必要とする．
パラアミノ馬尿酸の血漿中濃度測定のための最適濃度は2 mg/dL（1～5 mg/dL）であり，この範囲を外れた場合のデータは無効である．

値）が認められている．

簡易法

- 60分の蓄尿と30分ごとの3回の蓄尿によるCinがほぼ同等であることから，完全排尿後60分間蓄尿によるCin測定の簡易法が日本腎臓学会で開発されており，約1時間の蓄尿時間の開始前と排尿時に採血してその平均を求めることにより，Cinを求めることができる[1]（❹）.

GFRの計算

- GFR（mL/min）＝Cin（mL/min）＝Uin（mg/dL）×V（mL/min）/Pin（mg/dL）
- GFR（mL/min/1.73 m^2）＝Uin（mg/dL）×V（mL/min）/Pin（mg/dL）×1.73/A

Uin（mg/dL）：尿中のイヌリン濃度，Pin（mg/dL）：イヌリンの血

COLUMN 腎クリアランスと血漿クリアランス

腎排泄性物質 X の尿中排泄率を測定するのが腎クリアランスであるが，血漿中よりの物質 X の消失率を測定する血漿クリアランスを測定して，腎クリアランスとすることがある．血漿クリアランスは，物質 X の血中濃度の減衰曲線から，時間あたりの排泄量を推定するものであるが，腎外排泄や代謝が無視できる場合は，腎クリアランスに一致する．

腎排泄性物質 X の血中濃度の減衰曲線は，体内への分布と腎排泄により 2 相性を示す（2 コンパートメントモデル）．血中濃度は以下の式で表される．

$$血中濃度 = Ae^{-at} + Be^{-bt}$$

これらのパラメータに適合する係数を求めるには，5，10，15，30，45，60，90，120，180，240 分の血中濃度の測定が必要である．無限大まで時間を延長した場合の血中濃度時間曲線下面積（AUC）を求めて，血漿クリアランスを推定する（血漿クリアランス＝薬物投与量/AUC）．

^{51}Cr-EDTA，^{99m}Tc-DPTA をボーラスで静注した後，ゆっくり血漿濃度が低下する slow phase のみで考えると 1 コンパートメントモデルが適応でき，血漿濃度を対数表示すると直線に近似できる（**1**）．slow phase の 2，4 時間の 2 点採血法により AUC を求め，血漿クリアランスを計算できる．しかし，rapid phase が含まれないため，GFR より高値となるため，補正が必要である．

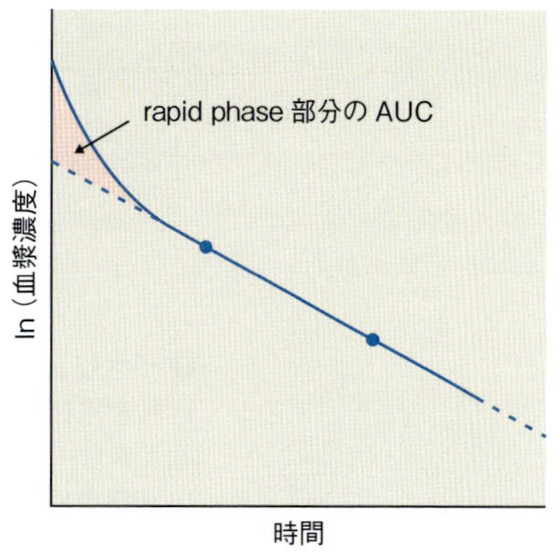

1 1 コンパートメントモデルによる腎排泄性物質の血漿濃度の減衰曲線

slow phase の 2 点を取って AUC を求め，血漿クリアランスを求める．

血漿クリアランスの測定には採尿が不要で，蓄尿による誤差を減らすことができるが，腹水，浮腫がある場合には，サードスペースへの物質 X の移行が起こり，血漿クリアランスは実際より高値を示す．Agarwal らの報告では，22 ～ 50 %過大評価されることが報告されている[3]．実際には ^{125}I などの放射性物質を使用するため，わが国ではほとんど使用されていない．

漿濃度，V（mL/min）：単位時間あたりの尿量，A：体表面積（m^2）＝体重（kg）$^{0.425}$ × 身長（cm）$^{0.725}$ × 7,184 × 10^{-6}

基準範囲

- GFR は従来 100 ～ 120 mL/min/1.73 m^2 が正常ではないかと考えられていた．腎機能は加齢により低下していくので，正常値も年齢によって異なる[2]．
- 健常人の GFR を Cin により実測することは一般的ではないため，日本人の実測値による基準域の設定は困難である．
- 臨床的には，腎移植ドナーの GFR 測定が行われている（**5**）が，血清クレアチニン値（Scr）高値の症例は対象外となると思われ，ドナーであることによるバイアスも含まれる．

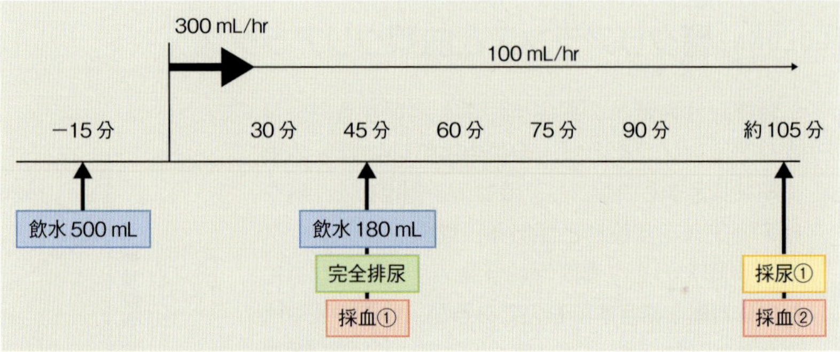

❹イヌリンクリアランス簡易法

1) 検査当日は絶食．ただし，飲水は自由．
2) イヌリード注1バイアル（40 mL：イヌリン4 gを含む）を生理食塩水360 mLに希釈し，総量400 mLとする．
3) 投与開始15分前に飲水500 mL．
4) 希釈したイヌリンを静脈内注射する．輸液ポンプを用いて，開始30分は300 mL/hrとする．
5) その後の投与量は100 mL/hrの点滴スピードで90分間投与する．
6) 45分の時点で，180 mL飲水させ，完全排尿させる．採血（2 mL）を行う．
7) 約105分の時点で，被験者が尿意を催した時点で採尿，採血を行う（完全排尿後～1時間程度を目安とする）．蓄尿時間を正確に記録し，採尿，採血（2 mL）する．
8) 採血①と採血②の平均を血清イヌリン濃度とする．

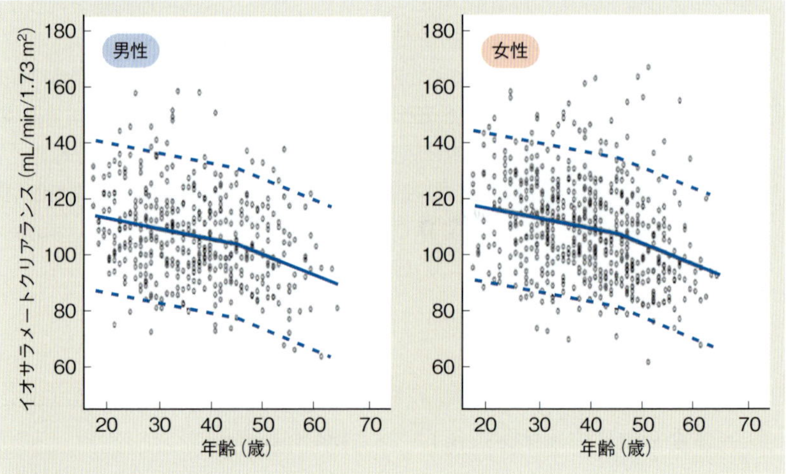

❺健常者のGFRの加齢による変化

横断的研究であるが，45歳付近からGFRは低下速度が速くなる．
(Poggio ED, et al. *Kidney Int* 2009[2] より)

どのようなときにGFRを測定するか？

- Cinを測定するのは正確な腎機能評価が必要な場合である．腎移植ドナーでは腎臓を提供する前に，腎機能を正確に評価することが望ましい．
- また過剰な投与により副作用が予想される腎排泄性抗癌薬などでは，投薬量設定のために測定することがある．

COLUMN GFR推算式

アメリカのGFR推算式であるIDMS-MDR式[5]では，日本人のGFRは過大評価され[6]，係数補正が必要である．また，より正確に日本人のGFRを推算するためには，CKD患者，健常人を含め広い範囲での日本人のGFRの実測を行い，Scrとイヌリンを中央測定することによりオリジナルのGFR推算式を創ることが望ましい．

このため，日本腎臓学会ではプロジェクト「日本人のGFR推算式」を立ち上げ，2007年の1月から7月までに測定された763名（413例を式作成に使用）のデータを用いて，重回帰解析より以下の推算式を作成した[6]．

推算GFR (mL/min/1.73 m^2)＝194Cr$^{-1.094}$×Age$^{-0.287}$
（女性の場合×0.739）

- 通常，GFRは後述するScrによる推算GFRが用いられるが，極端に筋肉量が少ない症例（筋ジストロフィ，筋萎縮性側索硬化症，長期臥床，四肢の切断）などでは，Scrからの腎機能推定が困難な場合がある．
- このような症例で腎機能を正確に求める必要がある場合には，クレアチニンクリアランス（Ccr）またはCinを測定することが望ましい．

異常値の意味

- 糸球体あるいは尿細管の障害があるとGFRは低下する．
- 腎血漿流量が低下する脱水，出血，心不全，肝硬変，ネフローゼ症候群ではGFRは低下する．

血清クレアチニン値（Scr）

- Scrは従来より，簡便な腎機能の指標として使用されてきたが，その欠点を知っておく必要がある．
- クレアチニンは筋肉で産生される分子量113の小分子で糸球体から濾過され，尿細管での再吸収はなく少量分泌される．
- Scrは腎機能を示す指標として最もよく使用される．正常値は以下のとおりである[4]．

男性0.61～1.04 mg/dL
女性0.47～0.79 mg/dL
（測定法：酵素法）

- Scrは筋肉量の影響を受けるため，男性，若年者で高い傾向にある．日本人は加齢とともに筋肉量が減少し，また，腎機能も低下するため，Scrは60歳代までは大きく変化しない．70歳以上では，筋肉の減少より腎機能の低下が上回るため，Scrは上昇する．
- クレアチニンの測定は2000年ごろまではピクリン酸によるJaffe法で行われていたが，最近では95％以上の検査機関で酵素法で行われている．Jaffe法ではクレアチニン以外の物質とも反応するため，実際のScrよ

COLUMN GFRの体表面積補正に関して

日本腎臓学会の「日本人のGFR推算式」は体表面積補正して1.73 m^2に補正したGFR値を従属変数としている．このため，この式で計算した場合には，標準化された体表面積に対するGFRが計算される．CKDの診断は標準サイズの人の腎機能（mL/min/1.73 m^2）に変換したときの推算GFR（eGFR）が60 mL/min/1.73 m^2未満であることが診断基準になっており，eGFRは基準域との比較が容易である．イヌリンクリアランス，クレアチニンクリアランスの実測では，体表面積未補正の値（mL/min）が得られ，基準域との比較には体表面積補正（mL/min/1.73 m^2）が必要である．反対にGFR推算式では，薬剤の投与量設定など未補正のGFR値が必要な場合は再度計算する必要がある．理論的には，体表面積が1.73 m^2より大きな人ではeGFRは実測GFRより小さく，1.73 m^2より小さな人では大きく計算されることになる．実際の投薬の場合には，この点を考慮して，必要に応じて以下の式で体表面積非補正eGFRを求める．

体表面積非補正eGFR＝eGFR×（A/1.73）
A：体表面積（m^2）＝体重（kg）$^{0.425}$×身長（cm）$^{0.725}$×7,184×10^{-6}

COLUMN Ccr推算式（Cockcroft-Gaultの式：CG式）

Cockcroft-Gaultの式は，白人男性249名の24時間Ccrのデータよりつくられたもので，Ccrを推定するために作成されたものである．以下にCG式を示す．

推算Ccr（mL/min）＝(140－年齢)・体重/(72・血清クレアチニン)

女性の場合は0.85倍とする．日本人の場合は係数0.789を掛けるとGFRに近い結果が得られる．

推算GFR（mL/min）＝(140－年齢)・体重/(72・血清クレアチニン)×0.789
女性の場合は0.85倍とする．

りも約0.2 mg/dL高く測定される欠点がある．

Scr異常高値を示す場合

- Scrが高値を示す疾患は腎機能が低下した状態が最も多い．
- 脱水でも血液が濃縮されて上昇する．
- 食事の影響を受け，蛋白摂取後2時間以内に20％程度の上昇を認める．
- 筋肉量が増加するとScrは上昇し，巨人症，末端肥大症では高値を示すことがある．

Scr異常低値を示す場合

- 妊娠ではGFRが上昇するため，Scrは低下する．
- 蛋白制限食でも低下する．
- るいそうなど筋肉が低下するとScrは低値をとる．
- 糸球体過剰濾過となる糖尿病性腎症初期には低値を示す．

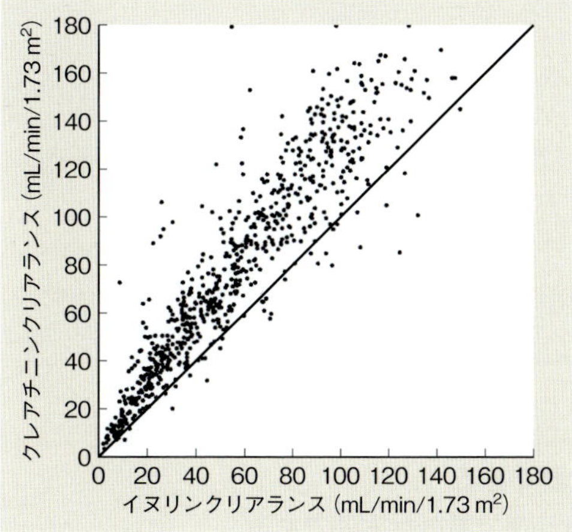

❻ イヌリンクリアランスとクレアチニンクリアランスの相関

イヌリンクリアランスは GFR のゴールドスタンダードであるが，これと比較してクレアチニンクリアランスは 20 ～ 30 %高値となる．クレアチニンは酵素法で測定している．

クレアチニンクリアランス（Ccr）

- Cin は測定法が煩雑であり，実際の診療では 24 時間 Ccr が GFR を反映する検査として測定されている．

Ccr 測定方法

- 検査前日の一定時刻に完全排尿し捨て，それ以降前日と同じ時刻までの尿をすべて蓄尿する．検査当日，採血し Scr を測定する．
- Ccr（mL/min）= Ucr（mg/dL）× V（mL/min）/Pcr（mg/dL）
- Ccr（mL/min/1.73 m^2）= Ucr（mg/dL）× V（mL/min）/Pcr（mg/dL）× 1.73/A

　A：体表面積（m^2）= 体重（kg）$^{0.425}$ × 身長（cm）$^{0.725}$ × 7,184 × 10^{-6}

（今井圓裕）

Memo

Cr は糸球体濾過量を求めるのに完全な物質ではない．Cr の尿中排泄量は糸球体濾過以外に，尿細管分泌が含まれ，❻に示すよう Cin と同時測定の Ccr は Cin より 30 %程度高値となる[6]．

◉ 文献

1）日本腎臓学会（編）．腎機能（GFR）・尿蛋白測定の手引き．東京：東京医学社；2009.
2）Poggio ED, et al. Demographic and clinical characteristics associated with glomerular filtration rates in living kidney donors. *Kidney Int* 2009; 75: 1079-1087.
3）Agarwal R, et al. Assessment of iothalamate plasma clearance: Duration of study affects quality of GFR. *Clin J Am Soc Nephrol* 2009; 4: 77-85.
4）市原文雄．血清クレアチニンの基準範囲．臨床化学 1995；24（suppl 2）：229.
5）Levey A, et al. Using standardized serum creatinine values in the modification of diet in renal disease study equation for estimating glomerular filtration rate. *Ann Intern Med* 2006; 145: 247-254.
6）Matsuo S, et al. Revised equations for estimating glomerular filtration rate (GFR) from serum creatinine in Japan. *Am J Kidney Dis* 2009; 53: 982-992.

アルブミン尿・蛋白尿

Point

- CKD，特に蛋白尿陽性患者は，心血管病のハイリスク群である．
- CKD のスクリーニングには検尿が必須であり，これは簡便で有効な方法である．
- 糖尿病性腎症の早期発見には，微量アルブミン尿の検査を行う必要がある．

検尿の重要性

- わが国では，学校健診や職場健診，地域の健康診断，人間ドックなど検尿の機会に恵まれており，試験紙を用いた，尿蛋白，尿糖，尿潜血の半定量的な検査で，腎病変のスクリーニングが行われている．
- 尿からの情報量は多く，蛋白尿についてはその性状の評価にて，腎臓病の病態の鑑別から病勢まで推察することが可能である．
- 糖尿病と同様に CKD が全身の血管病と関係していることが疫学的に明らかになり，検尿によるスクリーニングがますます重要になってきた．

CKD での蛋白尿のリスク

- CKD の診断基準では，腎臓の機能あるいは形態のいずれかの異常が存在することである．
- 特に，臨床家に注意を喚起しているのは，蛋白尿の存在であり，蛋白尿が多いほど末期腎不全に至る．
- 蛋白尿・血尿がともに陽性の場合は，慢性糸球体腎炎の可能性があり，腎臓専門医に紹介することが望ましい．
- CKD では，蛋白尿が多いほど，また GFR が低値であるほど心血管病のリスクが高い．

尿蛋白測定

- 日常臨床で尿蛋白をスクリーニングするときには，主に尿中アルブミンを検出する試験紙法で行っている．CKD で問題になる尿蛋白は糸球体性のもので，アルブミンを主体としたものである．
- 血行動態などに左右されるため，尿蛋白は採尿条件によってその濃度が異なっている．したがって，採尿する時間や状態が重要であり，随時尿で評価する場合には早朝第一尿が好ましく，通院中の患者には尿検体用の容器を渡しておき，外来日の朝に採尿してもらって，提出してもらうのが一般的である．

- その尿がどのような状態で得られたかの情報は，必ず評価の一助になるので重要である．
- 尿蛋白に限らず，早朝第一尿は一晩の絶飲食により最も濃縮されているので微量の成分を検出しやすいため，スクリーニング検査に有用である．
- 尿蛋白は健常人でも 1 日最大 150 mg 程度排泄しており，1 日尿量が 1.5 L では，蓄尿検体の蛋白濃度は 10 mg/dL となり，通常の試験紙法では検出できないことになる．
- 随時尿は直前の飲水状況により尿量が変化する．たとえば，来院の直前に排尿してしまったため検体採取が行えず，多量の飲水を促して尿量を稼ぐということを行えば，希釈されてしまう．すなわち，蛋白の排泄自体は大きく変化しないために，随時尿の蛋白濃度でみると大きく変わり，誤った判断を下すことになる．
- 逆に早朝尿の浸透圧は，蓄尿で平均化した浸透圧より 2～3 倍も高いので，尿蛋白濃度も数倍高くなり，±から 1+ くらいにはなりうる．同様の理由で，潜血反応も早朝第一尿では検出しやすい．
- 立位のほうが血行動態の点から尿蛋白は増えるため，起立性蛋白尿は早朝第一尿より随時尿のほうが陽性に出やすいということもある．
- 運動後や発熱時，脱水状態などで尿蛋白の濃度は高くなるなど，随時尿検査では，評価を誤るリスクもあり，24 時間蓄尿による検体にて精査するのが望ましい．通常の尿蛋白検査はもちろんであるが，ホルモン代謝物を測定する場合には尿中成分の一日排泄量を調べることが必要となる．
- 外来患者においても，ユリンメートなどの蓄尿用の採取容器で 24 時間尿検体の採取が可能であるが，手技によっては誤差も大きくなったり，1/50 量での検体であるために計算間違い，入力間違いをしたりする可能性があるので，尿中クレアチニン濃度も同時測定し評価することが望ましい．
- 尿濃縮を反映する尿比重も重要な情報であるので，ぜひ行うべき検査である．

糖尿病性腎症とアルブミン尿

- 糖尿病性腎症は現在，わが国において透析導入の原疾患の第 1 位となっており，その対策が急務とされている．

Memo
尿採取はまったく侵襲がなく，取り直しの手間を除けば，検体を得るのが簡単でもあるがゆえに，どういった尿で評価をするのが適当かという議論は忘れがちである．本来は目的に応じて蓄尿で調べるべきか，随時尿にすべきなのかを選択する必要がある．

❶ 糖尿病性腎症早期診断基準

1. 測定対象：尿蛋白陰性か陽性（1＋程度）の糖尿病患者
2. 必須事項：午前中の随時尿で尿アルブミンと尿クレアチニンを測定する 尿中アルブミン値：30～299 mg/gCr が3回測定中2回以上
3. 参考事項： 尿中アルブミン排泄率：30～299 mg/day または 20～199 μg/min 尿中Ⅳ型コラーゲン値：7～8 μg/gCr 以上 腎サイズ：肥大

（猪肌茂樹ほか．糖尿病 2005[1]／羽田勝計．日本内科学会雑誌 2009[2] より）

❷ 試験紙による尿蛋白半定量

±	10～20 mg/dL
1＋	20～40 mg/dL
2＋	40～100 mg/dL
3＋	100～400 mg/dL
4＋	400～1,000 mg/dL

- 腎症の早期診断には，尿中アルブミン検査が必須である．
- 腎症をきたしていない糖尿病患者では，特に定期的に尿中アルブミンを定量し，管理する必要がある．
- 30～299 mg/gCr の尿中アルブミン排泄を微量アルブミン尿と定義し，微量アルブミン尿が定常的に認められる場合には，糖尿病性腎症早期と診断する（❶）．
- 原発性糸球体疾患でも微量アルブミン尿は認められるため，鑑別が必要であるが，いずれにしても，集学的治療によって腎症の進行を抑制する必要がある．

Memo
いわゆる中間尿とは，排尿の最初と最後を除いた中間の部分のみを採取した検体であるが，雑菌の混入を防ぐ必要がない場合，すなわち尿培養で評価するとき以外では必要がない．

日常診療で気をつけること

- 一般の外来検査では随時尿を測定することがほとんどであると考えるが，これまで述べてきたことを念頭におけば，通常の腎，尿路系の状態の把握は可能である．
- 定量性が求められる尿蛋白，尿中アルブミン検査には随時尿単独では不十分であるが，この問題は尿クレアチニン濃度を同時測定して，各種パラメータをクレアチニン濃度で除して表すと，濃縮による変動はかなり補正できるようになる．

Key word
g クレアチニン比（クレアチニン補正）
随時尿中の成分は尿の濃縮と希釈の影響を強く受けるため，濃度自体で評価することは困難である．
一日尿中クレアチニン排泄量は，個々人の筋肉量に比例し，1 g/日前後とされる．そのため，随時尿中のある成分の濃度を同じ尿のクレアチニン濃度で除すると，尿の濃縮希釈の影響を除外でき，かつ1日蓄尿したとすればという前提での，一日排泄量に近似することになる．尿蛋白だけでなく塩分摂取量，蛋白摂取量も推測することができる．

実際の検査項目

- 尿蛋白検査には，試験紙法による定性もしくは半定量法か，定量法がある（❷）．
- スクリーニングとしては試験紙法で十分であるが，治療による尿蛋白の推移を判定したいときは定量法が必要となる．
- 前述のように，随時尿の蛋白濃度は尿の濃縮に左右されるため，より正確な判定には同時に尿中クレアチニン濃度を測定して，g クレアチニン比として評価する．
- pH 8 以上の高度なアルカリ尿では試験紙法で偽陽性に出る．
- 試験紙法では主にアルブミンを検出するため，Bence-Jones 蛋白などの低分子量蛋白やγグロブリンが尿中に排泄されている場合には陰性を示し，検出されない．

- Biuret法やスルホサルチル酸法による定量では正確に測定されるので，試験紙法では（−）であるにもかかわらず定量法では大量に検出されているような場合には，多発性骨髄腫の鑑別を行う必要がある．

蛋白尿が示唆する病態，疾患など

病歴との関連

- 蛋白尿でも，ネフローゼ症候群を呈するような高度蛋白尿と，無症候性に生じるものとを分けて考える．
- ネフローゼ症候群であれば，浮腫のエピソードについてたずねる．
- 尿が泡立つことで気づかれることもあるが，微小変化群では「ある日突然」発症するが，膜性腎症，膜性増殖性糸球体腎炎では徐々に進行することも多い．
- 原発性糸球体腎炎では感冒様症状に引き続いて発症することもあるので，病歴聴取を心がける．
- 全身疾患に伴うネフローゼ症候群であれば，その他の症状を示す．たとえば，膠原病，糖尿病，アミロイドーシスなどではそれぞれ固有の病歴があるはずである．
- 糖尿病によるネフローゼ症候群では原発性糸球体疾患と鑑別が困難なこともあるが，眼底検査を行うことが必須で，網膜症があれば糖尿病によるものとすることが多いが，原発性糸球体疾患を否定するものではないので注意が必要である．
- 時に血尿や高血圧の存在から慢性糸球体腎炎が発見されることもある．
- 急性糸球体腎炎からのキャリーオーバーも考慮して問診する．
- 尿細管間質病変としての蛋白尿もあるので，薬物の使用歴（特に非ステロイド系抗炎症薬〈NSAID〉，抗菌薬）に注意する．この場合，発熱，発疹，関節痛を認めることもある．
- 尿路結石症，尿路感染症，尿路系の腫瘍などの泌尿器疾患でも蛋白尿を生じうる．

Memo
健康診断，人間ドック，学校検尿などで偶然発見される尿蛋白は，軽度・中等度であることが多く，特別な病歴を示さないことが大半である．

自覚症状・身体所見の読み方

- 蛋白尿がネフローゼレベルの高度の場合のみ，尿が泡立つということに気づくことがある程度で，軽度〜中等度ではほとんど無症状である．
- またネフローゼ症候群では下肢，顔面がむくむことで異常に気づくこともある．
- 胸水を生じれば呼吸困難，喀痰排出が出現し，腹水では腹部膨満感，太

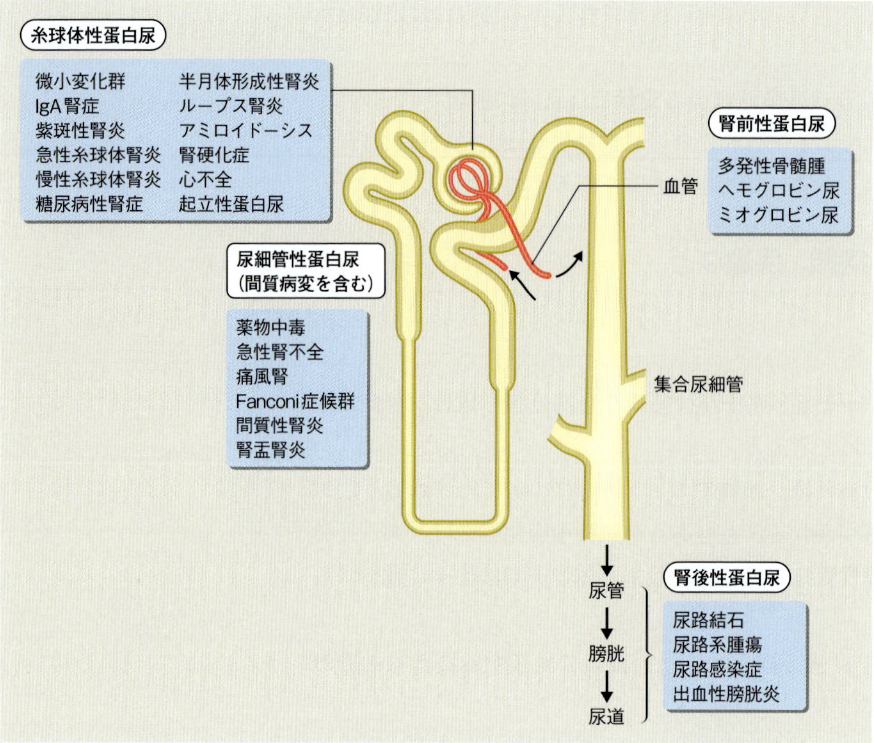

❸ 病的蛋白尿の分類と病態・疾患

鼓腹を自覚する.

- 血尿が同時に存在すると，尿の色調変化に気づくこともある.

必要な検査の進め方とデータの読み方

- まず生理的蛋白尿と呼ばれる一群を除外する.
- 起立性蛋白尿であれば，朝起床時に採った尿からは検出されないことで判断できる.
- 病的蛋白尿は腎前性，糸球体性，尿細管・間質性，腎後性蛋白尿の4グループに分けられる (❸).
- 尿蛋白がコンスタントに陽性であれば，一日蓄尿により尿蛋白排泄量を定量する.
- 一般的に 2 g/日以上であれば糸球体性である可能性が高い．すなわち，尿細管障害あるいは腎後性の原因によるものでは 2 g/日以下がほとんどである.
- 腎前性の多発性骨髄腫では特異なパターンを呈する．全身性疾患に伴うものでは，それぞれに固有な所見がみられる.
- 高度蛋白尿では尿蛋白の選択性も調べる．すなわち，IgG とトランスフェリンのクリアランスの比を調べ，これが 0.1 以下と小さければ選択性が高い，すなわちアルブミン中心の蛋白尿であると判断する．主に微小

Key word
生理的蛋白尿
起立時，発熱時，運動後，入浴後，一時的に出現する蛋白尿のこと．起立時に出現するものを特に起立性蛋白尿と表現する．明らかに異常なレベルのものを病的蛋白尿と呼ぶ.

Key word
尿蛋白の選択性（SI）
尿蛋白の成分がアルブミンを主体とする場合を，尿蛋白の選択性が高いと表現する．ベッドサイドでは，血清と尿の IgG とトランスフェリンを測定し，以下の計算式で求める.

$$SI=\frac{\text{尿 IgG}\cdot\text{血清トランスフェリン}}{\text{血清 IgG}\cdot\text{尿トランスフェリン}}$$

SI < 0.1 高選択性
SI > 0.2 低選択性

変化群が相当し，糖尿病やアミロイドーシスによるネフローゼ症候群では選択性が低いことが多い．膜性腎症ではその中間に位置する．

診断のポイント

- 尿の高度の濃縮で尿蛋白が検出されることもあるため，随時尿において尿蛋白が陽性に出たからといって，すぐに異常とは判断できない．
- 正常でも濃縮により10～20 mg/dL程度（試験紙法で±）にはなりうる．
- 随時尿で尿所見を読むときには，必ず尿比重を測定し，尿濃縮の状態を確認する．
- より正確には，尿中クレアチニンも定量してgクレアチニン比を求めておくことが必要である．尿中クレアチニン排泄は筋肉量に比例するので，同一個人では比較的安定していることを利用しているため，経時的にみるのにも適している．
- 完全な蓄尿検査が望ましいが，蓄尿の操作の不備や計算ミスの可能性があるため，一般臨床では判断に迷うこともある．この場合でも，gクレアチニン比で，経時的推移を追えば，エラーに気づくことができる．

Memo
ヘモグロビン尿やミオグロビン尿では，尿潜血反応も陽性となるが，尿沈渣中に赤血球を認めないことで判断できる．

緊急を要する場合の処置の方法

- 蛋白尿で緊急性を生じることは，ネフローゼ症候群のときの，脳動脈/静脈血栓症による痙攣発作あるいは脳梗塞発症時が考えられる．
- 血管内脱水から急性腎不全を呈することもある．
- これらの場合は，低蛋白血症が原因になっているので，低張液を輸液して脱水を防ぎながら，アルブミンを輸注して少しでも膠質浸透圧を上げる．
- まれではあるが，巣状分節性糸球体硬化症では高脂血症が異常高値となって，心筋梗塞，脳梗塞などのリスクが増す可能性はある．

Memo
ネフローゼ症候群でみられる急性腎不全が，低アルブミン血症による血管内脱水のためか否かは，随時尿のNa濃度が20 mEq/L未満か否かで鑑別できる．腎性に移行すれば20 mEq/L以上となることに注意する．

Memo
アルブミン輸注の是非について
ネフローゼが高度であれば，アルブミン製剤を輸注しても尿中に漏れ出るだけで血中アルブミンが有意に上昇することはあまり期待できない．むしろ輸注したアルブミンが尿中へ大量に排泄されることによる腎障害が問題となる．適応についてはよく考える必要がある．

症状・症候の治療のポイント

- 原発性糸球体疾患によるネフローゼレベルの蛋白尿であれば，治療が必要である．しかし原疾患によって適切な治療法が異なるので，腎生検を行って組織診断をつけることが必要である．
- 糖尿病性腎症など二次性であることが強く疑われるときは，腎生検を行わないこともある．
- 糖尿病性腎症か否かの鑑別はしばしば困難を伴い，さらに重要ではあるが網膜症の存在が絶対的ではないので，疑わしいときには腎生検による診断が必要である．
- 膠原病が疑われるときは，病期の確定も重要で，腎生検が必要である．
- 原発性ネフローゼ症候群や膠原病ではステロイド療法が第1選択薬であ

Key word
LDL アフェレーシス
LDL がデキストラン硫酸に結合しやすいことを利用して，血漿中の LDL を選択的に除去する方法．わが国で保険適用されているのは，以下の 4 疾患である．
- 巣状分節性糸球体硬化症
- 家族性高コレステロール血症
- 閉塞性動脈硬化症
- 全身性エリテマトーデス

るが，治療に難渋する場合には各種免疫抑制薬も併用する．

- 巣状分節性糸球体硬化症でステロイド抵抗性を示すときには，LDL アフェレーシスが有用なこともある．
- 1 ～ 2 g/日の中等度の蛋白尿をどうするかについては議論のあるところである．蛋白尿自体の腎障害惹起作用も指摘されており，治療する場合が多い．具体的には抗血小板薬，RA 系抑制薬，Ca 拮抗薬などが試される．
- 基本的な生活指導として，腎疾患においては，蛋白制限，塩分制限，飲水励行が勧められる．

高齢の患者への診断・治療における配慮

- 高齢者では程度の差はあるが，腎硬化症に陥っていて蛋白尿を呈することがある．病的か加齢現象とみなすかは判断が難しい場合もある．しかし，QOL の観点から厳しすぎる指導も考えものといえる．
- またステロイド療法についても，骨粗鬆症，耐糖能，精神異常などの面からも熟慮すべきといえる．
- ネフローゼ症候群でも，微小変化群や膜性腎症では自然寛解の可能性もあるため，積極的治療（特にステロイドパルス療法）は合併症のリスクが高いことからも性急に行うべきではなく，緊急性がなければ ACE 阻害薬などで様子をみることも選択肢の一つとなりうる．

まとめ

- 正常では，尿蛋白は 1 日 150 mg 未満であり，尿中アルブミン 1 日 10 mg 程度である．
- 尿中アルブミンが 30 ～ 299 mg/gCr では微量アルブミン尿，300 mg/gCr 以上は顕性アルブミン尿とする．
- アルブミン以外の蛋白（たとえば Bence-Jones 蛋白）は，試験紙法で検出できない．
- アルブミン尿を評価する場合には，早朝第一尿が望ましい．

（鈴木快文，内田俊也）

文献

1）猪股茂樹ほか．糖尿病性腎症の新しい診断基準．糖尿病 2005；48：757-759.
2）羽田勝計．特集「糖尿病：診断と治療の進歩；合併症対策の進歩」腎症．日本内科学会雑誌 2009；98（4）：61-66.

参考文献

1）日本腎臓学会（編）．CKD 診療ガイド 2009．東京：東京医学社；2009.

Mini Lecture

尿中L-FABP

L-FABPは近位尿細管のストレスマーカーである

L-FABP（liver-type fatty acid binding protein：肝型脂肪酸結合蛋白）は，肝臓に豊富に発現する分子量14 kDaの分泌蛋白で，肝臓，小腸，ヒトの腎臓などに発現している．ヒトの腎障害においては，近位尿細管におけるL-FABPの発現が亢進するといわれているが，げっ歯類の腎臓では腎障害後においてもL-FABPの遺伝子発現が誘導されにくいことより，L-FABPの発現調節は，転写調節領域を含むヒトL-FABP遺伝子座を導入したトランスジェニックマウスを用いて主に検討されている．ヒト尿中L-FABPの測定系は日本国内で開発され，2003～2004年に聖マリアンナ医科大学の上條らにより報告された．尿中L-FABPの排泄量は，尿蛋白，尿細管虚血，尿細管間質障害と強く相関することから，尿中L-FABPは近位尿細管のストレスのマーカーと考えられている[1]．

尿中L-FABPはCKDで増加し，スタチンや降圧薬の投与により減少する

尿中L-FABPは，糖尿病性腎症およびその他の慢性糸球体疾患で増加する．またCKD患者においては，腎機能悪化群では非悪化群に比べて，有意に尿中L-FABP濃度が高い．薬剤性急性腎障害においても尿中L-FABP濃度が増加する．

CKD患者へのアンジオテンシンII受容体拮抗薬や，糸球体内圧を下げるとされるCa拮抗薬（❶）[2]の投与により，尿中L-FABPが減少する．また，尿中L-FABPは糖尿病性腎症の進行に伴い増加し，スタチンやチアゾリジン誘導体の投与あるいは赤ワインの飲用（❷）[3]により減少する．

腎障害の新規尿中バイオマーカーとして，L-FABPのほかにNGAL（neutrophil gelatin-

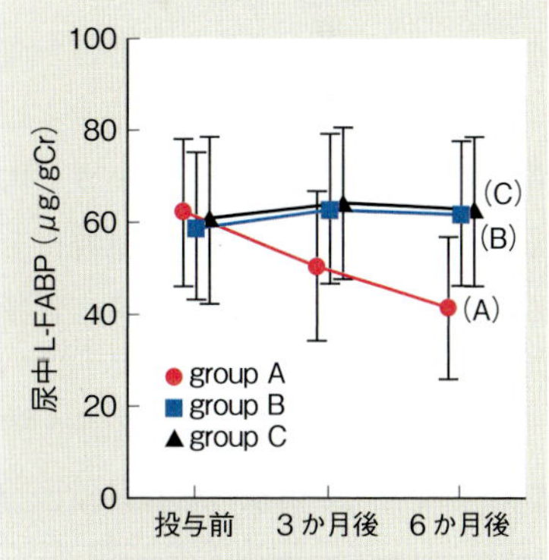

❷ 2型糖尿病患者の尿中L-FABP濃度に対する赤ワイン摂取の効果

腎機能正常で顕性蛋白尿を呈する2型糖尿病患者において，赤ワイン1日118 mL（group A）を毎日飲用すると，血圧低下，尿蛋白減少ならびに尿中L-FABPの減少（6か月後の時点で有意，$p<0.01$）がみられた．一方，等量の白ワイン（group B）あるいはアルコールなし（group C）では，効果を認めなかった．

（Nakamura T, et al. *Metabolism* 2009[3] より）

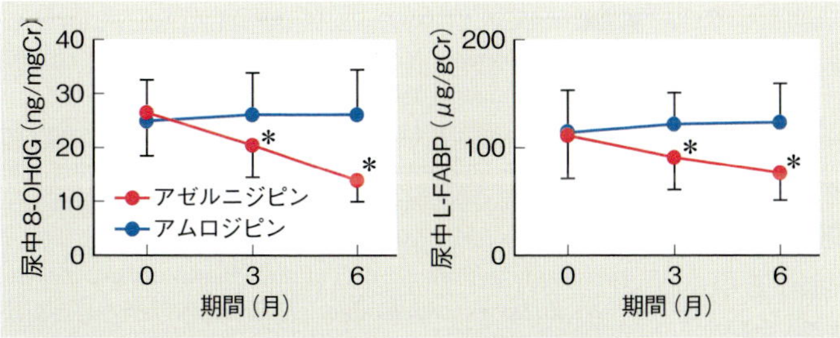

❶ 慢性糸球体疾患へのアゼルニジピン投与の影響

高血圧を伴う慢性糸球体疾患患者にCa拮抗薬のアゼルニジピン16 mgを3ないし6か月間投与すると，尿中8-ヒドロキシデオキシグアノシン（8-OHdG，酸化ストレスの指標）およびL-FABPの排泄が，前値と比べて有意に減少した．

$^{*}p<0.05$.

（Nakamura T, et al. *Am J Med Sci* 2007[2] より改変）

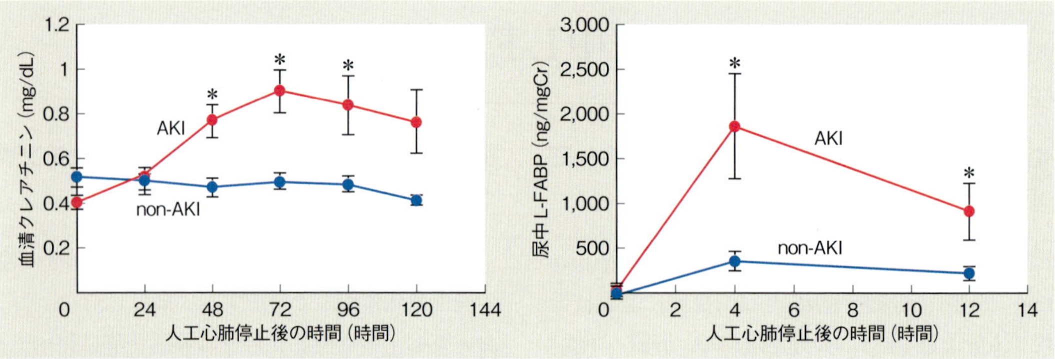

❸ 開心術後急性腎障害における尿中L-FABPの推移

急性腎障害（AKI）を血清クレアチニン値の1.5倍以上の増加で定義．小児40例の開心術後48～96時間後の時点で，術後AKI発症群（21例）ではnon-AKI群（19例）と比べて有意な血清クレアチニンの上昇を認めた．一方，尿中L-FABPは4～12時間後の時点ですでに有意な増加を認め，AKIの早期診断に有用と考えられた．
$^{*}p<0.01$.
（Portilla D, et al. *Kidney Int* 2008[4] より）

ase-associated lipocalin)，KIM-1（kidney injury molecule-1)，IL-18（インターロイキン-18）などが最近注目されているが，これらはいずれもCKDにおいて蛋白尿と相関して増加し，治療的介入によって尿蛋白とともに減少する場合が多い．共通の課題として，これらのバイオマーカーをCKD患者で測定することが，血清クレアチニンおよび尿蛋白の2つを測定する以上の臨床的情報をもたらすのか，（各マーカーのROC解析によるカットオフ設定や多変量解析を含めた）今後の多方面からの臨床研究によって確認されることが望まれる．

尿中L-FABPと循環器系急性腎障害の関係については，開心術後の急性腎障害（❸）[4]や造影剤腎症において，尿中L-FABPが早期に増加することが知られている．すなわち，待機的に心臓カテーテル検査を受けた症例のうち，造影前から中等度腎機能障害があって造影剤腎症を発症した者では，一過性に尿中L-FABPの増加を認めたと報告されている．

L-FABPは腎保護作用を有する

腎障害において，L-FABPは近位尿細管から有害な過酸化脂質を管腔側へくみだすことなどによって，細胞内の酸化ストレスを軽減すると考えられており，種々の腎疾患モデルにおける腎尿細管間質障害に対して保護作用を示す．

まとめ

尿中L-FABPは，CKDの病勢評価あるいは急性腎障害の早期診断に有用なバイオマーカーであり，L-FABP自体には腎保護作用がある．

（森　潔，向山政志，中尾一和）

◉文献

1）Kamijo-Ikemori A, et al. Urinary fatty acid binding protein in renal disease. *Clin Chim Acta* 2006; 374: 1-7.
2）Nakamura T, et al. Azelnidipine reduces urinary protein excretion and urinary liver-type fatty acid binding protein in patients with hypertensive chronic kidney disease. *Am J Med Sci* 2007; 333: 321-326.
3）Nakamura T, et al. Effect of red wine on urinary protein, 8-hydroxydeoxyguanosine, and liver-type fatty acid-binding protein excretion in patients with diabetic nephropathy. *Metabolism* 2009; 58: 1185-1190.
4）Portilla D, et al. Liver fatty acid-binding protein as a biomarker of acute kidney injury after cardiac surgery. *Kidney Int* 2008; 73: 465-472.

血中マーカー(腎臓から)

◉Point

- ▶血清クレアチニン（Cr）は腎機能評価に現在最も汎用されるマーカーであるが，筋肉量に影響され，正確に腎機能を表さない場合がある．
- ▶シスタチンC（Cys-C）は腎機能の安定したマーカーであり，特に早期腎機能低下の評価には適しているが，普及のためには標準化や価格の面で課題がある．
- ▶尿素窒素（BUN），β_2ミクログロブリン（β_2MG）は腎機能のマーカーとしてはCrやCys-Cに比べて信頼性が低い．

クレアチニン（Cr）

- Crは筋肉で産生される分子量113の小分子で，糸球体から自由に濾過されるが，尿細管でも少量分泌される．尿細管からの分泌は腎不全やネフローゼで増加する．そのためクレアチニンクリアランスの値は通常GFRより高くなる．
- Cr，年齢，性別から推算式を用いてeGFR（推算GFR）を計算することが推奨されている[1),＊1]．
- 成人におけるCrの基準値（酵素法）は以下のとおりである[2)]．
  男性：0.61～1.04 mg/dL，女性：0.47～0.79 mg/dL．
- 日本人のCrについて，❶に示す．

尿素窒素（BUN）

- BUNは腎糸球体で自由に濾過され，尿細管で濾過されたBUNの40～50％が再吸収される．
- BUNはCrに比べて腎機能以外の要素に大きく影響され，組織崩壊や消化管出血，脱水，高蛋白食摂取でも上昇する．

シスタチンC（Cys-C）

- Cys-Cは分子量13 kDaの塩基性低分子蛋白であり，糸球体を容易に通過し，尿細管で再吸収・分解されるため，GFRと相関する．
- Cys-Cはほとんどの有核細胞で産生され，産生速度は比較的安定してお

＊1 本巻「GFR」（p.32）参照．

Key word
1/Cr（Crの逆数）
腎機能の低下速度をはかる簡便法として，Cr値の逆数（1/Cr）があり，同一患者においては腎機能の悪化速度を予測することができる．しかし1/Crは患者間での絶対比較には適用するべきではない．

Key word
血清BUN/Crの意味
脱水時などには尿細管でのBUNの再吸収が増加し，BUN/Crが増加する．また，BUN産生が増加する場合もこの比は増加する．通常は15～20であるが，これを超える場合には，脱水，消化管出血，ステロイドの使用，などが疑われる[4)]．

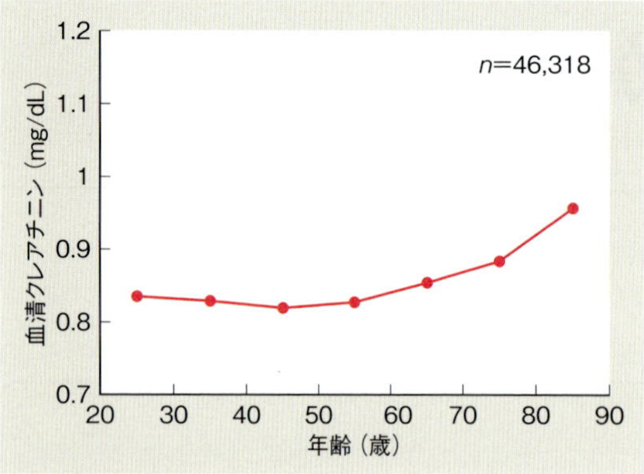

❶日本人のCr

Crは男性，若年者で高い傾向にある．日本人は加齢とともに筋肉量が減少するが，一方で腎機能も低下するため，Crは60歳代までは大きく変化しない．70歳以上では，筋肉の減少より腎機能の低下が上回るため，Crが上昇する．

（Imai E, et al. *Hypertens Res* 2008[3] より）

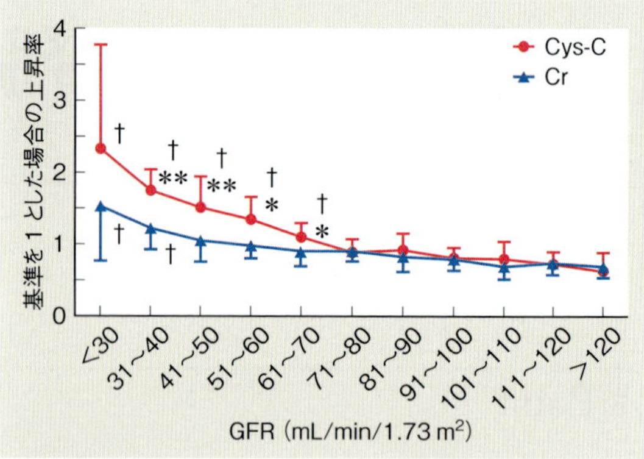

❷腎機能低下早期マーカーとしてのCrとCys-C

GFRが低下しても，初期にはCrの変動幅が小さい．一方，Cys-Cは腎機能低下の初期から比較的変動幅が大きいので，特に早期腎機能障害マーカーとしての有効性が注目されている．$^{*}p<0.05$，$^{**}p<0.01$（ともにCys-CとCrの有意差）．$^{\dagger}p<0.01$（GFR＝72の値を基準にした変化の有意差）．

（Newman DJ, et al. *Kidney Int* 1995[6] より）

り，特に腎機能低下の初期にはCrよりも敏感に反応する（❷）．

- 腎前性の影響が少ないことから，特に早期腎機能障害マーカーとしての有効性が注目される[5]．
- 複数の測定法があり，測定値の標準化がされておらず，保険上の制約（価格，測定頻度制限など）も大きい．

Memo

Cys-Cは全身のあらゆる有核細胞から常に一定量産生されるため，小児であっても成人とほぼ同じ値を示す[5]．またCrと違い筋肉量の影響は受けず，性差もCrほどではない．Crよりも安定した腎機能マーカーとなることが期待されている．

β_2ミクログロブリン（β_2MG）

- β_2MGは分子量11.8 kDaの糖蛋白で，主にリンパ系組織由来であり，腎糸球体で濾過された後，尿細管でほとんどが再吸収された後分解される．
- GFR低下時には血中濃度は上昇する．また，GFR正常でも，尿細管障害では再吸収が阻害されて尿中排泄が増加する．
- 腎機能が低下しても血中濃度は上昇しない場合も多く，逆に慢性炎症，ウイルス感染，リンパ系腫瘍などで上昇する．

（松尾清一）

◉文献

1）Matsuo S, et al. Revised equations for estimating glomerular filtration rate (GFR) from serum creatinine in Japan. *Am J Kidney Dis* 2009; 53: 982–992.
2）市原文雄．血清クレアチニンの基準範囲．臨床化学 1995；24（Suppl）：229.
3）Imai E, et al. Slower decline of glomerular filtration rate in the Japanese general population: A longitudinal 10-year follow-up study. *Hypertens Res* 2008; 31: 433–441.
4）Chalasani N, et al. Blood urea nitrogen to creatinine concentration in gastrointestinal bleeding: A reappraisal. *Am J Gastroenterol* 1997; 92: 1796–1799.
5）Newman DJ, Cystatin C. *Ann Clin Biochem* 2002; 39: 89–104.
6）Newman DJ, et al. Serum cystatin C measured by automated immunoassay: A more sensitivity marker of changes in GFR than serum creatinine. *Kidney Int* 1995; 47: 312–318.

Mini Lecture

血中メチルグリオキサール

メチルグリオキサールの特徴と反応性

メチルグリオキサール（MGO）は，生体内での糖分解代謝過程で生成される分子量 72 の α オキソアルデヒドの一つである．本物質はシステインなどと結合し胆汁や尿中へ排泄されるほか，主としてグリオキサラーゼⅠ，Ⅱと還元型グルタチオンによりD-乳酸に分解，解毒される．

MGO の物質特徴として，きわめて高い化学的反応性があげられるが，その理由には，構造上，2 つのカルボニル基が存在すること，さらにユニークな特性として，過酸化水素との反応にて複数種の炭素ラジカルが発生すること（❶左），MGO の代謝産物である乳酸は Fe の Fenton 反応を増幅し，ヒドロキシルラジカルの発生を増加させることなども関与している可能性がある（❶右）．

MGO は，生体に対して強い傷害性を呈するが，これには MGO と蛋白の非酵素的な反応物である糖化蛋白（終末糖化産物〈advanced glycation end products：AGE〉）の生成，また，MGO による直接的な酵素や転写因子，核酸の構造装飾を介した傷害機序が関与することが明らかにされている（❷）．一方で，シャペロン蛋白 heat shock protein（Hsp）27 は，MGO による構造装飾により逆に抗アポトーシス作用が増強することより，生体では MGO の侵襲を短時間で効率的に軽減する制御系に切り替えていることも示唆されているが，その詳細については不明な部分が多い．

メチルグリオキサールと CKD

健常例では，血中 MGO 濃度は低濃度に厳密に維持されているが，糖尿病例では血中濃度が上昇

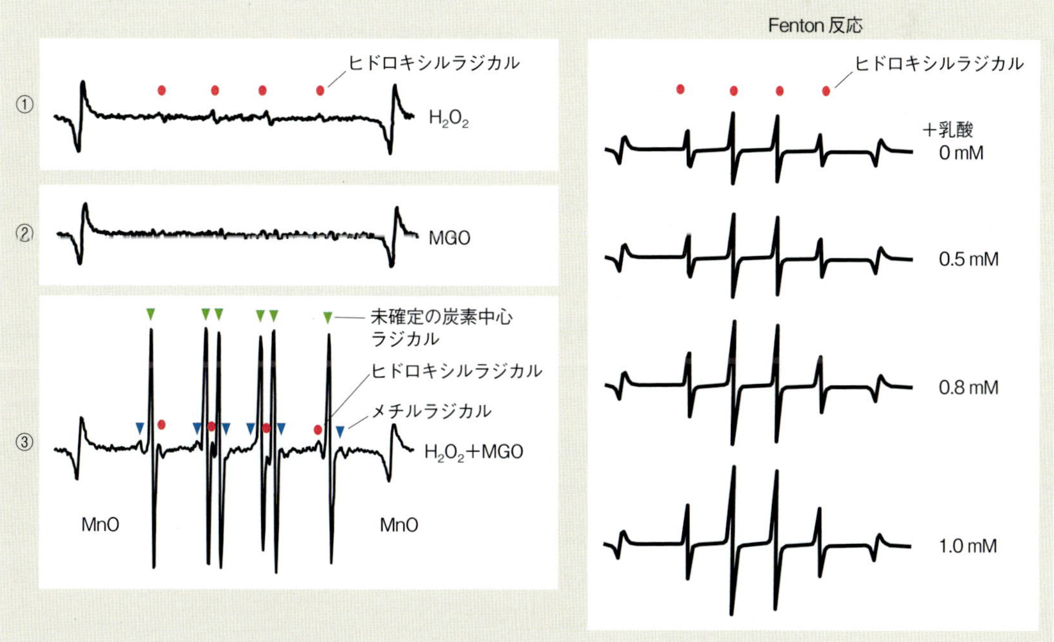

❶ メチルグリオキサールと乳酸のユニークな化学特性（ESRスペクトル）

（左：Nakayama M, et al. *Redox Rep* 2007[1]，右：Ali MA, et al. *Free Radic Res* 2000[2] より）

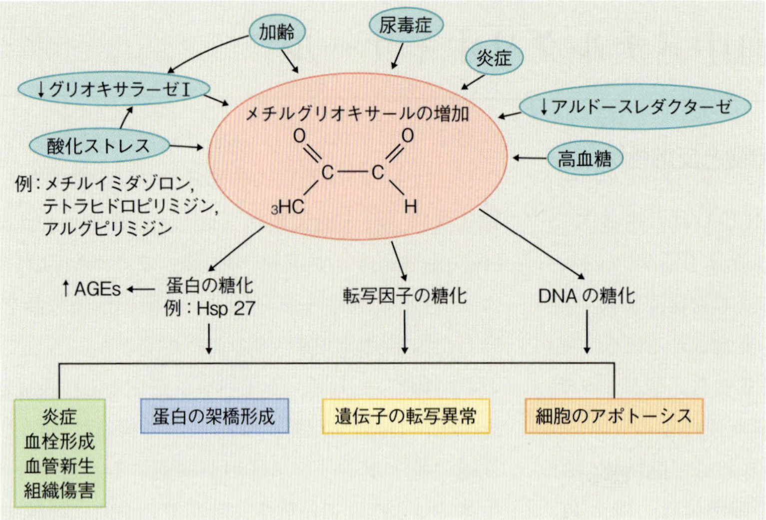

❷メチルグリオキサールの傷害機序

(Ramasamy R, et al. *Cell* 2006[3] をもとに作成)

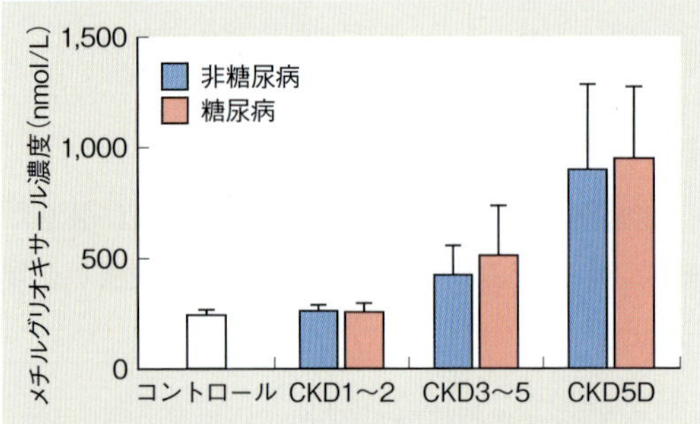

❸CKD患者の血中メチルグリオキサール濃度

CKDの後ろの数字はステージ分類，Dは透析患者を示す．

(Nakayama K, et al. *Am J Nephrol* 2008[4] より)

しており，腎症や網膜症など糖尿病合併症の発症や進展増悪に関与することが示されている．一方，CKD患者でも腎機能の低下に伴い血中濃度が増加することより，尿毒素物質の一つと認識されるようになっており（❸），腎不全患者の合併症への関与が注目されている．

CKDに伴い発症する心機能障害は，心腎連関のなかでcardio-renal syndrome type 3に分類されるものである．その最も典型的な病態は尿毒症心筋症と呼ばれるものであり，冠動脈狭窄は必ずしも伴わない心筋びまん性線維化，左室肥大心筋重量の増加であり，高度な例では臨床的に拡張心不全を呈する．その病態には，体液過剰，ミネラル骨代謝異常，貧血，炎症，酸化ストレス，レニン・アンジオテンシン系を中心とした神経体液ホルモン異常，そして尿毒素の蓄積などが複合的に関与していると想定されている．

メチルグリオキサールの心筋傷害への関与

心筋傷害へのMGOの直接的な関与については仮説の域を出ないが，心血管系に対するMGOの影響に関して，最近いくつかの知見が示されている．まず，培養ヒト血管内皮細胞，血管平滑筋細胞に対して，MGOは主にミトコンドリアに干渉して細胞内酸化ストレス（スーパーオキシド産生）を増強し，シクロオキシゲナーゼ-2を介した炎症反応，さらにはアポトーシスを惹起する．興味深いことに，MGOの酸化ストレスは，細胞内過酸化水素の消去剤であるカタラーゼの前処置により抑制されることより，MGO傷害には内因性過酸化水素とのかかわりが重要であることが想定される．心筋細胞での検討は限られるが，MGO由来AGEが，ヒト心筋細胞での酸化ストレスとアポトーシスを増強させることが報告されている．

高血圧発症ラットでの検討では，MGOの消去剤であるアミノグアニジンの投与で血圧が是正され，大動脈 MGO 濃度や AGE が低下すること，MGO の摂取により血圧上昇やインスリン抵抗性の増加といった心血管リスクが増悪することが示されている．

高齢ラットでは心筋 AGE 濃度が増加し，拡張機能が低下しているが，この病態がカタラーゼ過剰発現ラットでは軽減していることが示されている．また，最近，心筋と血管内皮細胞での MGO 代謝にはアルドースレダクターゼが重要であることが報告され，これの欠損では AGE 蓄積が増幅する．心筋傷害に対する MGO 消去の重要性を示唆するものとして興味深い．

臨床的には，拡張心不全例に対する AGE-breaker ALT-711 の有効性が報告されている．また，心不全を呈する糖尿病心筋症例で，MGO 装飾 Hsp 27 蛋白が増加している事実が報告されている．今後，心腎連関における MGO の病因的役割の解明が期待される．

（中山昌明，小泉賢治，中山恵輔）

◉文献

1）Nakayama M, et al. Radical generation by the non-enzymatic reaction of methylglyoxal and hydrogen peroxide. *Redox Rep* 2007; 12: 125–133.

2）Ali MA, et al. The lactate-dependent enhancement of hydroxyl radical generation by the Fenton reaction. *Free Radic Res* 2000; 32: 429–438.

3）Ramasamy R, et al. Methylglyoxal comes of AGE. *Cell* 2006; 124: 258–260.

4）Nakayama K, et al. Plasma alpha-oxoaldehyde levels in diabetic and nondiabetic chronic kidney disease patients. *Am J Nephrol* 2008; 28: 871–878.

◉参考文献

1）Baba SP, et al. Reductive metabolism of AGE precursors: A metabolic route for preventing AGE accumulation in cardiovascular tissue. *Diabetes* 2009; 58: 2486–2497.

2）Gawlowski T, et al. Heat shock protein 27 modification is increased in the human diabetic failing heart. *Horm Metab Res* 2009; 41: 594–599.

血中マーカー（循環器から）

Point

- 心臓からストレッチなどの刺激により，proBNP（前駆体）がBNPとNT-proBNPに切断され循環中に分泌される.
- BNP，NT-proBNPは，心不全診断，重症度，予後評価のバイオマーカーとして有用である.
- BNP，NT-proBNPは心機能異常の影響だけではなく，腎機能の影響を受ける心腎機能バイオマーカーである.
- 心不全診断などで，BNP，NT-proBNPを用いる際，CKDの有無によりカットオフ値を考慮したほうがよい.
- わが国においてもBNP迅速測定（NT-proBNP迅速測定）が可能になり，救急医療，心不全診療にとり有用である.

Memo
ナトリウム利尿ペプチドは，松尾壽之，寒川賢治らにより発見され，20年あまりのあいだに心不全の診断から治療効果判定，予後予測のみならず，治療薬としても用いられるようになった.

はじめに

- ナトリウム利尿ペプチドは，最近では，心不全診断に至る前段階の高血圧，糖尿病，動脈硬化疾患，虚血性心疾患を有する生活習慣病患者や一般大衆においても，心臓血管リスクの予測因子として有用であるとの報告があり，循環器疾患のバイオマーカーとして重要な位置を占めるようになっている.
- これらの根拠となる報告は，主に心室由来の脳性ナトリウム利尿ペプチド（brain natriuretic peptide：BNP）とNT（N-terminal）-proBNP濃度に関するものが多い．人口の高齢化に伴い心不全患者が増加し，的確な診断と評価が重要になる．心不全は重症化すると予後不良であり，早期診断が重要である.
- BNP濃度測定は，『慢性心不全治療ガイドライン』（❶）*1 にも述べられているように，心電図，胸部X線検査，心エコー検査などの必須の検査に加えて，心不全の診断と評価に有用な心筋マーカーである.

*1『慢性心不全治療ガイドライン』〈JCS 2005〉.

心臓からのBNP，NT-proBNP分泌

- BNPは心臓からストレッチなどの刺激により，proBNPがBNPとNT-proBNPに切断され，循環中に分泌されると考えられている（❷）.

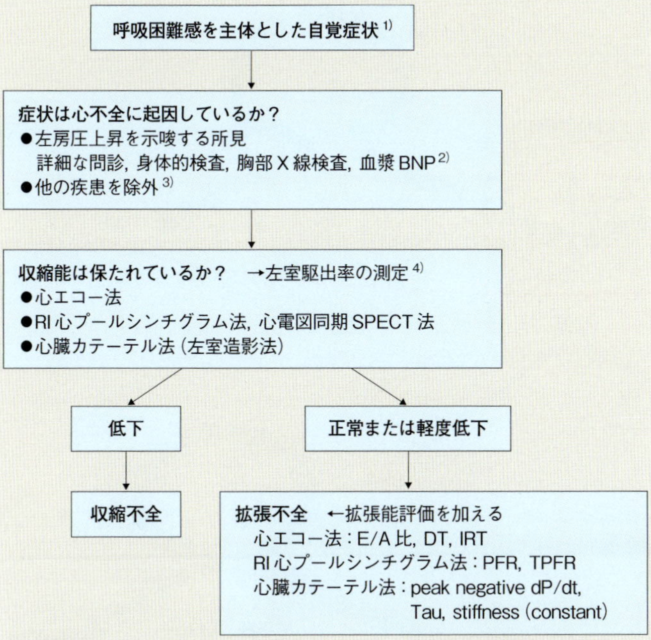

1）自覚症状は，呼吸困難感のほかに，低心拍出量を反映した倦怠感，食思不振，四肢冷感なども考えられる．
2）運動耐容能低下の診断に，呼気ガス分析を用いた運動負荷試験が有用．
3）心疾患以外に呼吸困難感をきたす疾患
呼吸器疾患，貧血，甲状腺機能亢進症，過換気症候群，神経筋疾患
4）収縮不全と拡張不全の鑑別に左室駆出率は40〜50%が基準値として用いられることが多い．

❶ 左心不全の診断

DT：deceleration time，IRT：isovolumetric relaxation time，PER：peak filling rate，TPFR：time to peak filling rate.

（『慢性心不全治療ガイドライン』〈JCS 2005〉，p.6より）

- 生理活性のあるBNP（1-32）の半減期は約20分で，NT-proBNPは生理活性がなく，半減期は約120分と長く，腎臓からクリアランスされると考えられている（❸）．

BNPとNT-proBNPの共通点

- 心臓からのBNP，NT-proBNP分泌を規定する因子について，血行動態，eGFR，年齢，性，BMI，心房細動の有無，ヘモグロビンなどを含めた多変量解析の結果，左室拡張末期圧と左室駆出率の2つが独立した規定因子であった．
- この結果は，BNP，NT-proBNPともに，血行動態指標の客観的指標として有用な心不全のバイオマーカーであることを支持している．
- 一方，末梢血中のBNPとNT-proBNPは，左室拡張末期圧，左室駆出率のほかに，左室心筋重量，貧血（ヘモグロビン），eGFRが独立した規定因子であった[1,2]．
- したがって，末梢血のBNP，NT-proBNP濃度は，心腎機能の異常を反映するバイオマーカーといったほうが正確である．
- 末梢血BNP濃度は，NYHA心機能分類や，血行動態，心臓からの分

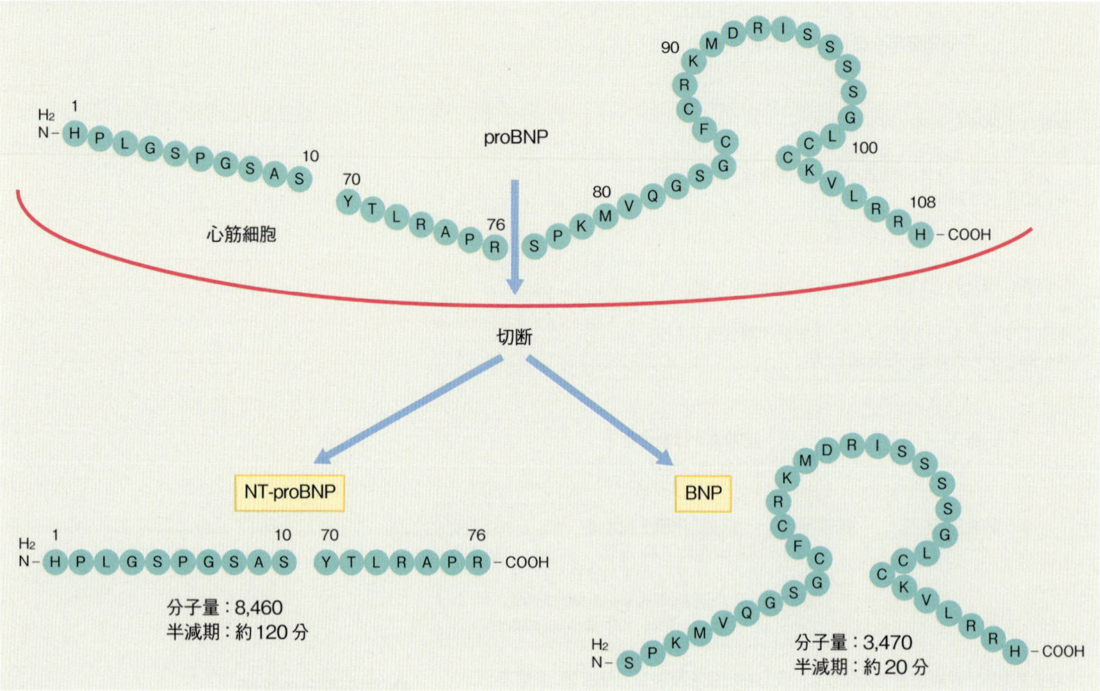

❷ BNP，NT-proBNPの分泌と半減期

❸ BNPとNT-proBNPの比較

	BNP	NT-proBNP
分子量	3,470	8,460
ホルモン活性	＋	－
交叉性	proBNP，BNP	proBNP，NT-proBNP
半減期	約20分	約120分
クリアランス	NPR-A，NPR-C，NEP，腎臓	腎臓
採血法	EDTA加血漿	血清/ヘパリン加/EDTA加血漿
添付文書記載基準値	≦18.4 pg/mL	≦55 pg/mL

泌量が同程度でも，eGFRの低下に伴い上昇する（❹）．

- さらに，心臓からの分泌量とeGFRが相関を認めなった患者群において，血中BNP濃度はeGFRと負の相関関係を認めた（❺）．

心不全診断や治療効果判定とBNP，NT-proBNP濃度

- BNP，NT-proBNP濃度が，心不全診断や重症度評価に有用なバイオマーカーである根拠の一つは，左室拡張末期圧（前負荷）と正相関し，侵襲的な検査をしなくても左室拡張末期圧高値（>12 mmHg）をある程度予測可能な点にある．実際にBNP濃度は左室拡張末期圧と相関が認められている（❻）[3]．
- 慢性心不全患者326名による検討では，左室拡張末期圧高値

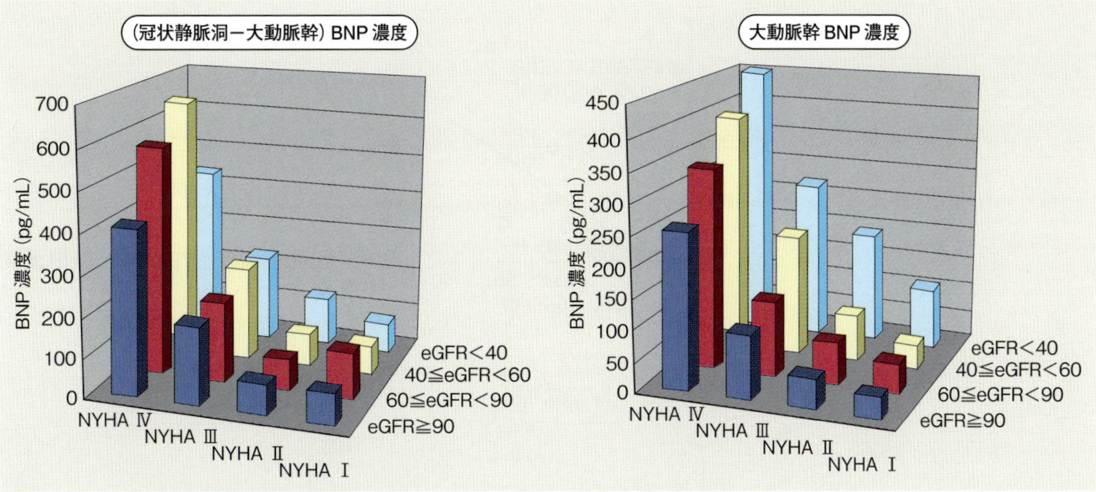

❹ NYHA心機能分類と腎機能（eGFR）がBNP分泌と濃度に及ぼす影響

心臓カテーテル検査時に冠状静脈洞と大動脈幹でBNPを測定.（冠状静脈洞と大動脈幹）BNP濃度較差は，心臓からのBNP分泌を反映するが，左図に示されたように対象患者では，NYHA心機能分類に伴いBNP分泌は増加するが，eGFRによる影響は受けていない．同じ対象患者で，右図に示されたように大動脈幹BNP濃度（末梢BNPに相当する）は，NYHA心機能分類のみならず，eGFRの低下に伴い上昇することが明らかである.

（Tsutamoto T, et al. *J Am Coll Cardiol* 2006[1] より）

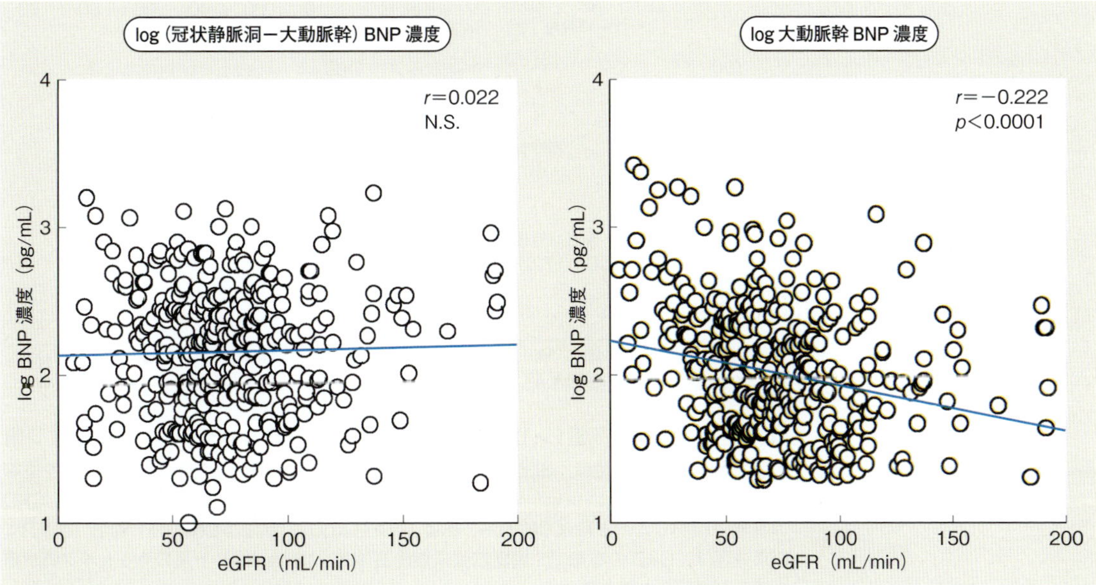

❺ 腎機能（eGFR）とBNP濃度の関係

心臓カテーテル検査時に冠状静脈洞と大動脈幹でBNPを測定.（冠状静脈洞と大動脈幹）BNP濃度較差は，心臓からのBNP分泌を反映するが，左図に示されたように対象患者では，eGFRとBNP分泌は有意な相関は認めない．同じ患者群において，右図のように大動脈幹BNP濃度（末梢BNPに相当する）は，eGFRと負の相関関係を認め，BNP濃度は腎機能の影響を受けることが明らかである.

（Tsutamoto T, et al. *J Am Coll Cardiol* 2006[1] より）

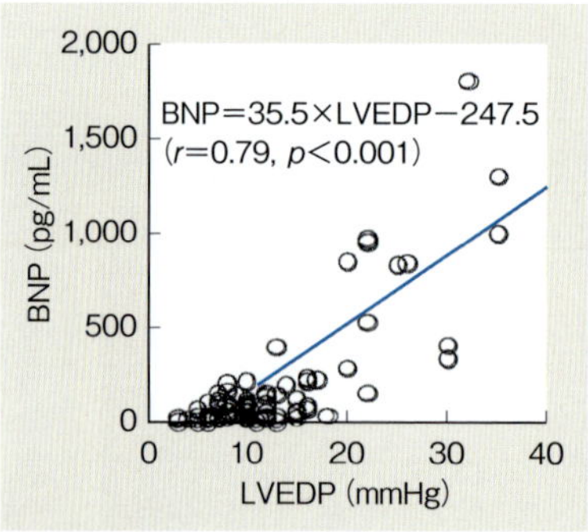

❻左室拡張末期圧（LVEDP）とBNP濃度の相関

（Maeda K, et al. *Am Heart J* 1998[3] より）

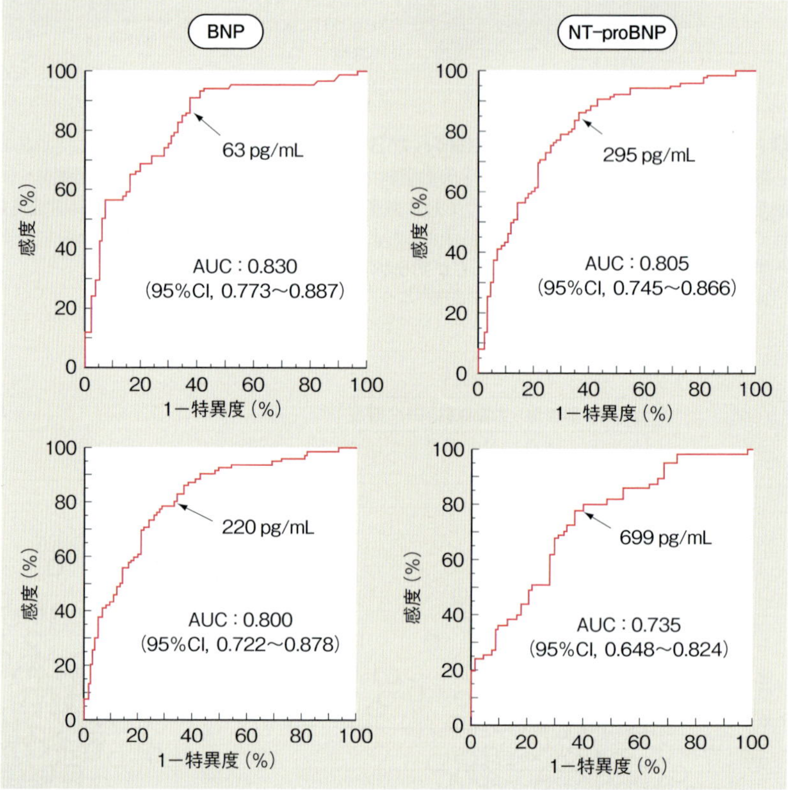

❼左室拡張末期圧高値（>12 mmHg）予測とBNP，NT-proBNP濃度カットオフ値

心臓カテーテル検査時に，左室拡張末期圧と同時にBNP，NT-proBNP濃度を測定．左室拡張末期圧高値（>12 mmHg）予測に対するBNP，NT-proBNP濃度のカットオフ値をCKDの有無で検討した．上段はCKD（−）患者（eGFR≧60），下段はCKD（＋）患者（eGFR<60）を示す．CKDの有無で，左室拡張末期圧高値（>12 mmHg）予測のカットオフ値が異なることが明らかである．

AUC：曲線下面積．

（>12 mmHg）を予測するBNP，NT-proBNP濃度のカットオフ値が，CKD合併の有無で異なることが示された．eGFR≧60 mL/min/1.73 m^2のCKD（−）患者においては，BNP，NT-proBNP濃度のカットオフ値はそれぞれ63 pg/mL，295 pg/mL，eGFR<60 mL/min/1.73 m^2のCKD（＋）患者においては，BNP，NT-proBNP濃度のカットオフ値は

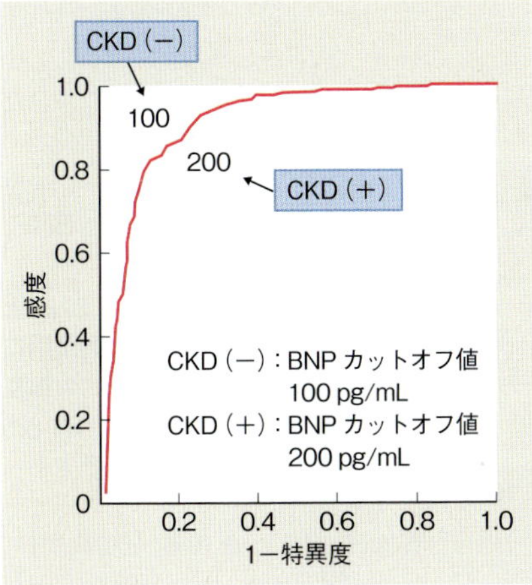

❽ 心不全(収縮不全)診断とBNP濃度：CKDの有無によるカットオフ値

アメリカを中心に，呼吸困難で救急外来を受診した18歳以上の患者1,586名（腎不全除外）において，BNP濃度を測定（迅速測定法）した結果．呼吸困難で受診した患者の最終診断は，BNP濃度を知らない2人の循環器専門医によりなされ，その結果47％が心不全（収縮機能低下による）と診断された．49％は心不全でないと診断された．この対象患者においてBNP濃度は，100 pg/mLをカットオフ値とすると感度90％，特異度74％で正診率は83.4％であった．同様な診断基準で，CKDを合併した患者の心不全診断のカットオフ値は200 pg/mLであった．

（Maisel AS, et al. *N Engl J Med* 2002[4]／McCullough PA, et al. *Am J Kidney Dis* 2003[5] より改変）

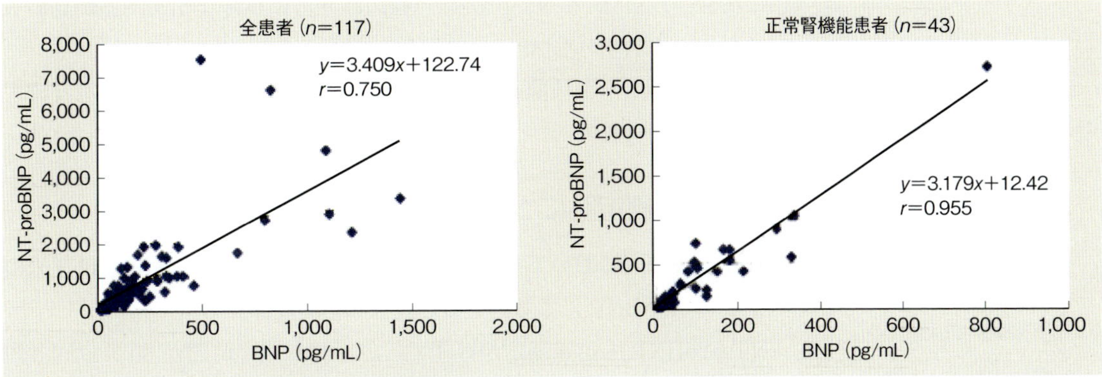

❾ BNPとNT-proBNPの相関関係：腎機能の影響

外来患者連続117名でBNPとNT-proBNPの相関を調べたところ，eGFR≧90（正常）の患者においては良好な相関関係が得られたが，全体では相関関係を認めるものの，eGFR<90の患者においては，NT-proBNPが相対的に高値を示す例が認められた．NT-proBNPのほうがBNPより腎機能の影響を受けやすい可能性が考えられる．

それぞれ220 pg/mL，699 pg/mLと上方に設定する必要が示唆された[1,2]（❼）．

- 呼吸困難を主訴として救急外来を受診した患者（腎不全除外）の心不全診断のカットオフ値は，100 pg/mLと報告されているが[4]，この報告は[1,2]，腎機能障害を伴う場合にeGFRが60 mL/min/1.73 m^2未満の患者においては，心不全診断におけるBNPのカットオッフ値を100 pg/mLから200 pg/mL前後に上方修正すべきとの報告を支持している[5]（❽）．
- 当院（滋賀医科大学附属病院）循環器内科を受診した患者のうち，腎機能，血漿BNPならびにNT-proBNPを測定した117例を対象に，BNPとNT-proBNPの相関性を確認した（❾）．
- BNP値に対してNT-proBNP値は約3.5倍の値を示し，有意な相関関係が認められた（$y=3.409x+112.74$，$r=0.750$）．117例のうち正常腎機能患者（eGFRが90 mL/min/1.73 m^2以上の患者）43例を対象とし

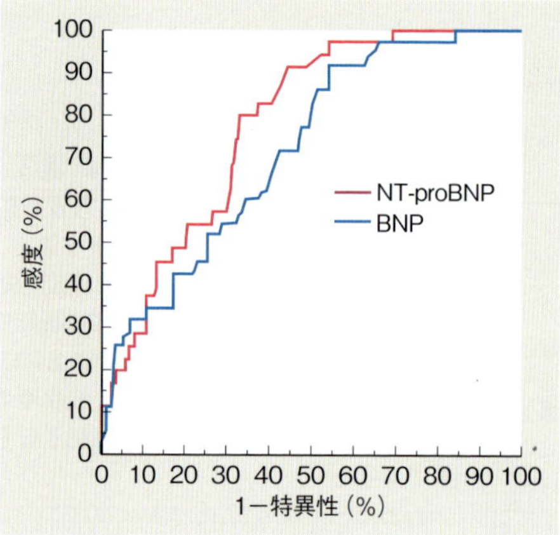

⑩ 慢性心不全患者の予後とBNP, NT-proBNP濃度

心不全予後とROC曲線からBNPとNT-proBNPを比較すると，両群間に統計的差異は認めなかった．この報告では，Coxの多変量解析ではNT-proBNPが独立した予後規定因子であった．

(Tsutamoto T, et al. *Circ J* 2007[7] より)

た場合，BNP値とNT-proBNP値には非常に良好な相関関係が認められた（$y=3.179x+12.42$, $r=0.955$）．

- このことから，腎機能がBNPとNT-proBNPの相関性に影響を及ぼすことが考えられる．

BNP迅速測定系について

- 最近，わが国においてもBNP迅速測定が可能になり，測定値は従来のシオノリアBNPによる測定値と良好な相関関係がある．
- NT-proBNPも迅速測定が可能で，いずれも測定時間が30分以内と短くなり，救急外来においてのみならず，心不全診断-重症度-予後-治療効果を評価するうえで，日常診療でも有用と考えられる（❸）．
- 実際に，スイスにおいて呼吸困難で救急外来を受診した患者452名において，BNP濃度を迅速測定した225名と，従来の方法での診療227名を比較した結果が報告された．その結果，BNP濃度迅速測定群において，入院率の減少（75％対85％，$p=0.008$），ICU入室率の減少（15％対24％，$p=0.01$），入院日数の減少（8日対11日，$p=0.001$），医療費の削減を認めた．

心不全予後予測とBNP，NT-proBNP濃度

- 慢性心不全患者（左室駆出率低下）において，治療前後（入院時と退院時）で種々の神経体液性因子測定と予後の関係について検討した結果，治療後の血漿BNP濃度が予後および心事故発生の予測因子として有用であり，そのカットオフ値は240 pg/mLであった[6]．
- 同様に，慢性心不全患者（左室駆出率低下）において，入院安定期に測定したNT-proBNP濃度と予後との関係を検討すると，そのカットオフ値は623 pg/mLであった（⑩）[7]．
- 心不全の予後予測のバイオマーカーとして，BNP，NT-proBNP濃度を

比較した研究の結果では，ほぼ同等であるとの報告が多いが，心機能のみならず腎機能異常，貧血，左室心筋重量なども反映することが，単一のバイオマーカーの値が心不全のみならず，生活習慣病患者や一般大衆においても，心事故予測因子として有用である理由であると考えられる．

- ナトリウム利尿ペプチドは，心腎保護的作用を有するが，臨床的に血中濃度の高い患者の予後が不良であることは，心不全の重症度を鋭敏に反映していることのほかに，内因性ナトリウム利尿ペプチド生理活性の減弱（受容体のダウンレギュレーションの可能性）が考えられる[8)]．この観点からすると，生理活性のあるBNP測定のほうが，NT-proBNPより心不全の病態生理を理解しやすい．

おわりに

- BNP，NT-proBNP濃度の有用性について心不全を中心に述べたが，心電図，胸部X線検査，心エコー検査などの従来の循環器疾患の診断法や評価法を補充するものであり，併用することで病態の理解がさらに明らかになると考えられ，適切な測定と評価は日常診療に役立つことが期待される．

（蔦本尚慶）

文献

1）Tsutamoto T, et al. Relationship between renal function and plasma brain natriuretic peptide in patients with heart failure. *J Am Coll Cardiol* 2006; 47: 582-586.

2）Tsutamoto T, et al. Direct comparison of transcardiac difference between brain natriuretic peptide (BNP) and N-terminal pro-BNP in patients with chronic heart failure. *Eur J Heart Fail* 2007; 9: 667-673.

3）Maeda K, et al. Plasma brain natriuretic peptide as a biochemical marker of high left ventricular end-diastolic pressure in patients with symptomatic left ventricular dysfunction. *Am Heart J* 1998; 135: 825-832.

4）Maisel AS, et al. Rapid measurement of B-type natriuretic peptide in the emergency diagnosis of heart failure. *N Engl J Med* 2002; 347: 161-167.

5）McCullough PA, et al. B-type natriuretic peptide and renal function in the diagnosis of heart failure: An analysis from the Breathing Not Properly Multinational Study. *Am J Kidney Dis* 2003; 41: 571-579.

6）Maeda K, et al. Plasma brain natriuretic peptide as a biochemical marker of high left ventricular end-diastolic pressure in patients with symptomatic left ventricular dysfunction. *Am Heart J* 1998; 135: 825-832.

7）Tsutamoto T, et al. Direct comparison of transcardiac increase in brain natriuretic peptide (BNP) and N-terminal proBNP and prognosis in patients with chronic heart failure. *Circ J* 2007; 71: 1873-1878.

8）Tsutamoto T, et al. Attenuation of compensation of endogenous cardiac natriuretic peptide system in chronic heart failure: Prognostic role of plasma brain natriuretic peptide concentration in patients with chronic symptomatic left ventricular dysfunction. *Circulation* 1997; 96: 509-516.

Mini Lecture

アドレノメデュリン

アドレノメデュリンの構造と作用

アドレノメデュリン（adrenomedullin：AM）は，ヒト褐色細胞腫組織から発見された，C末端がアミド構造を有する強力な降圧効果を有する生理活性ペプチドである[1]．AMは副腎髄質や心血管組織を含む幅広い臓器や組織において生合成・分泌されており，降圧作用以外にも，利尿作用，アルドステロン分泌抑制作用，臓器保護作用などの多彩な生物活性を発揮することが示されている．

AMの前駆体からは，AMとともに，C末端がArgアミド構造を有したAMとは別の生理活性ペプチドが生合成されることが明らかとなっており，このペプチドはproadrenomedullin N-terminal 20 peptide（PAMP）と命名されている（❶）[2]．両ペプチドとも，C末端にGlyが付加した中間型のペプチド（AM-Gly，PAMP-Gly）が生合成され，アミド化酵素により強力な降圧活性を有する成熟型ペプチドになる．

AMは血中でも循環しているが，興味深いことに，血中を循環しているAM免疫活性は，大部分が中間型のAM-Glyであり，成熟型ペプチドのmature AM（mAM）濃度は低く，AM-GlyとmAMの両者を併せたものをtotal AM（tAM）としている[3]．

アドレノメデュリンの血中濃度

血中AMは循環器疾患をはじめ，多くの疾患で血中濃度の増加することが示されている（❷）．AMは全身の組織で広く生合成・分泌されており，さらにその産生部位と結合部位が近似していることから，AMは局所ホルモンとして作用している可能性が高い．そのため，AMの血中濃度は，組織での産生，分泌，受容体への結合，代謝などの相互関係に依存していると考えられる．末梢静脈血でのAM濃度は，末梢循環におけるAM分泌の増加，さらには局所での濃度上昇を

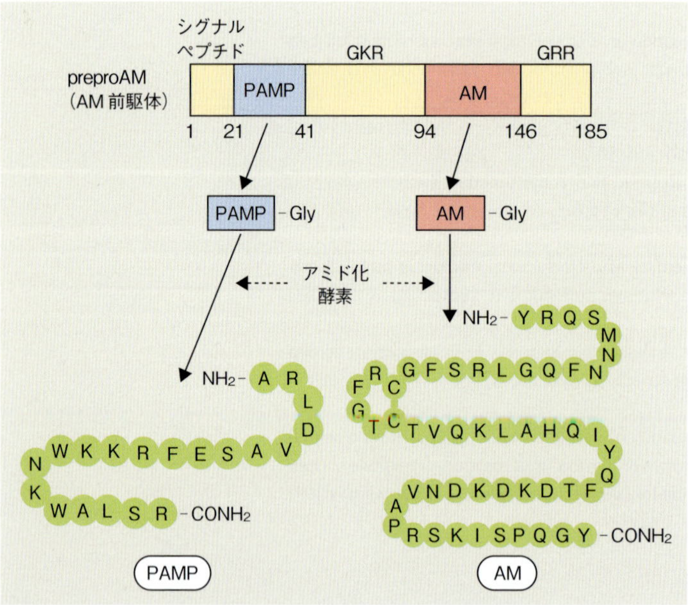

❶ヒトAM前駆体の構造と生合成機構およびAMとPAMPの構造

アドレノメデュリン（AM）前駆体からはAM以外に，proadrenomedullin N-terminal 20 peptide（PAMP）が別の生理活性ペプチドとして生合成される．両ペプチドともC末端にGlyが付加した中間体が生合成され，アミド化酵素により成熟型ペプチドとなる．両ペプチドとも降圧作用を示すペプチドであるが，それらの作用機序は異なっている．

（北村和雄．日本臨牀増刊号2006[2]より改変）

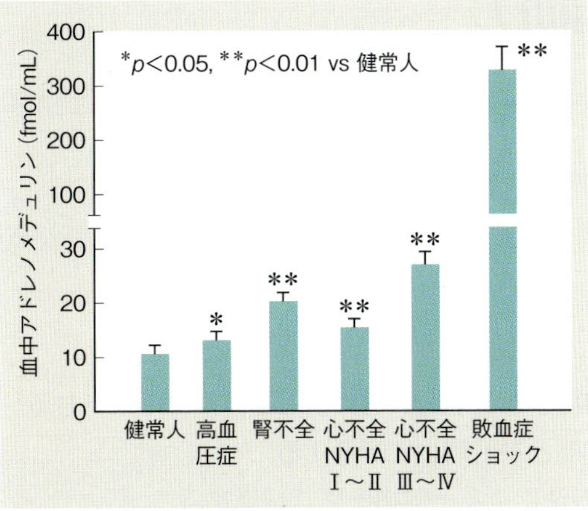

❷各種疾患患者の血中アドレノメデュリン
(北村和雄ほか．日本臨牀増刊号2005[3]より)

反映していると考えられる．

血中AM濃度は，高血圧・動脈硬化症性疾患，心不全，腎不全，炎症性疾患の重症度に従い増加していることが明らかにされている[3]．血中AM濃度は，これらの疾患の重症度や予後に関連するものと考えられる．さらに，一般住民では血中AM濃度が高い患者から，有意に高血圧発症が高いことが示され，AM濃度が高血圧をはじめとする循環器疾患発症の予後予測因子となる可能性も示されている．また，敗血症性ショックでは血中AM濃度が著増しており，診断学的意義があるものと思われる．

慢性腎不全患者においては，原疾患のいかんにかかわらず，血中AM濃度が高値であり，腎機能の低下に伴って血中AM濃度が上昇することが明らかになっている[3]．多くのペプチドホルモンは腎臓で代謝を受けることから，腎不全患者の血中AM濃度の上昇は，クリアランスの低下によるものである可能性は否定できない．しかし，腎動脈と腎静脈間の血中AM濃度には差がなく，かつ血圧の上昇や体液量の増加に反応して血中AM濃度が上昇する可能性も示されており，慢性腎不全患者においても，さまざまな因子が血中AM濃度の上昇に関与していると考えられる．

アドレノメデュリンの尿中排泄量

一方，AMは尿中にも存在しており，腎不全・腎疾患ではtAM，mAMともに減少していることが報告されている．尿中AM排泄量は，腎臓におけるAM産生量を反映している可能性もあり，腎不全・腎疾患では，腎でのAM産生が低下している可能性が示唆される．さらに，腎機能低下を伴わない慢性糸球体腎炎患者でも，尿中のAM排泄量が低下している．尿中AM排泄量減少が腎組織障害の重症度と正相関を示すので，糸球体腎炎に伴う腎臓でのAM産生の低下により，尿中AM濃度が低下しているのかもしれない．

以上のように，AMは血中・尿中で測定可能であり，腎疾患や循環器疾患の重症度や病態において変化していることから，心腎関連疾患の新たなバイオマーカーとしての可能性が示唆される．

(北村和雄)

◉文献

1) 加藤丈司ほか．アドレノメデュリンの基礎と新たな可能性．循環器科 2008；64：448-455.
2) 北村和雄．アドレノメデュリン．日本臨牀増刊号（分子腎臓病学：分子生物学的アプローチと分子病態生理学）2006；64：217-221.
3) 北村和雄，江藤胤尚．アドレノメデュリン．日本臨牀増刊号（広範囲血液・尿化学検査，免疫学的検査：その数値をどう読むか）2005；63：592-594.

心エコー（心機能評価）

Point

- 心エコー・ドプラ法は，CKD 患者における心臓の構造と機能の評価に最も重要なツールである．
- “性能” としての心機能と，“状態” としての血行動態とを区別して評価する．
- 左室収縮機能は駆出率で，拍出状態はパルスドプラ法による一回拍出量で評価する．
- 左室流入血流を基本として，肺静脈血流，拡張早期僧帽弁輪運動速度などを用いて，左室拡張機能と充満圧を評価する．
- 下大静脈径は，中心静脈圧ひいては循環血液量を反映する．

CKD 患者における心エコー検査の意義

- 腎機能障害は，高血圧や糖尿病などの既知の因子とは独立した心血管病の危険因子である．
- CKD 患者には高頻度に心血管病変を認め，死亡原因としても心血管イベントが重大な位置を占めている．
- 心機能に影響を及ぼす因子には，容量負荷，高血圧，貧血，動静脈シャントをはじめとする血行動態因子，レニン・アンジオテンシン系，副甲状腺ホルモンなどの体液性因子，尿毒素などの有毒因子や血管病変，代謝性因子がある．
- これらが複合的に作用して，左室拡大，左室肥大，弁変性などをきたし，左室拡張障害，収縮障害を経て，うっ血性心不全に至る．
- 心エコー・ドプラ法（❶）は，CKD 患者における心臓の構造と機能の評価に最も重要なツールであり，心血管合併症を有する場合には，定期的な検査の施行が適切な治療のために不可欠である[1]．

心機能と血行動態

Memo
心機能評価では左室と右室の収縮機能と拡張機能を評価し，血行動態評価では左室充満圧，肺動脈圧，中心静脈圧の推定と心拍出量の評価を行う．

心機能と血行動態とを区別して考える

- “性能” としての心機能と，“状態” としての血行動態とを区別する（❷）．
- 心機能は，比較的変化しにくい心臓固有の特性を表す．
- 一方，血行動態は，その時々の循環血液量や血圧などにより変化し，そ

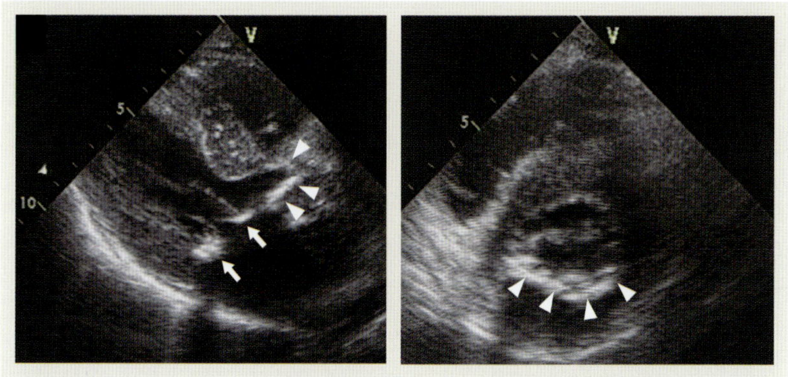

❶石灰化による大動脈弁・僧帽弁狭窄を呈した透析患者の心エコー図
傍胸骨左室長軸像（左）で，僧帽弁は弁輪から弁腹にかけて石灰化をきたし（矢印），弁尖の先端のみが開放している．大動脈弁は弁尖全体に石灰化が及び（矢頭），高度の大動脈弁狭窄をきたしている．左室短軸像（右）で，僧帽弁の後方弁輪に高度の石灰化を認める（矢頭）．本症例では，著明な左室肥大による左室拡張障害と左室充満圧上昇の所見を認めた．

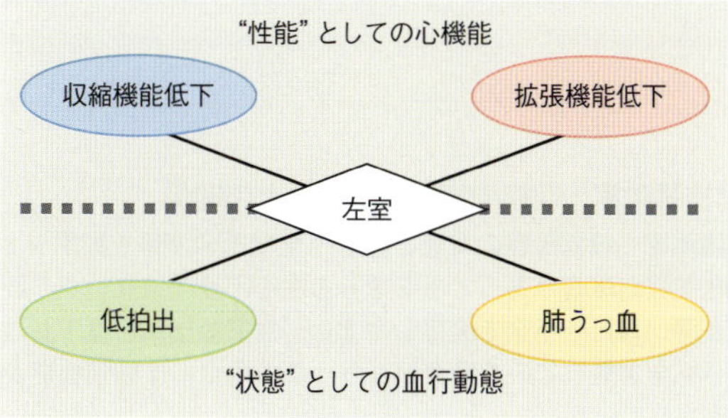

❷心機能と血行動態
左室拡張機能と左室充満圧，左室収縮機能と左室拍出量との間には密接な関連があるが，心臓固有の性能としての心機能と，条件によって変化し，その時々の循環の状態を表す血行動態とは異なるものとしてとらえるべきである．

の時点での循環の状態を表す．

左室機能と左心不全との関係

- "性能" としての左室機能と，"状態" としての左心不全の有無とは異なる．
- 左心不全とは，以下の状態である．
  ① 心臓が組織の需要に見合うだけの血液量を駆出できない．
  ② 十分な血液量を駆出するために，心室充満圧（平均左房圧）が上昇している．
- 臨床では，左室充満圧と心拍出量を用いて左室の血行動態を判断し，左心不全を評価する（COLUMN 参照）．
- 左室収縮障害があっても必ずしも左心不全状態ではなく，左室駆出率の低下で定義される収縮障害がなくても心不全を呈する場合がある（❸）．
- ただし，収縮機能が悪いほど心不全を発症しやすい．
- 左室駆出率が保たれているにもかかわらず，左心不全を呈する場合には，拡張機能は必ず障害されていると考えられている．

COLUMN 左室充満圧－心拍出量関係

左室充満圧-心拍出量関係，いわゆる“心機能曲線”は，左室機能が低下すると下方にシフトする．左室機能が低下すると，正常の位置（1A）から下方にシフトするが，代償性に左室充満圧が上昇し，心拍出量はほぼ正常に保たれる（1B）．すなわち，本文中の左心不全の②の状態である．左室機能がさらに悪化し，曲線が下方にシフトすると，低拍出状態となる（1C）．すなわち，左心不全の①の状態である．

左室充満圧-心拍出量関係の下方シフトは，左室収縮性（contractility）の低下のみならず，徐脈や後負荷増大（血圧上昇など）によっても引き起こされる．また，スティフネスの高い（硬い）左室では，同じ前負荷（左室容積）を得るための充満圧が上昇し，結果的に曲線は下方シフトする．

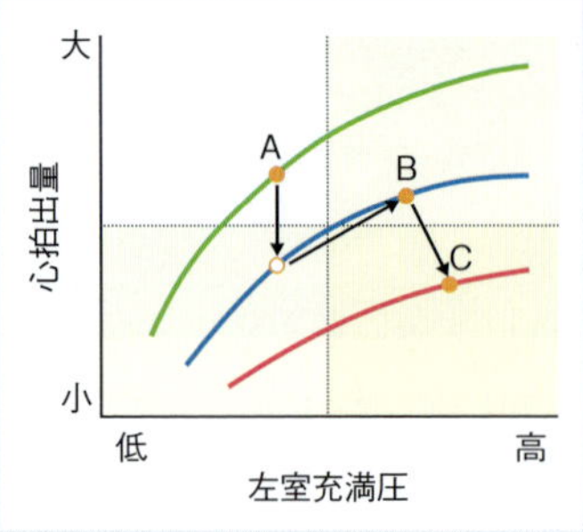

1 左室充満圧-心拍出量関係
心機能曲線は左室機能が低下すると正常（A）から下方にシフトする（B, C）．

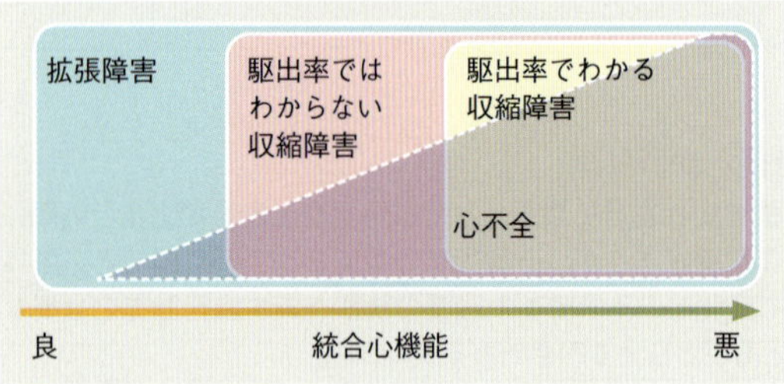

3 左室拡張障害・収縮障害と左心不全との関係
左室拡張障害・収縮障害の有無と左心不全状態の関係を表すシェーマ．左室収縮障害があっても必ずしも左心不全ではないが，収縮機能が悪いほど心不全を発症しやすい．左室駆出率の低下がなくても心不全を呈している場合があり，この場合には拡張機能が必ず障害されている．

- 最近では，心不全をきたす心臓では，左室駆出率が低下していなくても，拡張機能と連動して収縮機能も低下していることが多いと考えられている．

左室収縮機能と心拍出量の評価

左室の大きさと収縮機能の評価

- 左室の収縮性が低下し収縮末期容積が増大すると，一回拍出量，ひいては心拍出量が減少し，末梢循環障害に陥る．このため，循環血液量を増加させ左室充満圧を増大させて拡張末期容積（左室の前負荷）を増し，一回拍出量を保とうとする Frank-Starling 機序が働く．
- このように，左室収縮性が低下すると左室は大きさを増す．
- 左室の径は，M モード法（4）あるいは断層法（5）で計測する．
- 最も簡単な左室収縮機能の指標である左室内径短縮率（fractional shortening：FS）は，左室拡張末期径（LVDd）と左室収縮末期径（LVDs）から次式で求められる．

Key word
Frank-Starling 機序
前負荷としての心筋初期長（収縮する前の長さ）が増加すると，発生張力が増大する現象．左室では，前負荷である拡張末期容積が増大すると心拍出量が増加する．したがって，左室充満圧-心拍出量関係は右上がりの曲線となる．

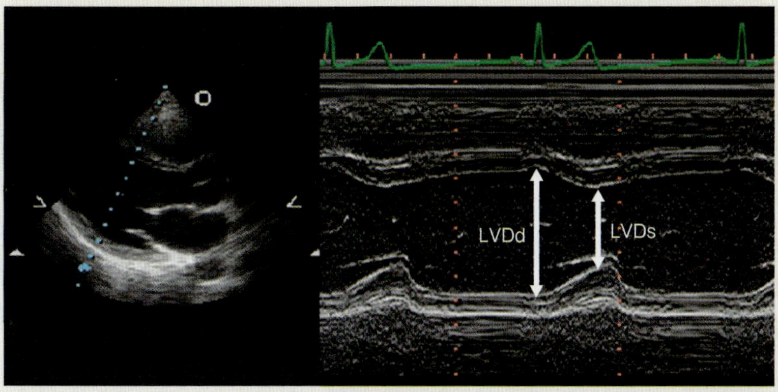

❹ Mモード法による左室径の計測
LVDd：左室拡張末期径，LVDs：左室収縮末期径．

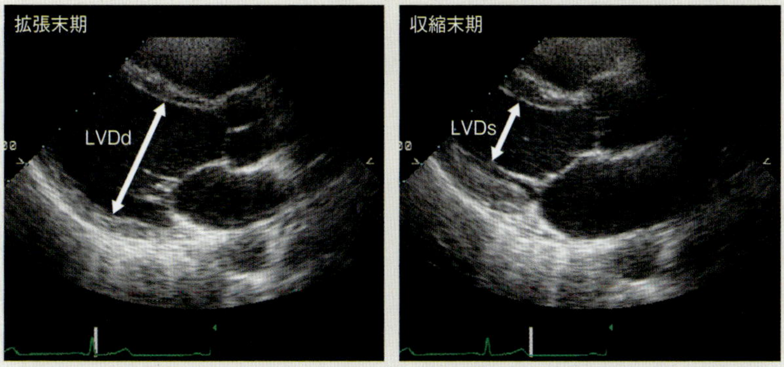

❺ 断層心エコー法による左室径の計測
傍胸骨左室長軸像で左室拡張末期径（LVDd）と左室収縮末期径（LVDs）を計測する．

$$FS = \frac{LVDd - LVDs}{LVDd} \times 100\ (\%)$$

- 左室の容積は2断面ディスク法により計測する（❻）．
- 左室駆出率（left ventricular ejection fraction：LVEF）は，左室拡張末期容積（LVEDV）と収縮末期容積（LVESV）から次式で求められる．

$$LVEF = \frac{LVEDV - LVESV}{LVEDV} \times 100\ (\%)$$

- LVEFは左室固有の収縮機能（収縮性）を必ずしも反映せず，左室前負荷・後負荷の影響を受けて若干変化する．左室収縮機能の現実的な代理指標と考えられる．

心拍出量の評価

- 左室の一回拍出量は，パルスドプラ法による左室駆出血流の速度時間積分値と，流出路断面積との積として求めることができる（❼）．

Memo

壁運動が収縮性と乖離する場合（1）

高度の僧帽弁逆流が存在する場合，駆出期に低圧系の左房に血液が逆流することで左室後負荷が低下し，壁運動が過大となる．収縮性が低下していても，見かけ上の壁運動は比較的保たれる．

壁運動が収縮性と乖離する場合（2）

異常な血圧上昇や高度の大動脈弁狭窄症で左室収縮期圧が上昇すると，見かけ上の収縮と一回拍出量が低下する後負荷不適合（afterload mismatch）が生じる．左室収縮期圧が上昇すると，左室圧−容積ループは右上方にシフトする．収縮末期圧−容積関係の傾き E_{es}（収縮性の指標）は不変であっても，拡張末期容積の増大に伴ってスティフネスが増し，左室容積の増加が限界に達し一回拍出量は減少する．このため，収縮性が低下していなくても壁運動は悪化するが，圧上昇が解除されれば回復する．

Memo

その他の左室収縮機能評価法として，僧帽弁逆流の速度波形を用いたmax dP/dtの推定がある．等容収縮期の逆流量は少なく，逆流速波形が左室圧を反映すると考え，連続波ドプラ法による逆流速波形の立ち上がりの2点（通常は1 m/secと3 m/secの2点）の圧較差を，2点の時間差で除してmax dP/dtを推定する．

Memo

パルスドプラ法を用いて求める駆出血流の速度時間積分値は，1心拍で流出路を通過する血液柱の長さに相当する．この柱を円柱と仮定して断面積を掛け合わせると，柱の体積（一回拍出量）が算出できる．

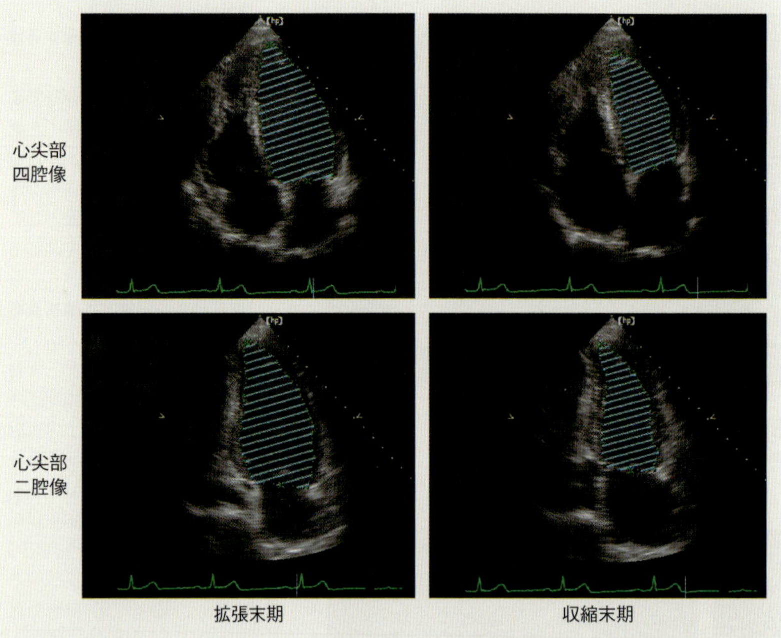

❻ 2 断面ディスク法による左室容積の計測

心尖部四腔像および二腔像の2断面で心内膜面を用手トレースし，左室容積を左室長軸に対して垂直な20枚の楕円形ディスクの容積の総和として求める．正しい左室容積の計測を行うためには，真の心尖部を含む像を描出することが重要である．組織ハーモニックイメージングや経静脈性超音波造影剤を用いた左室腔造影の活用が内膜面の明瞭な描出に役立つ．

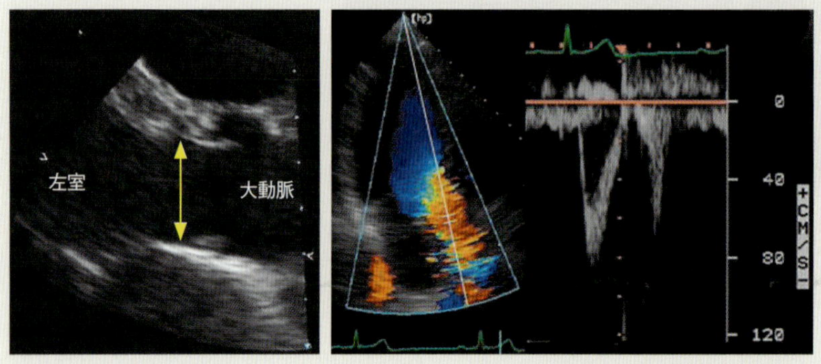

❼ 左室駆出血流を用いた一回拍出量の計測

拡大表示した傍胸骨長軸像で駆出期の左室流出路径を計測し（左，矢印），円形と仮定して流出路断面積を算出する．パルスドプラ法を用いて，大動脈弁接合部から5 mm 程度心尖部寄りの左室流出路における駆出血流速波形を記録する（右）．駆出血流の速度時間積分値 [cm] と流出路断面積 [cm^2] の積が一回拍出量 [mL] となる．

- 一回拍出量は左室固有の収縮性以外に，前負荷，後負荷の影響を受けて大きく変化する．
- 左室固有の収縮性が低下しても，前負荷（拡張末期容積）の増大で拍出量を保つ Frank-Starling 機序により代償されているかぎり，一回拍出量は低下しない．
- “性能” としての収縮機能は低下していても，“状態” としての拍出量は保たれている段階である．
- ところが，このとき LVEF はすでに低下しており，駆出率は，より “性能” に近い指標といえる．

左室拡張機能と充満圧の評価

- 左室拡張機能は，左室圧の下降特性に関連する弛緩能と，流入開始後の左室のスティフネス（硬さ）とに分けられる．

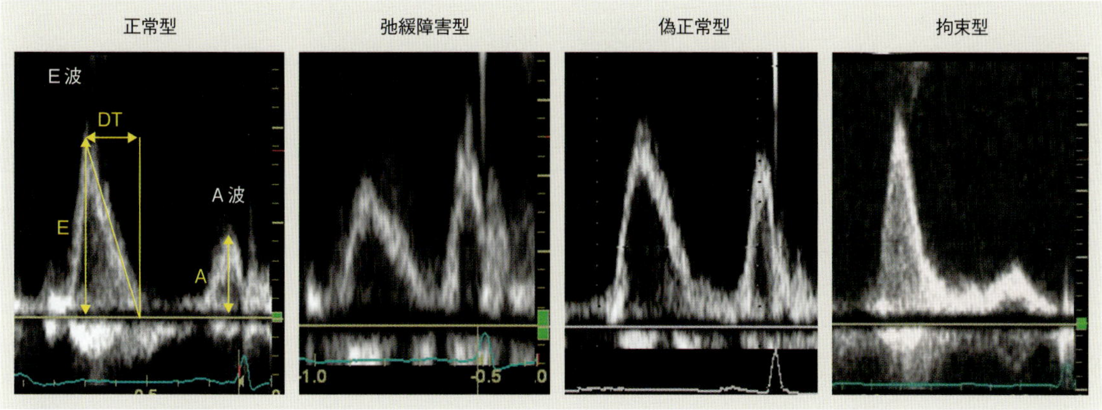

❽ 左室流入血流速波形
心尖部アプローチの長軸像または四腔像で，パルスドプラ法により僧帽弁の接合部における血流速波形を描出する．
E：拡張早期波（E 波）のピーク流速，A：心房収縮期波（A 波）のピーク流速，DT：E 波の減速時間．

- このような左室拡張機能の障害に，左室充満圧が上昇する左心不全状態を伴って拡張不全が完成する．
- 心エコー法により，左室拡張機能と左心不全とを明瞭に区別して評価することは容易でない場合が多いが，概念としてこれらを区別して解釈することは重要である．

左室流入血流速波形

- 左室拡張機能評価の基本は，パルスドプラ法による僧帽弁口での左室流入血流速波形の分析である[2,3]．
- 拡張早期成分（E 波）と心房収縮期成分（A 波）のピーク流速の比（E/A）および E 波の減速時間（DT）を計測する（❽）．
  ① 正常型：E 波が A 波より高く，DT が延長も短縮もしていない．
  ② 弛緩障害型：拡張早期の左室圧低下が緩やかになり，左房-左室圧較差が低下し左室流入が緩慢となるため，E 波が減高し DT が延長する．心房収縮前の左房容積は増大し，A 波が増高し E/A＜1 となる．
  ③ 偽正常型：拡張障害が進行すると拡張早期の左房圧が上昇し，左房-左室圧較差が増大するために，E 波は増高し E/A が偽正常化する．また，左室スティフネスの増大のため拡張早期の左室圧は急速に上昇し，流入血流が速やかに減速することを反映して，DT も正常化する．
  ④ 拘束型：さらに拡張機能が悪化すると，左房圧が著明に上昇し，E 波はさらに増高し，スティフネスが著しく増大するため，DT はさらに短縮する．
- E 波高や E/A は，拡張能と左室充満圧の両方を反映するために，二相性に変化する（❾）．DT も同様に二相性に変化する．

Key word
左室充満圧
正しくは拡張期左房-左室圧較差を指すが，平均左房圧でもよい．臨床的には，肺動脈楔入圧や左室拡張末期圧などを用いることが多い．しかし，スティフネスの上昇した左室では，左室拡張末期圧は平均左房圧を凌駕し，平均左室拡張期圧や心房収縮直前の左室圧が平均左房圧に近似する．

Memo
駆出率が保たれている症例に限ると，E/A や DT は左室充満圧を反映しない．また，弛緩障害型であっても，充満圧が上昇していることがある．そこで，その他の指標による左室充満圧の推定が必要となる．

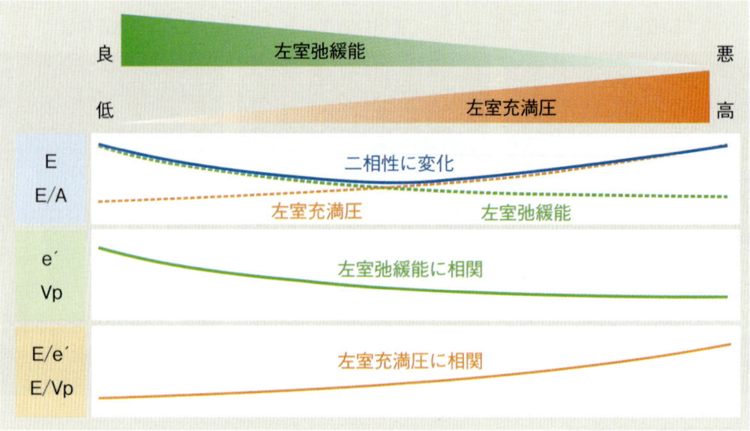

❾ 左室弛緩能・充満圧と心エコー指標との関係

左から右に向かって左室弛緩能が悪化し左室充満圧が上昇すると，弛緩能と充満圧の両方の影響を受ける左室流入血流速波形のEやE/Aは二相性に変化する．e′やVpは弛緩能を反映するため，Eをこれらで除したE/e′やE/Vpは左室充満圧を反映することになる．

- 収縮不全心には必ず拡張障害が伴うので，流入パターンは弛緩障害型～偽正常型～拘束型に限られる．このような対象では，E/AやDTは左室充満圧と相関し，拘束型パターンが予後不良と強く関連する．

肺静脈血流速波形

- 左室流入血流が正常型～弛緩障害型の症例では，肺静脈血流速波形の収縮期波（S波）は拡張期波（D波）よりも高い．
- 平均左房圧が上昇した状況では，収縮期後半に左房圧が急激に上昇し，肺静脈の圧を凌駕するためにS波は減高し，D波は左室流入血流E波と同様に増高する（❿）．
- S/D<1をもって左室流入血流の偽正常型を鑑別するが，正常でS/D<1となることもある．

拡張早期僧帽弁輪運動速度（e′）

- 組織ドプラ法による僧帽弁輪運動速度の計測は，簡便ゆえに広く受け入れられている．心尖部四腔断面で僧帽弁輪の中隔側あるいは側壁側の運動速度を描出し，拡張早期波高（e′）を計測する（⓫）．
- e′は左室弛緩能の侵襲的指標である時定数τと相関し，血流波形のEのような偽正常化をきたしにくい．E/e′は左室充満圧と相関し[4]（❾, ⓫），予後と関連する．
- 臨床における幅広い対象では，E/e′と左室充満圧との相関は緩く，両者が乖離する例もしばしばみられる．

Memo

一連の拡張不全の進行過程で，左室充満圧（平均左房圧）が上昇して左心不全に至る前段階として，平均左房圧は高くないが左室拡張末期圧が上昇する時期がある．このとき，肺静脈血流の逆行性心房収縮期波（AR）の持続時間（ARd）は，左室流入血流のA波の持続時間（Ad）よりも長くなる（❿）．（ARd−Ad）>0～30 msecで拡張末期圧の上昇が示唆される．ただし，ARdの計測に耐える肺静脈血流を記録できる症例はやや限られる．

Key word

E/e′

左室流入血流のE波高を拡張早期僧帽弁輪運動速度（e′）で除したもので，左室充満圧の指標．e′は「イー・プライム」，E/e′は「イー・オーバー・イー・プライム」と読む．

Memo

e′は計測部位によって正常値が異なることに注意が必要である．60歳以上での正常値は中隔側で10.4±2.1 cm/sec，側壁側で12.9±3.5 cm/secである（アメリカ心エコー図学会〈ASE〉の拡張機能評価に関するガイドライン2009年版）．したがって，E/e′は側壁側のe′を用いた場合に，中隔側よりも小さい値となる．

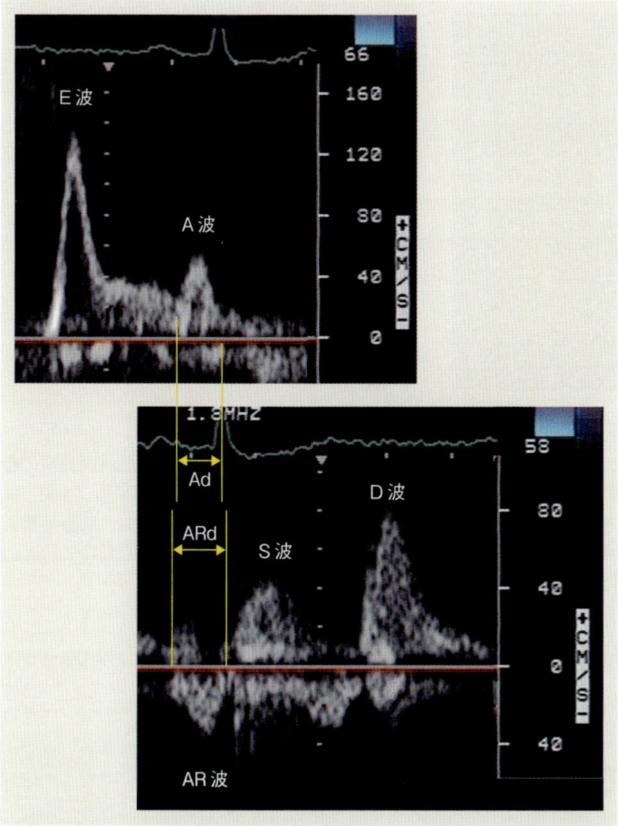

⑩ 肺静脈血流速波形

心尖部四腔断面カラードプラ像で心房中隔に平行に走行する右上肺静脈の血流シグナルを描出し，左房入口部から1～2cmの肺静脈内の血流速波形を記録する（下段）．収縮期順行波（S波），拡張期順行波（D波）と心房収縮期逆行波（AR波）の成分から成る．各成分の波高とD波の減速時間を計測する．僧帽弁における左室流入血流（上段）のA波の持続時間（Ad）は通常はAR波の持続時間（ARd）よりも長く，AdよりもARdが長い場合には，拡張末期圧の異常な上昇が示唆される．

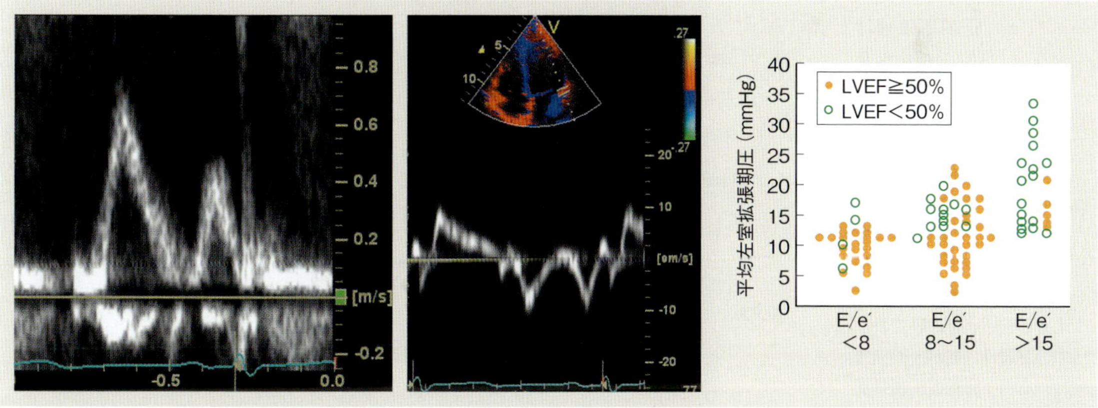

⑪ E/e′の計測と平均左室拡張期圧との関係

パルスドプラ法で左室流入血流速波形のE波高（E）を計測する（左）．次に，組織ドプラ法で心尖部四腔断面上の僧帽弁輪運動速度の拡張早期波高（e′）を求める（中央）．これらの比（E/e′）は左室充満圧とある程度相関する（右）．

○は左室駆出率（LVEF）50％未満の症例で，●は50％以上の症例．ここでは，心尖四腔像の中隔側で計測したe′を用いている．

（右のグラフはOmmen SR, et al. *Circulation* 2000[4] より）

左室流入血流伝播速度（Vp）

- カラーMモード法を用いて，拡張早期左室流入血流の心尖方向への伝播速度を計測する左室流入血流伝播速度（Vp）（⑫）は，偽正常化をきた

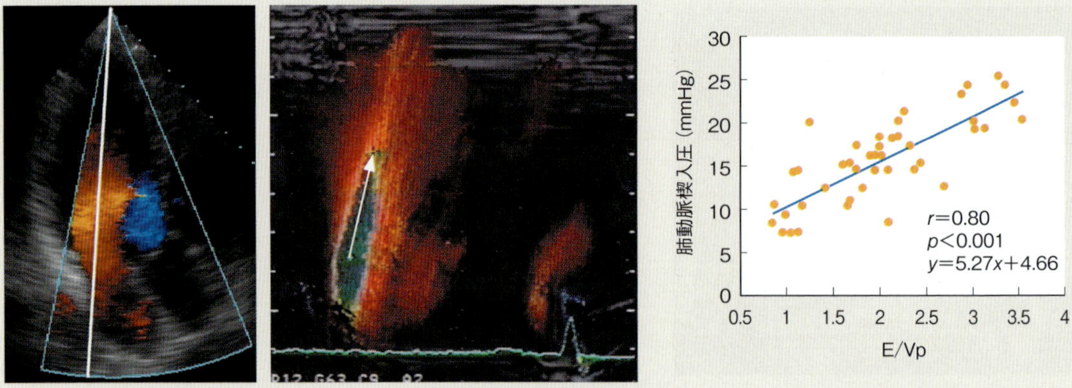

⑫ 左室流入血流伝播速度の計測とE/Vpと肺動脈楔入圧の関係

心尖部長軸像で流入血流の方向にカーソルを合わせ（左），カラーMモード法を用いて心基部から心尖部に向かう血流速分布の経時的変化を表示する（中央）．カラーベースラインシフトを利用して折り返し領域を表示し，拡張早期の傾きを計測する（中央，矢印）．このようにして求めた左室流入血流伝播速度（Vp）で左室流入血流速波形のE波高（E）を除したE/Vpの値は，肺動脈楔入圧と相関する（右）．

（右のグラフはGarcia MJ, et al. *J Am Coll Cardiol* 1997[5] より）

Key word

左室流入血流伝播速度

左室弛緩能が低下するにつれて，拡張早期左室流入血流の心尖方向への伝播速度が低下することを利用した拡張能指標．Vpまたはflow propagation velocity（FPV）とも呼ばれる．正常下限値は45 cm/sec程度．

Memo

三尖弁逆流速波形から収縮期右室-右房圧較差を求め，肺動脈収縮期圧を推定する方法が広く行われている．推定右房圧として一律に10 mmHgを加算する方法のみならず，下大静脈の径と呼吸性変動から中心静脈圧（右房圧）を推定し，これを圧較差に加算する施設も多い．

しにくい左室弛緩能の指標であり，左室圧下行脚の時定数τと相関する．

- したがって，E/Vpは左室充満圧と相関する[5]（❾，⓬）．

中心静脈圧（右房圧）の推定

- 下大静脈径は中心静脈圧ひいては循環血液量を反映するので，透析患者のドライウェイトの設定の際に参考となる．
- 中心静脈圧は，下大静脈の径とその呼吸性変動から推定する．
- 下大静脈は径＜18 mmで十分な呼吸性変動があるのが正常で，中心静脈圧を5 mmHgと推定している．径≧18 mmで10 mmHg，さらに径の呼吸性変動が消失していれば15 mmHg程度と推定する．

（山田　聡）

文献

1）Schärer K, et al. Cardiac function and structure in patients with chronic renal failure. *Pediatr Nephrol* 1999; 13: 951-965.

2）Oh JK, et al. Assessment of diastolic function and diastolic heart failure. In: Oh JK, et al (editors). The Echo Manual, 3rd edition. Philadelphia: Lippincott Williams & Wilkins; 2006. pp.120-142.

3）Appleton CP. Evaluation of diastolic function by two-dimensional and Doppler assessment of left ventricular filling including pulmonary venous flow. In: Klein AL, Garcia MJ(editors). Diastology: Clinical Approach to Diastolic Heart Failure. Philadelphia: Saunders; 2008. pp.115-143.

4）Ommen SR, et al. Clinical utility of Doppler echocardiography and tissue Doppler imaging in the estimation of left ventricular filling pressures: A comparative simultaneous Doppler-catheterization study. *Circulation* 2000; 102: 1788-1794.

5）Garcia MJ, et al. An index of early left ventricular filling that combined with pulsed Doppler peak E velocity may estimate capillary wedge pressure. *J Am Coll Cardiol* 1997; 29: 448-454.

腎動脈エコー

Point

- 腎動脈エコーによる腎血管疾患の診断は，腎動脈本幹と腎内動脈の血流評価を組み合わせることによって行う.
- 腎動脈起始部の収縮期最大血流速度（PSV）＞ 180 cm/sec，かつ腎動脈と腹部動脈との PSV の比（RAR）＞ 3.5 は，有意な腎動脈狭窄の基準とされる.
- 腎内動脈での血管抵抗指数（RI）は腎実質障害を示す指標である.

動脈硬化性腎血管疾患

- CKD の原因となる腎疾患のなかでも，動脈硬化性腎血管疾患の増加が問題となっている.
- 代表的な腎血管疾患には，腎動脈狭窄症，腎硬化症，糖尿病性腎症などがある.
- 腎動脈エコーは造影剤の使用や被曝を伴うことなく，非侵襲的に腎血管疾患のスクリーニングを行うことができる.

腎動脈の解剖（❶）

- 腎動脈は，腹部大動脈から上腸間膜動脈の直下で左右に分枝し，腎内で区域動脈，葉間動脈，弓状動脈，小葉間動脈，輸入細動脈を経て糸球体へ到達する.
- 右腎動脈は左腎動脈より高位で分岐することが多い.
- 下大静脈が腹部大動脈の右側を通るため，右の腎動脈のほうが長い.
- 右腎動脈は一度前方へ向かってから背方へ，左腎動脈は分岐直後から後方へ向かって走行する.
- 1つの腎臓に対して2本以上の腎動脈を有する複数腎動脈症例が 15 ～ 20 %に存在する.

腎動脈エコーの実際

- コンベックスあるいはセクタプローブを用い，腹部正中からの走査で腹部大動脈を短軸で描出し，上腸間膜動脈を同定する．通常はその直下に

Key word
複数腎動脈
1つの腎臓に対して2本以上の腎動脈を有すること．複数腎動脈には，腹部大動脈からすべてが直接分岐するもの，1本の腎動脈が途中で分岐するもの，腸骨動脈などの周囲動脈から分岐するものなどがある.

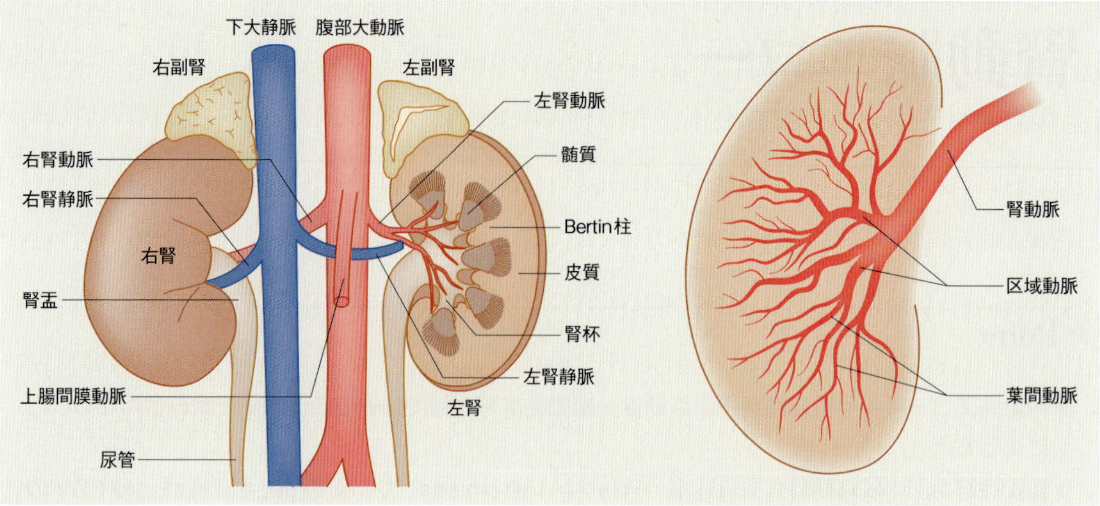

❶ 腎動脈の解剖
腎動脈は，腹部大動脈から上腸間膜動脈の直下で左右に分枝し，腎内で区域動脈，葉間動脈に分岐する．

右腎動脈が，さらにその直下に左の腎動脈が描出される．腎動脈本幹は体表から深い位置にあり，断層法による血管の描出が困難であることも多いため，カラードプラを併用する（❷A, B）．

- パルスドプラを用いて腎動脈起始部での血流波形を記録する．拡張期成分の豊富な血流波形を呈するのが正常な腎動脈血流の特徴である（❷C）．
- 側腹部あるいは背部からの走査で，断層法により腎臓の大きさ，形態を観察する．腎の長径が 9 cm 以下，あるいは 1.5 cm 以上の左右差がある場合は，腎の萎縮を疑う．
- 腎動脈本幹同様，パルスドプラを用いて腎区域動脈または葉間動脈での血流波形を記録する（❸）．
- 腎動脈本幹および腎内動脈での血流波形から，腎血流診断に用いられる代表的な各指標を計測する（❹）．

腎動脈狭窄症の診断

- 腎動脈狭窄症は，二次性高血圧症や腎機能障害，心不全の原因として重要である．
- 動脈硬化性腎動脈狭窄症は，腹部大動脈壁の粥腫が腎動脈基部に波及することにより発生するため，腎動脈起始部の狭窄病変となることが多い．
- 腎動脈エコーによる腎動脈狭窄の診断は，腎動脈起始部の収縮期最大血流速度（peak systolic velocity：PSV）と，腎動脈と腹部動脈との PSV の比（renal to aortic ratio：RAR）を用いて行う．PSV が 180 cm/sec

Key word
cardiac disturbance syndrome
腎動脈狭窄が関連した心不全や不安定狭心症の総称．なかでも急激な肺うっ血を繰り返す flash pulmonary edema は，レニン・アンジオテンシン系の亢進により，体液貯留と高血圧が持続し，左室肥大および左室拡張障害が進行した結果，左室拡張末期圧が上昇する病態．

Key word
虚血性腎症
腎動脈狭窄症は進行性である．やがては腹部大動脈壁の粥腫が対側の腎動脈にも波及し，両側の狭窄に至ると虚血性腎症と呼ばれる重症腎機能障害に陥る．

Memo
腎動脈狭窄の原因には，粥状硬化による動脈硬化性腎動脈狭窄のほかに，若年者の二次性高血圧症の原因となる線維筋性異型性が 10 ～ 30 %，大動脈炎症候群や解離性動脈瘤に伴うものが 10 %程度存在するといわれる．

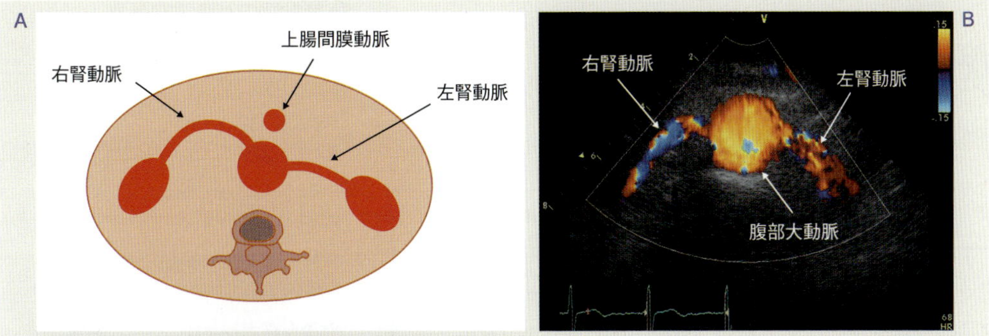

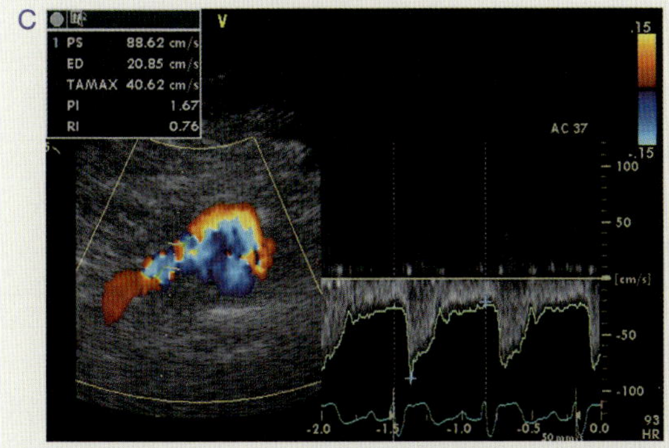

❷ カラードプラによる腎動脈の描出と正常腎動脈血流波形

腹部大動脈を短軸で描出し，カラードプラを併用して上腸間膜動脈直下で左右に分岐する腎動脈を描出する（A, B）.

パルスドプラを用いて腎動脈起始部での血流速度を計測すると，拡張期成分の豊富な血流波形が得られる（C）.

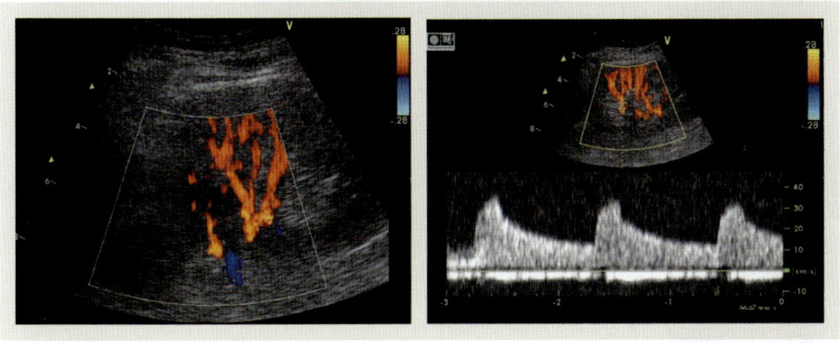

❸ 腎内動脈

左：腎区域動脈および葉間動脈のカラードプラによる描出.

右：区域動脈における正常血流波形.

以上かつ RAR が 3.5 以上のとき，血管造影での 60 %以上の狭窄を診断できるとされる[1]（❺, ❻）.

- 腎内血流の評価も腎動脈狭窄症の診断に役立つ．区域動脈での流速波形は，急峻に立ち上がりノッチを形成する．この立ち上がりの開始からピークまでの時間を acceleration time（AT），開始からピークまでの流速の増加分を AT で除したものを acceleration（Ac）と呼び，AT は 70 msec 未満，Ac は 300 cm/sec^2 以上が正常とされる（❼）.
- 腎動脈本幹の狭窄により，区域動脈波形の立ち上がりが鈍化する．その結果，AT 延長と Ac 短縮が認められる．Ripollés らは，AT $>$ 80 msec，Ac $\leqq$ 100 cm/sec^2 のとき，感度 89 %，特異度 99 %で 75 %以

Key word

pulsus tardus

正常の区域動脈での流速波形は立ち上がりが急峻である．しかし腎動脈本幹に狭窄がある場合，その下流に位置する区域動脈ではこの立ち上がりが鈍化する．このように鈍った立ち上がりのことを pulsus tardus と呼び，区域動脈より手前での狭窄を示唆する所見である.

Memo

萎縮腎では，腎動脈に狭窄があっても PSV が上昇しないことがある．また，腎細動脈の硬化による末梢血管抵抗の上昇で，区域動脈での pulsus tardus は消失することがある．逆に，大動脈弁狭窄症や大動脈縮窄症では，腎動脈に狭窄がなくても pulsus tardus を呈し，AT の延長をきたす.

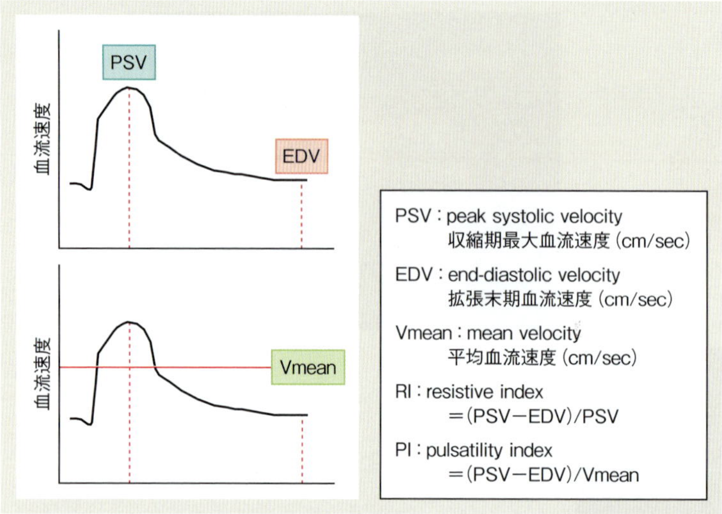
PSV
EDV
血流速度
血流速度
Vmean
PSV：peak systolic velocity
収縮期最大血流速度（cm/sec）
EDV：end-diastolic velocity
拡張末期血流速度（cm/sec）
Vmean：mean velocity
平均血流速度（cm/sec）
RI：resistive index
＝（PSV−EDV）/PSV
PI：pulsatility index
＝（PSV−EDV）/Vmean

❹ 腎動脈本幹および腎内動脈での血流診断に用いられる代表的な指標

❺ 腎動脈の有意狭窄基準

エコー指標	血管造影での狭窄率
PSV＞180 cm/sec, RAR＞3.5	＞60％
PSV＞180 cm/sec, RAR＜3.5	＜60％
PSV＜180 cm/sec, RAR＜3.5	正常
血流シグナルなし	閉塞

（Strandness DE Jr. *Am J Kidney Dis* 1994[1] より）

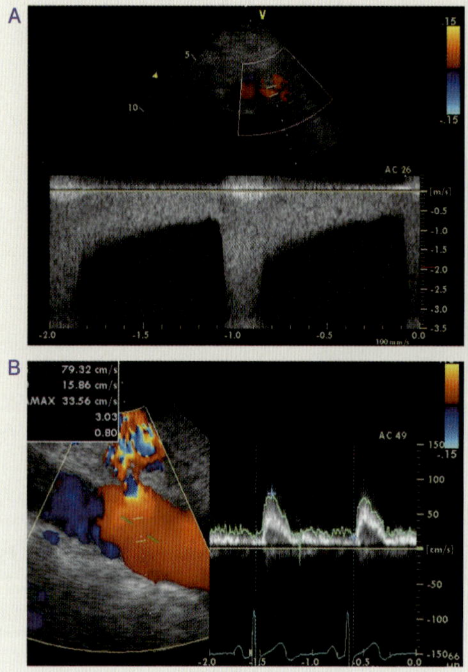

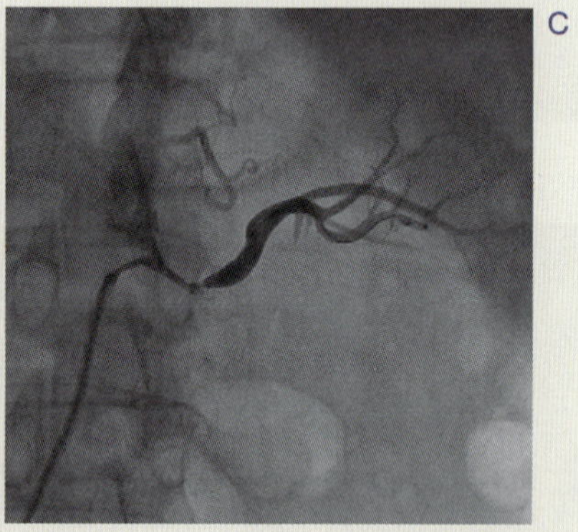

❻ 腎動脈狭窄の実例

難治性高血圧の症例．左腎動脈の収縮期最大血流速度（PSV）が 330 cm/sec と上昇し（A），腹部大動脈での PSV が 79 cm/sec であることから（B），腎動脈と腹部大動脈との PSV の比（RAR）は 4.2 であった．血管造影では左腎動脈の起始部に高度狭窄を認めた（C）．

上の有意な腎動脈狭窄を検出できると報告している[2]．

- 複数腎動脈症例では，すべての腎動脈を描出するのは困難である．しかし腎内動脈の血流評価を腎の上部，中央部，下部で行うことで，腎動脈狭窄の有無を診断することができる．

腎機能の評価

- 腎実質障害の程度を示す指標として，腎区域動脈や腎動脈本幹で計測し

COLUMN 腎機能の予後評価

Radermacher ら[6]は，RI と腎機能障害の進行について報告している．新たに腎疾患と診断された 162 症例を対象に，クレアチニンクリアランス（Ccr）の年間低下度と RI との関係を検討した．その結果，Ccr の年間低下度と RI は負の相関を示し，ベースラインの RI が高値であるほど，腎機能障害の進行が速いことが示された（1）．

また，腎予後（50 %以上の Ccr の低下や透析導入，もしくは死亡）と RI との関係についての検討もなされている．対象を RI が 0.8 以上とそれ以下の 2 群に分け，5 年間追跡したところ，RI 高値群のほうが明らかに腎予後が不良であった．この傾向は，Ccr を一致させた対象でも，尿蛋白量を一致させた対象においても同様であった．

つまり，RI は現段階での腎機能をある程度反映することのみならず，血清クレアチニン値や Ccr，尿蛋白量ではわからないような腎機能を反映している可能性があり，腎機能の予後を評価するパラメータにもなりうることが示唆された．

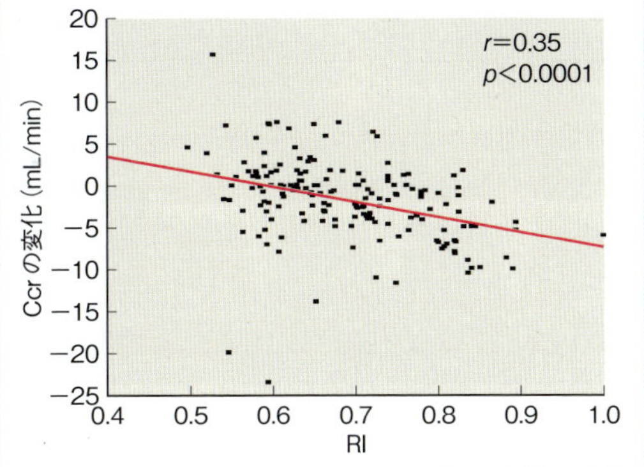

1 RI とクレアチニンクリアランスの年間低下度との関係

(Radermacher J, et al. *Hypertension* 2002[6] より改変)

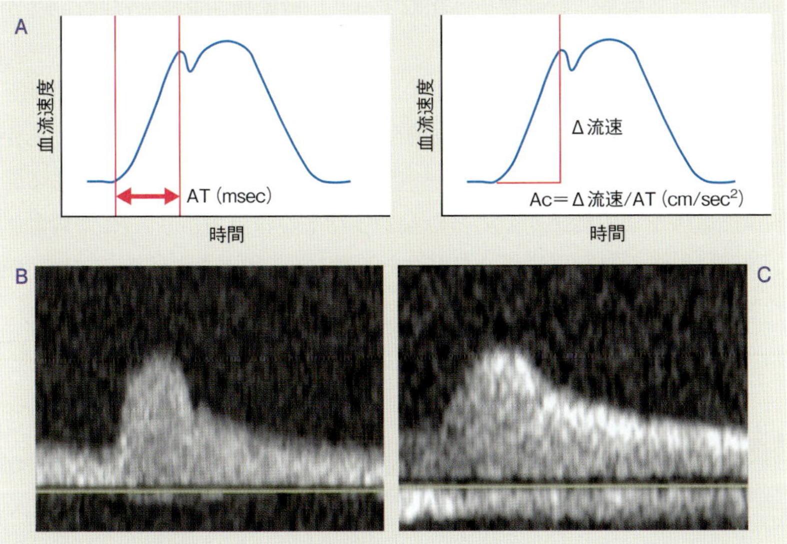

7 腎内動脈の血流評価による腎動脈狭窄症の診断

区域動脈波形の収縮早期の立ち上がり開始からピークまでの時間（AT）と，開始からピークまでの流速の増加分を AT で除した値（Ac）から腎動脈本幹の狭窄の有無を評価する（A）．正常な区域動脈波形は立ち上がりが急峻であるが（B），腎動脈狭窄では立ち上がりが鈍化する．AT は 137 msec と延長し，Ac は 184 cm/sec^2 と短縮している（C）．

た腎末梢血管抵抗指数（resistive index：RI）および拍動指数（pulsatility index：PI）がある（4）．

Memo

RI は大動脈の拡張期圧に影響されるため，大動脈弁逆流を伴う症例では高値となる．また，心拍数が増加すると RI が低値，水腎症の存在や喫煙後では RI が高値となることに注意が必要である．

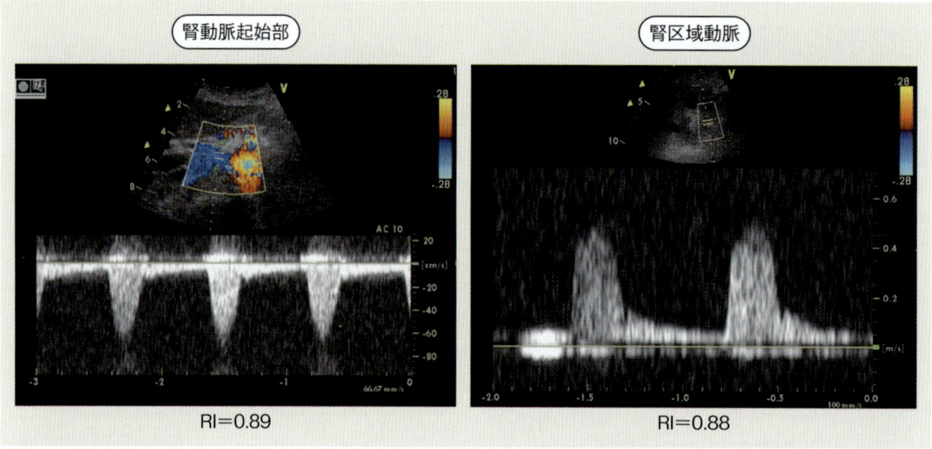

❽ 腎実質障害の実例

糖尿病および血清クレアチニン値2.7の慢性腎不全症例における，腎動脈起始部（左）と腎区域動脈（右）での血流波形．拡張期流速が低く，RIはそれぞれ0.89，0.88と高値を示した．

- 腎内細動脈の硬化による腎実質障害症例では，末梢血管抵抗が増大し，腎血流の拡張期成分が減少してRI，PIが上昇する（❽）．
- RIは血清クレアチニンと相関し，腎機能障害によって上昇することが知られている[3]．
- 慢性糸球体腎症，腎硬化症と比較すると，糖尿病性腎症では特にRIが高値との報告もある[4]．
- 腎動脈狭窄症の治療として，血圧コントロールや腎機能の改善を目的として，腎動脈狭窄に対する経皮的血管形成術（PTA）が行われる．しかし，区域動脈でのRIが0.8以上であった症例では，血行再建による腎機能改善や血圧低下が認められなかったとの報告があり，RIが腎動脈狭窄に対する血行再建術の有用性を予測する指標となりうることが示唆された[5]．

（小室　薫）

◉文献

1）Strandness DE Jr. Duplex imaging for the detection of renal artery stenosis. *Am J Kidney Dis* 1994; 24: 674-678.
2）Ripollés T, et al. Utility of intrarenal Doppler ultrasound in the diagnosis of renal artery stenosis. *Eur J Radiol* 2001; 40: 54-63.
3）Platt JF, et al. Intrarenal arterial Doppler sonography in patients with nonobstructive renal disease: Correlation of resistive index with biopsy findings. *AJR Am J Roentgenol* 1990; 154: 1223-1227.
4）Ohta Y, et al. Increased renal resistive index in atherosclerosis and diabetic nephropathy assessed by Doppler sonography. *J Hypertens* 2005; 23: 1905-1911.
5）Radermacher J, et al. Use of Doppler ultrasonography to predict the outcome of therapy for renal-artery stenosis. *N Engl J Med* 2001; 344: 410-417.
6）Radermacher J, et al. Renal resistance index and progression of renal disease. *Hypertension* 2002; 39 (Pt 2): 699-703.

3 章

基礎的病態を理解する

腎血流調節

Point

- 腎臓は複雑な血管構造により構成されている.
- 腎臓には血液を濾過し，原尿をつくるという重要な機能のほか，体液および血圧調節機能がある.
- 微量アルブミン尿は心血管病の危険因子である.
- 高血圧は傍髄質ネフロン機能の異常の指標となっている.
- 高血圧およびCKDに対して，RA系は大きな役割を果たしている.
- 腎臓病治療の基本はアンチエイジングをめざした臓器保護である.

腎臓の血管構造

- 腎臓は血管に富む臓器であるが，複雑な血管構造により構成されている.
- この血管構造は，ただ単に臓器を栄養するだけなく，その血流によりその臓器の機能も担っている.
- 腎臓は多くのホルモンによる調節を受けるが，水，電解質を調節するという腎臓の機能がゆえに，腎臓の虚血につながる.

皮質血流と糸球体濾過

糸球体濾過量の調節

- 腎動脈から始まる腎血流は，葉間動脈から弓状動脈に入る．❶に示すように，弓状動脈から小葉間動脈が伸びる．ここに糸球体がブドウの房のようについている.
- 糸球体は血液を濾過し，原尿をつくるという重要な機能をしており，体に重要な溶質を残し，余分なものを出すという最初のバリアである．このバリア機能に血流は大きく関与している．糸球体にかかる圧によって，濾過する量を調節しているのである[2].
- この糸球体内圧と濾過量を調節するのに，糸球体前後の血管がある．糸球体の前には輸入細動脈があり，後には輸出細動脈がある．これらのバランスにより濾過量が決められる[2]．これらの血管はさまざまなホルモ

COLUMN 腎臓病治療はアンチエイジング？：スマートエイジングという考え方

腎臓は生まれつき2個あるため，健常な成人では1個でも十分な機能をもちあわせている．そのため，末期腎不全の患者でも，腎臓を1個移植すれば人工透析を受けずにすむのである．

腎臓の機能は加齢とともに徐々に低下し，理論上は65歳以上では多くの人がCKDのレベルまで到達する．ところが生活習慣や病気などにより，腎機能低下の傾きはさらに強まる．

したがって，腎臓病における治療の基本は，アンチエイジングをめざした臓器保護ということができる．CKDにおける降圧治療や血糖管理もこれに該当する．

一方，アンチエイジングという言葉を不適切と考える説がある．アンチエイジングは細胞死と混同され用いられてきたため，細胞死を延ばせばよいととらえられる可能性がある．しかしながら，生体では細胞間や臓器間のネットワークがあるため，一つの細胞死だけではエイジングは決定されない．そのため細胞の生き死にだけでなく，その機能をも重視し，加齢に対してただ単に抵抗するのではなく，上手に加齢していくという考え方，すなわちスマートエイジングという考え方が出てきている．これはCKDと心血管病を理解するうえで，それぞれに対しての治療をするだけでなく，双方の機能を考えたうえで治療することと一致する．すなわち，心腎連関を考えたスマートエイジング治療が重要なのである．

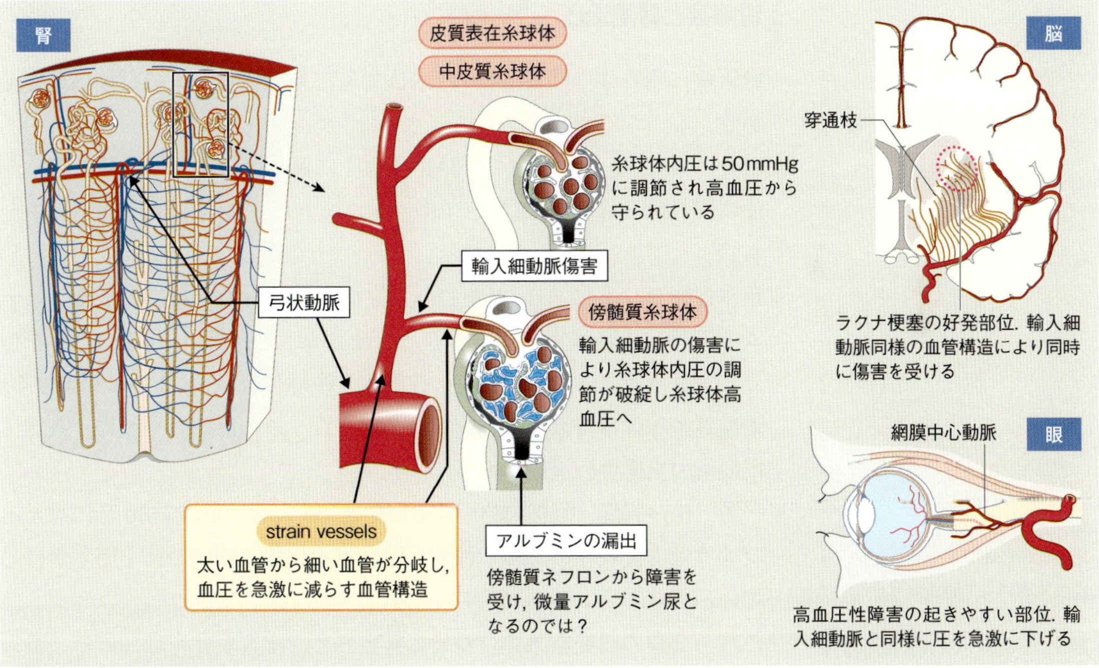

❶腎臓の特異的血管構造とstrain vessel

皮質表在ネフロンに比べ，傍髄質ネフロンの糸球体前血管は太い血管から直接分岐し，短い距離で血圧を下げる．そのため，常に強い圧較差に耐えている．これらをstrain vesselと呼び，特異的な血管構造がアルブミン尿と血管障害を結びつける鍵となる．脳においては，中大脳動脈の穿通枝に解剖学的に相同のstrain vesselがある．眼動脈は内頸動脈が頭蓋内で分岐する最初の枝であり，高血圧性病変が強い網膜中心動脈は眼動脈から分岐する．

(Ito S, et al. *Hypertens Res* 2009[1] をもとに作成)

ンにより，それぞれ異なる反応をする．たとえば，一般にアンジオテンシンII（Ang II）やカテコラミンは，輸入，輸出細動脈両方とも収縮する．そのためGFRが低下する．一方，バソプレシンは輸出細動脈を優先的に収縮するため，GFR を減らしにくい．

- これらの血管反応性の相違は，降圧薬にもいえる．
- 一般的に L 型カルシウム拮抗薬は輸入細動脈を優先的に拡張するが，輸出細動脈はあまり拡張しないため，GFR は下げない．したがって，高血圧に対し Ca 拮抗薬を投与する場合は，腎保護のために十分に血圧を下げる必要がある．
- 一方，ARB や ACE 阻害薬は，輸入，輸出細動脈ともに拡張するため，一時的に GFR を下げる可能性はあるが，糸球体内圧が下がり，高血圧性腎障害による蛋白尿が減り，腎臓は保護される．
- 糖尿病に伴う腎障害にも，糸球体血管は関与する．そもそも，輸入細動脈を含む糸球体前血管は，糸球体内圧と糸球体濾過を一定に保つために血管径を自動調節する．糖尿病では，この自動調節能が減弱しているため，高血圧により糸球体内圧が上がりやすい．そのために，糖尿病では降圧目標を低く設定する必要がある．

腎障害と腎灌流圧

- 糖尿病に限らず，高血圧性の CKD でも，糸球体前血管の役割は重要である．
- Mori らは，ラットの右の腎臓を高血圧に保ったまま左の腎臓を正常血圧に維持することができた（サーボコントロール腎灌流圧調節システム）[3]．
- 正常血圧ラットに Ang II を投与し高血圧にしたモデルに，このシステムを適用し，腎障害を評価すると，腎灌流圧と循環 Ang II の影響を独立して評価できる．その結果，皮質表在糸球体は Ang II の影響が強く，傍髄質糸球体は腎灌流圧の影響が強かった．この原因の一つに，糸球体前血管の反応性の違いがある．
- 一方，Ito らは，単離糸球体灌流実験で，輸入細動脈の Ang II に対する収縮性は皮質表在糸球体で強く，傍髄質糸球体で弱いことを明らかにしている[5]．
- これら 2 つの研究結果を合わせて考えると，皮質表在糸球体はその輸入細動脈が Ang II に対し十分調節できるため，腎灌流圧から守られるが，Ang II による直接障害が有意となると想定できる．一方，傍髄質糸球体は Ang II に対する輸入細動脈の反応性が悪いために，腎灌流圧の影響が強くなったと考えられる．
- さらに輸入細動脈の自動調節能が弱い Dahl 食塩感受性高血圧ラットでは，腎灌流圧の影響が非常に強い[6]．このモデルは，アフリカ系アメリカ人の高血圧パターンに類似していると考えられているが，この食塩感受性高血圧では糖尿病同様，進行性の CKD がみられることもうなずけ

Memo

尿細管糸球体フィードバック

糸球体血流を調節する機能として，尿細管糸球体フィードバックがある．GFR が増え，NaCl が Henle のループ尿細管の先にある緻密斑に到達すると，輸入細動脈を収縮し糸球体濾過を減らす．高血圧では尿細管糸球体フィードバックが亢進し，過剰に輸入細動脈が収縮し，糸球体濾過を減らしていることが明らかになっている．その結果，Na 排泄は減り，高血圧は助長される．

る．

- したがって高血圧の病態では，RA系の抑制とともにしっかりとした降圧もCKDの抑制に重要である．

CKDと心血管病

- CKDは心血管病の危険因子であることが，疫学研究から明らかになっている[2,3,5]．
- しかし，腎機能低下がない持続的なアルブミン尿でもCKDと診断され，なお心血管病の危険因子になることは驚きである．
- PREVEND試験のように，たとえ高血圧や糖尿病を指摘されていない一般人でも，微量アルブミン尿が出ると心血管病が増えるのである[7]．
- どうやら腎臓は全身血管のエイジングを表す窓として働き，微量アルブミン尿はその窓からみえる危険信号であるらしい．

微量アルブミン尿はなぜ心血管病の危険因子なのか？

微量アルブミン尿と心血管病

- 微量アルブミン尿が心血管病を増やすメカニズムは，十分に明らかになっていない．
- 内皮機能，酸化ストレスなどさまざまな報告があるが，本項では腎循環の解剖学的特異性に着目し，筆者らの仮説を紹介する[1]．
- 上述の糸球体間の自動調節能の相違などにより，高血圧や糖尿病では傍髄質ネフロンから障害を受ける[4,8]．
- さらに輸入細動脈の機能上の相違だけでなく，複雑な腎血管構造もまた，糸球体内圧に対し多大な影響があると考えられる．
- ❶に示すように，皮質表在糸球体は弓状動脈から分岐する小葉間動脈の奥に位置し，糸球体前血管および輸入細動脈が長い．一方，傍髄質糸球体の糸球体前血管は，小葉間動脈の起始部または弓状動脈から直接分岐する．
- 糸球体内圧は，どのネフロンでも約50 mmHgに保たれており，これは糸球体前血管が自動調節しているからである．
- 皮質表在糸球体は，長い距離をもって弓状動脈の圧（約90 mmHg）から下げることができるが，傍髄質糸球体の糸球体前血管は，弓状動脈に近い，より圧の高い部位に位置し，短い距離で圧を下げなければならない．
- 高血圧の際には，より強い圧較差を形成しなければならない．したがって，高血圧の病態では，傍髄質糸球体の輸入細動脈の内皮障害とともに自動調節能が低下し，糸球体高血圧をきたすと考えられる．

COLUMN strain vessel仮説

高血圧性腎障害は，傍髄質～髄質外層から始まることが明らかになっており，おそらく微量アルブミン尿は，傍髄質糸球体から出ていると考えられる．

微量アルブミン尿の存在は，傍髄質ネフロンの輸入細動脈とともに，太い血管から細い血管を分岐し，短い距離で大きな圧較差を形成している全身の細動脈の傷害を反映すると考えられる．たとえば，中大脳動脈や小脳，延髄の穿通枝領域は，ラクナ梗塞や白質の早期虚血性病変の多い部位であり，❶に示すように太い動脈から細い穿通枝が出ており，圧を下げている．筆者らは，このような圧較差を生じている血管を strain vessel と呼び，この strain vessel こそが脳心腎連関の鍵をにぎっていると考えている[1)]．

内頸動脈から分岐する網膜動脈も同様であり，動脈硬化や閉塞が起きやすい部位である．したがって，微量アルブミン尿は全身にある strain vessel 障害の指標であり，これが心血管病につながっていくと考えられる．

なぜこのような strain vessel ができたかは想像するしかないが，古代の生活を考えると理解しやすい．古代においては，飢餓やけが，感染症に悩まされていたであろう．そのため，腎臓や脳などの重要な臓器では飢餓やけが，感染症といった際の低灌流から身を守ることが，長生きの秘訣であったと考えられる．そのためには，strain vessel のように太い血管から細い血管が分岐し，Ang Ⅱなど脱水の際に出るホルモンに対する収縮性の弱い血管のほうが有利であった．逆に，strain vessel のような血管をもった動物が生き残った可能性がある．

現代においては，食塩摂取などの影響により，高血圧を呈するようになり，古代には腎臓や脳のエイジングにとって有利な血管が，逆に現代においては仇になったことが推定できる．これはアンチエイジングのパラダイムシフトということができる．

高血圧は傍髄質ネフロン機能異常の指標になりうるか？

腎髄質血流と血圧調節

- 高血圧は心血管障害の重要な危険因子であるが，前述のように，高血圧はまた腎臓の傍髄質ネフロンを早期から障害する．しかしながら傍髄質ネフロンは，一方で血圧調節に重要な役割をしている．
- 腎臓は尿をつくるという機能だけでなく，体液を調節し血圧を調節する．腎臓の機能が正常であれば，血圧は一定に保たれる．それが圧利尿機序である．たとえ腎臓以外の理由で血圧が上がっても，この圧利尿機序により腎臓は体液を減らし血圧を調節する．
- したがって，高血圧では圧利尿機序に障害があるために，より高い血圧で維持されてしまうのである．
- この機序には，傍髄質ネフロンの栄養血管である腎髄質血流が重要な役割をしている．

傍髄質ネフロンの特長

- ❶のように，傍髄質ネフロンの血管系はユニークな解剖学的特長をもつ．皮質表在糸球体と異なり，傍髄質糸球体は尿細管が髄質に長く伸びるループを形成している．髄質血流は，主に傍髄質糸球体からつながる直血管束の血流が本態であると考えられている[1,4]（❶）．

- したがって，髄質の血流は糸球体前血管や輸出細動脈からの血流調節が影響するとともに，直血管束自体の収縮調節にも関与する[4]．
- 直血管は特異な毛細血管であり，内皮を有するものの，平滑筋細胞をもたない．かわりに平滑筋様細胞がまばらに血管周囲を取り巻き，手で握るように収縮する．
- 圧利尿の機序として，腎髄質は重要な役割をしている．
- 血圧が上がると，この圧は自動調節能が弱い傍髄質ネフロンから直血管に入る．このとき，直血管では血流とともに血管内圧が増加する．
- この圧は腎髄質間質に波及し，その後，皮質の間質に圧が逃げていく．したがって，腎髄質血流が増加すると腎間質圧が上がる．このようにして皮質の間質圧が上がると，近位尿細管のNa排泄が増加し，利尿となる[4,8]．したがって，髄質血流を変化させる物質は，圧利尿を変えることが明らかになっている．

腎髄質血流を調節する物質

- 腎髄質血流は，さまざまな生理活性物質や薬剤による調節を受ける[8]．
- ノルエピネフリン，Ang II，スーパーオキシド，H_2O_2，一酸化窒素合成酵素（NOS）阻害薬，シクロオキシゲナーゼ阻害薬およびキニナーゼII阻害薬は，髄質血流を減少させる．
- 一方，NO，アセチルコリン，ブラジキニン，心房性ナトリウム利尿ペプチド（ANP）およびプロスタグランジンE_2（PGE_2）などの物質は，髄質血流を増加させる．
- 腎髄質血流を減らす物質は圧利尿を抑制し，増やす物質は圧利尿を高める[4]．
- 腎髄質血流は，そのほとんどが傍髄質糸球体の輸出細動脈から出る血流であり，総腎血流のわずか5～10％にすぎない．腎髄質血流はわずか15～30％程度の減少でも尿細管でのNaの再吸収は増え，高血圧を呈する．
- 近年，腎髄質血流の調節に対し，腎髄質尿細管の関与が示唆された．
- 以上のことから，高血圧を呈するためには，傍髄質ネフロンの機能異常による圧利尿障害が必要であると考えられ，逆に高血圧は傍髄質ネフロン機能障害の指標になっている可能性がある．

レニン・アンジオテンシン系と腎髄質血流

- 高血圧およびCKDにおいて，レニン・アンジオテンシン（RA）系が大きな役割をしていることはよく知られているが，腎髄質血流に対する

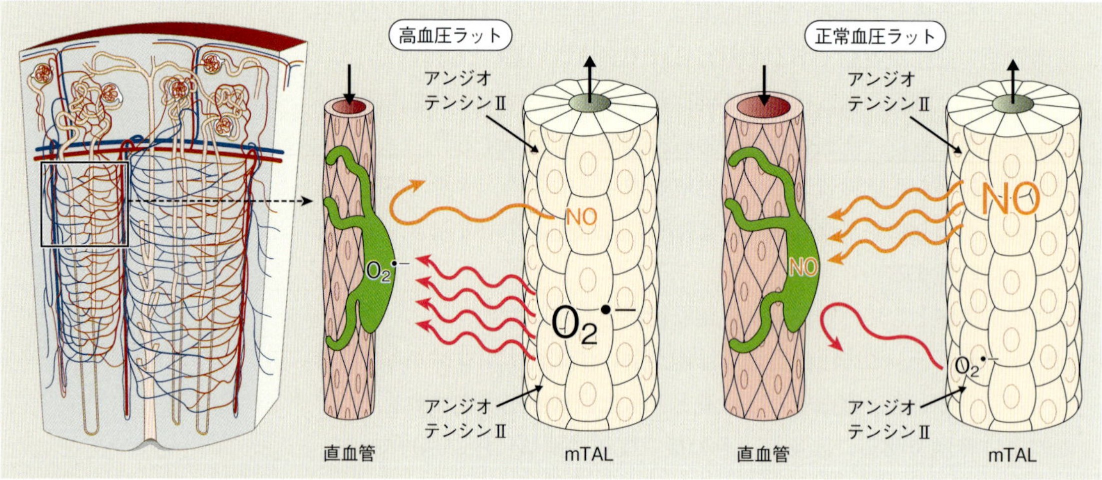

❷ 腎髄質外層における尿細管－血管クロストークメカニズム
正常血圧ラットでは腎髄質尿細管からNOが産生され，周囲の直血管に拡散する．これによりアンジオテンシンⅡや活性酸素による腎髄質血流減少を防ぎ，尿細管虚血から身を守っている．一方，Dahl食塩感受性高血圧ラットなどの高血圧ラットモデルでは，腎髄質外層の尿細管で活性酸素の産生が強く，NOの拡散を防いでいる．その結果，髄質血流は低下しているため，この部位の尿細管は虚血に陥りやすく，障害を呈しやすい．mTAL：medullary thick ascending limb.
（Cowley AW Jr, et al. *Am J Physiol* 2003[8] をもとに作成）

RA系の関与はあまり認識されていない．

- 正常血圧のラットに生理的濃度のAng Ⅱを静脈内投与しても，腎髄質血流は変化せず，血圧も上昇しない．Ang Ⅱは昇圧物質と認識されているが，正常血圧のラットではかなり高濃度に投与しないかぎり，血圧は上昇しないのである．
- 一方，高血圧ラットでは，同量のAng Ⅱにより腎髄質血流が低下し血圧が上昇する．これは，Ang Ⅱが腎髄質の尿細管でNOと活性酸素を産生させ，Ang Ⅱによる髄質血流を調節しているからである．その証拠に，NO産生酵素の抑制薬である*N*-ニトロ-L-アルギニンメチルエステル（L-NAME）を事前に投与しておくと，同量のAng Ⅱでも腎髄質血流が減少し血圧が上昇する[8]．このメカニズムに関しては，Ang Ⅱが腎髄質の尿細管でNOや活性酸素を出し，周囲の直血管に影響することが明らかになった．たとえば，正常血圧ラットでAng Ⅱは腎髄質尿細管からNOを産生し，それが髄質に拡散してAng Ⅱによる直血管の収縮を防ぐ．一方，高血圧ラットでは活性酸素が優勢に産生され，NOが拡散できずに直血管を収縮させると考えられている[9]（❷）．
- このようにRA系は，血管系に対する直接の作用のほかに，酸化ストレスやNOを介して腎髄質血流を調節するが，RA系以外にも腎髄質の酸化ストレスの関与が示唆されている．
- たとえば，腎髄質尿細管に食塩や糖を負荷しても，酸化ストレスは亢進する．Na-K-ATPaseの抑制薬であるウアバインを前投与すると抑制さ

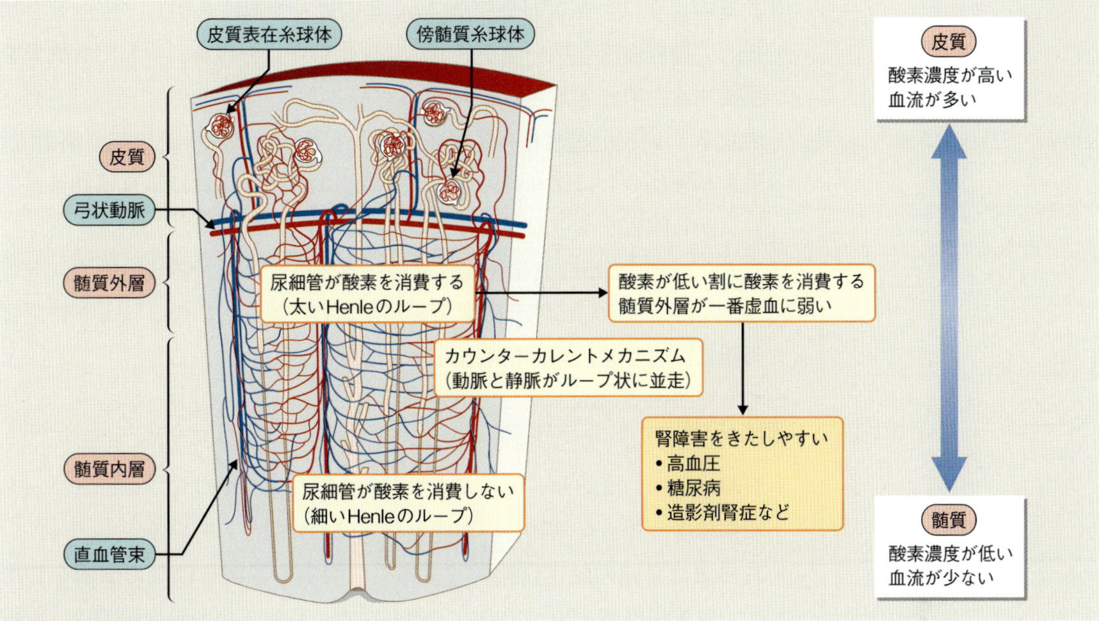

❸ 腎臓の特異な血管構造

腎臓は血管が豊富であるが，ループを描く血管構造のカウンターカレントメカニズムにより酸素が動脈から静脈に奪われる．そのため，酸素濃度は皮質から髄質にむけて濃度勾配がある．髄質血流は皮質に比べ少なく，血流の低下は虚血につながる．特に髄質外層の尿細管は酸素消費が強いため虚血に弱い．

(Ito S, et al. *Hypertens Res* 2009[1] をもとに作成)

れることから，ナトリウム再吸収が酸化ストレスの亢進に関与することが示唆されている[10]．

高血圧性腎障害は傍髄質ネフロンから障害を受ける：酸素消費の不均衡

- 腎臓にはループを形成する非常に特異的な血管構造があるために（❶），動脈側から静脈側に酸素が奪われる．これにより皮質から髄質に向かい低下する酸素濃度勾配が形成される[1,8]（❸）．
- 髄質外層では酸素分圧が40 mmHgに達し，髄質内層ではそれ以下になる．一般に髄質内層の尿細管は，酸素をあまり消費しないため，腎髄質は比較的低酸素に強い．しかしながら，多くの傍髄質ネフロンで形成される髄質外層尿細管は，管腔側にNa-K-2Cl共輸送体などのNa再吸収装置がある．これらのトランスポーターは，血管側にあるNa-K-ATPaseからのNaの汲みだしに依存しており，強力に酸素を必要とする．したがって，この部位は酸素濃度が比較的低いにもかかわらず，酸素を必要とするため低酸素に弱い．しかもこの部位の酸素供給元は，傍髄質ネフロン由来の非常に血流量の少ない髄質血流である．そのため，わずかな髄質血流低下でも虚血が生じ，酸素消費の不均衡の原因となる．

- 前述のように，髄質尿細管はAng IIに対してNOを出し，直血管を拡張して髄質血流を増やすが，これは尿細管が自分自身に少しでも酸素を供給するためと考えられている．
- 酸化ストレスが亢進し，髄質血流を低下させるような糖尿病や高血圧，造影剤腎症などに伴う腎障害では，酸素消費の不均衡により傍髄質ネフロンから障害を受けることになる．
- また，一部のDahl食塩感受性高血圧ラットでは，腎髄質外層の尿細管のNa再吸収増加に伴う酸素消費が亢進しており，このラットが腎髄質外層に障害が強い原因にもなっていると考えられている[8]．

おわりに

- 腎臓は血圧のセンサー的役割を果たし，圧利尿や糸球体フィードバック機構により体液を調節し，血圧の調節に深く関与している．
- 腎血流は腎臓の酸素供給源でもあり，腎臓の尿細管はこの酸素を利用し，腎臓の機能を担っている．そのため，高血圧などの病態では，尿細管機能の亢進にもかかわらず腎血流は低下し酸素不均衡を生じる．
- 腎臓は複雑な血管構造により，この体液調節をしているが，その血管構造は古代における低灌流から身を守るために発達した可能性がある．
- 同様の血管構造は他の臓器にも存在し，これが現代における生活習慣の変化と，高血圧によりCKDと心血管病をつなぐ原因になったのかもしれない．
- また高血圧を伴ったCKDでは，古代と現代の臓器保護のパラダイムシフトにより，酸化ストレス，創傷治癒や炎症が不当に亢進し，CKDと心血管病をつなげている可能性がある．
- すなわち腎臓は全身血管の窓であり，アルブミン尿は全身血管および血流障害のメッセージである．
- したがって，これらのメッセージに耳を傾け，重要なメッセージを聴き逃さないこと，われわれの進化の過程を認識し，それに対して有利な治療を行うことが，全身の臓器の保護に重要であると考えられる．

（森　建文，伊藤貞嘉）

◉文献

1）Ito S, et al. Strain vessel hypothesis: A viewpoint for linkage of albuminuria and cerebro-cardiovascular risk. *Hypertens Res* 2009; 32: 115-121.
2）Ito S, Abe K. Contractile properties of afferent and efferent arterioles. *Clin Exp Pharmacol Physiol* 1997; 24: 532-535.
3）Mori T, Cowley AW Jr. Role of pressure in angiotensin II-induced renal injury: Chronic servo-control of renal perfusion pressure in rats. *Hypertension* 2004; 43: 752-759.
4）Cowley AW Jr. Long-term control of arterial blood pressure. *Physiol Rev* 1992; 72: 231-300.
5）Ito S, et al. Heterogeneity of angiotensin action in renal circulation. *Kidney Int* 1997; 63: S128-S131.

6) Mori T, et al. High perfusion pressure accelerates renal injury in salt-sensitive hypertension. *J Am Soc Nephrol* 2008; 19: 1472–1482.
7) Hillege HL, et al. Prevention of Renal and Vascular End Stage Disease (PREVEND) Study Group. Urinary albumin excretion predicts cardiovascular and noncardiovascular mortality in general population. *Circulation* 2002; 106: 1777–1782.
8) Cowley AW Jr, et al. Role of renal NO production in the regulation of medullary blood flow. *Am J Physiol* 2003; 284: R1355–R1369.
9) Mori T, et al. Enhanced superoxide production in renal outer medulla of Dahl salt-sensitive rats reduces nitric oxide tubular-vascular cross-talk. *Hypertension* 2007; 49: 1336–1341.
10) Mori T, Cowley AW Jr. Renal oxidative stress in medullary thick ascending limbs produced by elevated NaCl and glucose. *Hypertension* 2004; 43: 341–346.

NO

Point

- CKDは腎不全のみならず，脳卒中や虚血性心疾患など心血管病発症の強力なリスク因子である．
- CKD診療の目標は，心血管病の予防と腎不全への進行抑制にある．特に急を要するのは，近い将来に発症しうる心血管病の発症予防である．
- CKDの定義のなかで，①アルブミン尿・蛋白尿の存在および，②GFR 60 mL/min/1.73 m^2未満，がおのおの独立して心血管病発症に関係している．CKDと心血管病の連関機序を理解するためには，①，②について別個に考える必要がある．
- アルブミン尿は糸球体内血行動態異常（糸球体高血圧）に加えて，血管内皮機能異常を反映している．それゆえ，ごく少量のアルブミン尿であっても心血管病発症と連関している．
- CKDでは血管内皮機能異常としてのNO産生異常が生じており，腎機能低下とともに増悪する．
- NO産生異常はCKDと心血管病発症との連関機序を理解する鍵となる．
- レニン・アンジオテンシン系抑制薬は，NO産生異常の改善を介して，CKDと心血管病発症予防に寄与しうる．

腎におけるNOの役割

- NOは一酸化窒素合成酵素（nitric oxide synthase：NOS）により産生される．
- 内皮型NOS（eNOS）は腎内血管系の内皮細胞に存在し，糸球体・腎血流量の調節に関与している．これ以外に近位尿細管，太いHenle上行脚，集合管にも存在する．
- 腎内血管床でeNOSにより産生される少量のNOは，正常状態での腎血流量の保持に必要である．
- 腎血流の約1/3はNO依存性に保持されていると推測されている．
- 輸入・輸出細動脈の両者の血流保持にNOが関与している．
- NOは髄質血流の制御を介して，食塩排泄と血圧調節にも関与している．
- 神経型NOS（nNOS）はマクラデンサに存在し，尿細管糸球体フィードバック機構に重要な役割を果たしている．

Key word
NO
NOは内皮細胞が産生する血管平滑筋弛緩因子の主体をなす．L-アルギニンと酸素を基質とし，NOSにより産生される．NOは細胞内でグアニル酸シクラーゼを活性化し，cGMPをセカンドメッセンジャーとしてシグナルを伝達する．

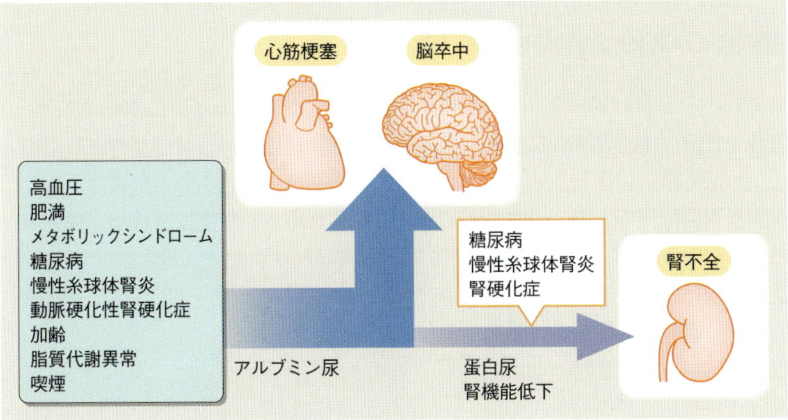

❶ CKDの発症，進展機構とアルブミン尿
高血圧，肥満，メタボリックシンドローム，糖尿病など，CKD の成因は多岐にわたり，その多くが生活習慣病である．CKD のなかで，末期腎不全にまで至るのは，糖尿病，慢性糸球体腎炎，腎硬化症の 3 疾患である．それ以外の病態では，腎不全に至るリスクは比較的少ないが，アルブミン尿程度の早期から心血管病発症のリスクが高まる．

アルブミン尿はなぜ心血管病のリスク因子なのか：アルブミン尿と内皮機能障害，糸球体高血圧

- CKD の成因には，糖尿病，肥満，メタボリックシンドローム，高血圧，喫煙などの生活習慣病・因子と加齢が関与している（❶）．
- これらの多くの病態においてアルブミン尿が出現しうる．
- アルブミン尿は全身血管の内皮機能障害を反映している．糖尿病の有無にかかわらず，微量アルブミン尿の存在により血流依存性血管拡張反応（flow-mediated dilation：FMD）が障害される．
- 糖尿病，高血圧，メタボリックシンドローム，肥満などで広く内皮機能障害の存在が示されており，アルブミン排泄量と内皮機能障害度との間に相関がある．
- 一方，糸球体高血圧が各種の成因による腎障害の共通メカニズムである．
- アルブミン尿・蛋白尿が糸球体高血圧を反映することが示されている（❷）．
- 内皮機能障害と糸球体高血圧の両者が存在すると，アルブミン尿・蛋白尿が顕在化することが，糖尿病モデル動物を用いて示されている．
- 糸球体高血圧と糸球体局所の内皮障害との間には病因上，双方向性の関係があると考えられる（❸）．
- 「微量アルブミン尿」の正常下限値である 30 mg/gCr 未満（超微量アルブミン尿）であっても，尿中にアルブミン尿が出現すると心血管病リスクが亢進する[1]．

Memo
NOS のアイソフォーム
NOS には，神経型（neuronal）NOS（nNOS），誘導型（inducible）NOS（iNOS），内皮型（endothelial）NOS（eNOS）の 3 つのアイソフォームが存在する．nNOS と eNOS は構成型であり，各種刺激により細胞内 Ca^{2+} 濃度が上昇し，Ca^{2+}-CaM の結合により活性が調整される．構成型 NOS から産生される NO は比較的少量であり，可溶性グアニル酸シクラーゼ（sGC）を活性化し，cGMP を介して，血管平滑筋弛緩作用，血小板凝集抑制などの作用を発揮する．一方，サイトカインやリポ多糖体（LPS）刺激により iNOS が誘導されると，大量の NO が産生される．

Memo
糸球体輸入細動脈の自動調節能と糸球体高血圧
糸球体の前方に位置する輸入細動脈には，糸球体内圧を一定に維持するための機構（自動調節能）が付与されている．これによって，糸球体内圧は全身血圧とは独立して，ほぼ 50 mmHg に維持されている．各種の腎障害モデルにおいて，糸球体内圧の上昇（糸球体高血圧）が示されている．糸球体高血圧は同時に糸球体過剰濾過状態でもある．本来，糸球体高血圧（＝糸球体過剰濾過）は腎機能（GFR）を維持しようとする適応機転である．しかしながら，糸球体高血圧が一定期間持続すると，次第に糸球体構築変化をもたらし，ついには糸球体硬化に至る．

COLUMN NO合成酵素（nitric oxide synthase：NOS）

NOはL-アルギニンと酸素を基質とし，NADPHを還元剤としてNOSにより産生される．NOS蛋白は，N末端側の酸化ドメインとC末端側の還元ドメインから構成される．同一酵素内に酸化能と還元能を有する酵素である（1）．還元ドメインには，NADPH，フラビンアデニンジヌクレオチド（FAD），フラビンモノヌクレオチド（FMN）結合部位が存在し，NADPHから供与された電子がFMN，FADを介して酸化ドメインに運搬される．酸化ドメインの活性部位にはヘム分子が存在しており，ヘムイオンに電子が供与されると酵素が活性化され，NO分子とシトルリンが生成される．酸化ドメインには補酵素テトラヒドロビオプテリン（BH_4）結合部位が存在している．NOSは二量体構造を形成している．

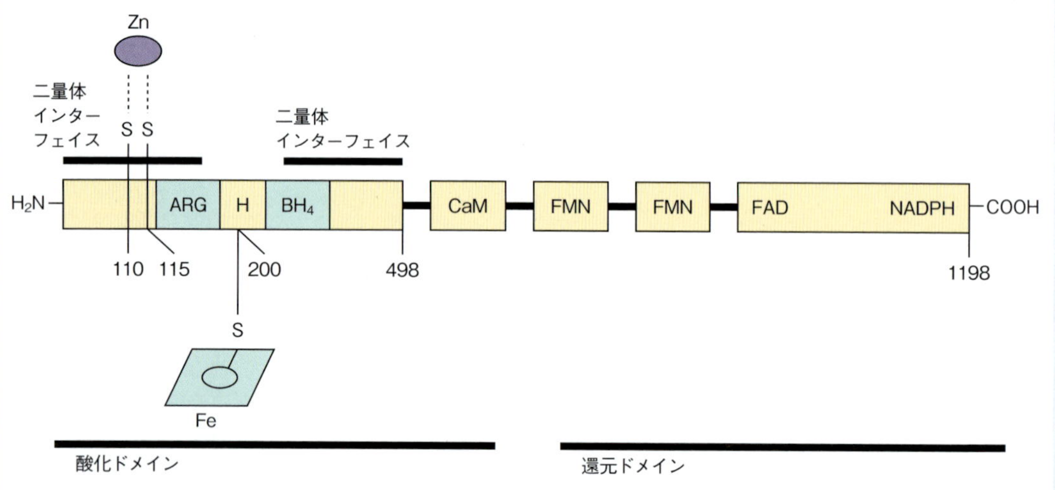

1 NO合成酵素（NOS）の構造
酸化ドメイン，還元ドメインを有しており，二量体構造を形成している．
ARG：アルギニン．

腎疾患の病態形成における酸化ストレス：CKDでは血管壁で酸化ストレスが亢進している

- CKDの背景に存在する加齢，糖尿病，喫煙，高血圧，脂質代謝異常では，共通して血管壁での酸化ストレスの亢進が報告されている（4）．
- 酸化ストレスは，腎組織に直接作用して腎障害の進展に関与するのみならず，血圧上昇や血管壁に作用することで，CKDにおける心血管病変の形成に関与している．
- 糖尿病，各種腎障害モデルにおいて，腎組織におけるNADPHオキシダーゼの活性化と，それによる酸化ストレスの亢進が示されている．
- レニン・アンジオテンシン（RA）系抑制薬であるアンジオテンシン変換酵素（ACE）阻害薬，アンジオテンシンII受容体拮抗薬（ARB）は，NADPHオキシダーゼ活性を抑制し，抗酸化作用を有している．

Key word
NADPHオキシダーゼ
好中球やマクロファージなどの貪食細胞では，NADPHオキシダーゼを介して大量の活性酸素を産生させ，殺菌に利用する．非貪食細動である心筋，血管平滑筋細胞，腎メサンギウム細胞にも本酵素が存在し，活性酸素種を産生し，細胞増殖・肥大などのシグナル伝達に関与することが示されている．

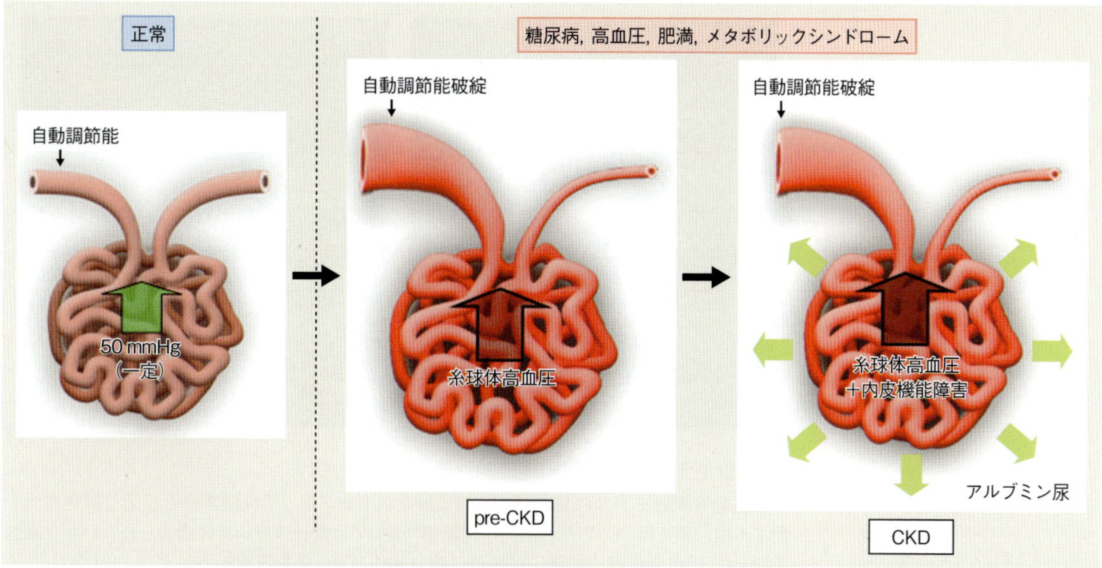

❷ 糸球体高血圧，内皮機能障害とアルブミン尿
CKD では共通して腎糸球体輸入細動脈に存在する自動調節能が破綻し，糸球体高血圧が生じる．ここに内皮機能障害が併存すると，アルブミン尿・蛋白尿が顕著となる．

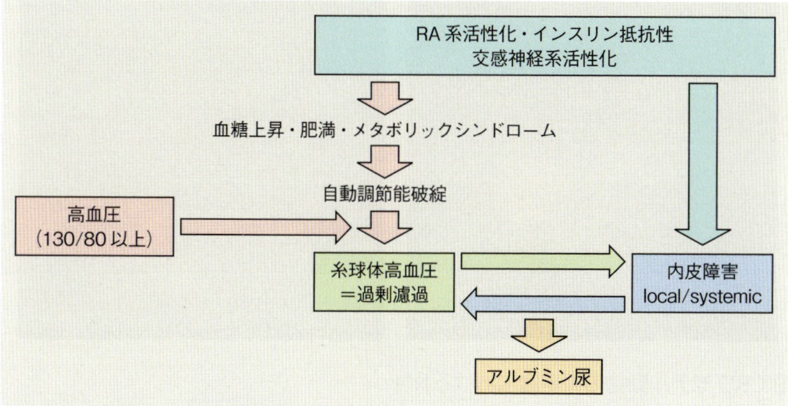

❸ 糸球体高血圧と内皮機能障害の双方向的関係
自動調節能が破綻し糸球体内圧が上昇すると，糸球体内皮細胞障害を増悪させる．逆に糸球体内皮障害の結果，血管進展性が障害されると内圧がさらに上昇すると考えられる．

- 腎不全ではスーパーオキシドジスムターゼ（SOD），カタラーゼ，グルタチオンなどの抗酸化酵素の活性低下が示されている．腎不全患者では活性酸素種（ROS）産生の亢進，還元能の低下などの要因が複合的に重複し，酸化ストレス亢進状態であることが示されている．
- 中等度腎機能障害患者および透析患者において，前腕動脈の内皮依存性血管拡張反応の低下が示されている．
- 透析患者では抗酸化薬の使用により，心血管イベントが減少することが示されている．

Memo
活性酸素種（reactive oxygen species：ROS）
ROS は以下の多面的な作用を介して，血管内皮活性化，内皮機能障害，動脈硬化進展において，中心的な役割を果たしていることが判明してきた．ROS は，
①血圧調節と血管障害に重要な役割を果たすアンジオテシンⅡ（AⅡ）などの血管作動性物質のメディエータとして機能する，
②酸化・還元状態によって制御される（レドックス感受性）シグナル伝達経路を介して，腎・血管壁構成細胞の機能調節に関与する，
③レドックス感受性転写因子（AP-1，NF-κB など）の活性化を介して，接着因子，ケモカイン，NOS などの遺伝子発現を制御する，
④ NO と反応し NO の作用を減弱・消去あるいは，より強力なラジカルであるペルオキシ亜硝酸塩（peroxinitrite：$ONOO^-$）を形成する．

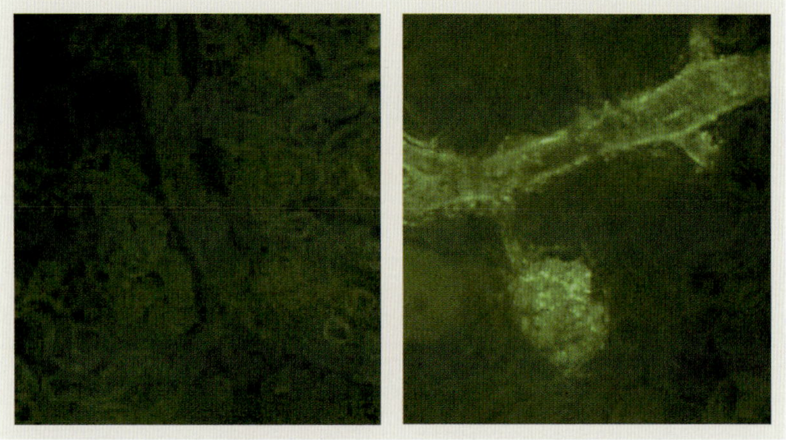

❹ CKDモデル動物の腎組織における酸化ストレス
高血圧性腎障害モデルの腎組織における酸化ストレスを，活性酸素種と反応し緑色蛍光を発する指示薬を用いて可視化した．対照群（左）では酸化ストレスは認められないが，高血圧群（右）では腎内細小動脈，糸球体に強い酸化ストレスを認める．

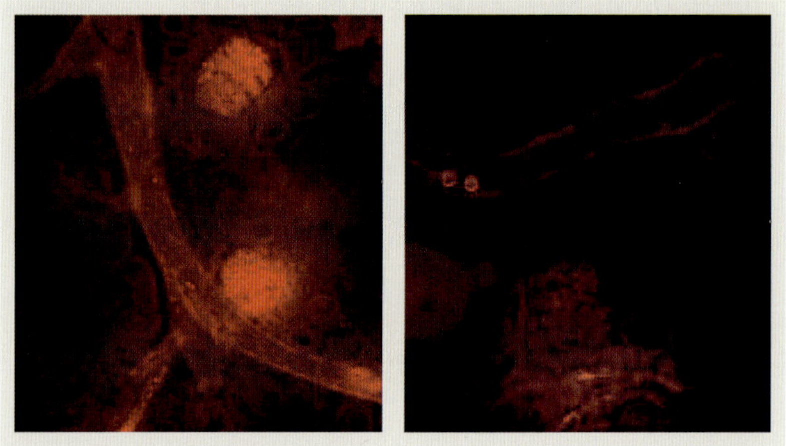

❺ CKDモデル動物の腎組織におけるNO
高血圧性腎障害モデルの腎組織におけるNOを，NOと反応し赤色蛍光を発する指示薬を用いて可視化した．対照群（左）では腎内血管系，糸球体において十分なNOの存在が確認される．高血圧群（右）では腎内細小動脈，糸球体のNO産生が抑制される．❹と同一組織であり，酸化ストレスの亢進とNOの低下が同一組織において生じていることがわかる．

- ビタミンEなどの抗酸化薬は，透析患者以外では心血管疾患（CVD）リスクを軽減しうることが証明されていない．透析患者では酸化ストレスがより著明に亢進していることが，結果の相違を説明しうるのかも知れない．

Key word
NO_x
一酸化窒素（NO），二酸化窒素（NO_2），亜酸化窒素（N_2O）などのNO代謝産物を総称したもの．NO自身は半減期の短いガス物質であるため，NO_xとして定量されることが多い．

CKDにおけるNO産生異常

- CKDは全般的に酸化ストレス亢進状態である．ROSによって血管壁のNOは容易に消去されることから，CKDは同時にNO不足状態とみな

COLUMN 糸球体血管壁の透過性の制御機構

糸球体は最外層に位置する上皮細胞およびスリット膜，基底膜，内皮細胞の三層構造で構成されている．これまで糸球体における血管壁の透過性制御機構は，主に上皮細胞およびスリット膜，基底膜に存在すると考えられてきた．糸球体内皮細胞は有窓性内皮細胞（fenestrated endothelium）であり，アルブミン程度の分子は容易に通過しうると考えられていた．しかしながら，糸球体内皮細胞も濾過障壁として一定の役割を果たしていることが明らかになってきた．内皮細胞表層および fenestra 内は，多糖類層（glycocalyx）で被覆されている．微量アルブミン尿を呈する糖尿病患者では，この内皮細胞層の glycocalyx が減少していることが示された（2）[3]．

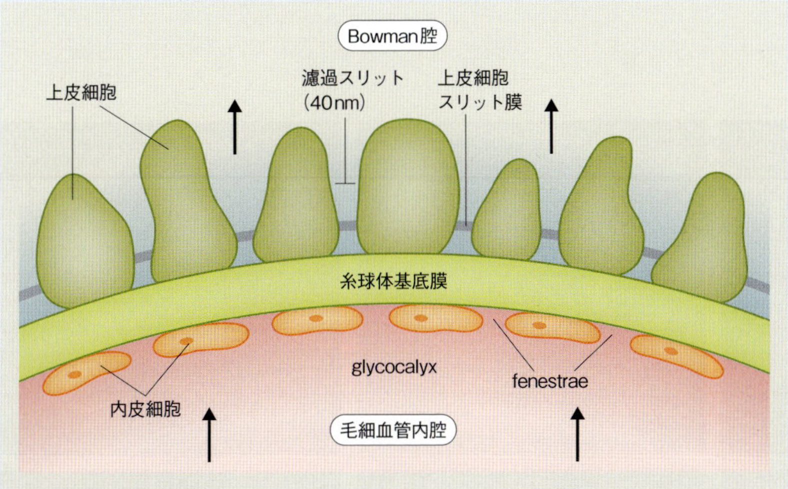

2 糸球体血管壁の構造

糸球体血管壁は外側から上皮細胞・スリット膜，基底膜，内皮細胞から構成されている．内皮細胞層には fenestrae があるため，アルブミンなどの大分子量物質の濾過障壁としての機能は付与されていないとみなされていた．ところが，fenestrae 内部や内皮細胞表層には，glycocalyx と総称される糖蛋白層が存在し，透過性制御に一定の役割を果たしていると考えられるようになった．

すことができる[2]（5）．

- 血漿および尿中 NO_x 排泄量を測定すると，尿中 NO_x 排泄量は腎機能低下と相関して低下する．
- 腎不全患者では NO 産生量が約 50 %に低下することが報告されている．
- 腎機能低下患者では内因性 NOS 阻害物質である非対称性ジメチルアルギニン（ADMA）が蓄積する．
- とりわけ糖尿病では，血管内皮機能障害，NO 産生異常が早期から生じている．
- 糖尿病や高血圧患者，喫煙者では血管内皮機能異常の一環として，NOS uncoupling が生じている．
- 糖尿病糸球体でも NOS uncoupling が生じており，NADPH オキシダ

Key word

非対称性ジメチルアルギニン（asymmetric dimethylarginine：ADMA）

ADMA は内因性の NOS 阻害物質である．ADMA はアルギニンのメチル化により産生され，細胞内への取り込みや NOS の基質として L-アルギニンの競合的阻害物質として作用する．ADMA の蓄積は，CKD における心血管病発症のリスク因子の一つと考えられている．

COLUMN アルブミン尿と蛋白尿の相違

アルブミン尿と蛋白尿は，単に尿中に漏出する蛋白成分の量的な相違だけなのであろうか．両者が質的に異なったものであり，出現メカニズム，臨床的意義も異なることが示されている．糖尿病性腎症患者において，微量アルブミン尿期と蛋白尿期の尿を使用し，糸球体血管壁の透過性の指標の一つであるシャント率をみたところ，アルブミン尿の直線的な延長線上に蛋白尿が存在しているのではないことが示されている．

「蛋白尿」期では，腎糸球体のサイズ選択性は大きく破綻しており，実際は蛋白のみならず，その他の血漿成分が尿中に漏出している．これらの中には，脂質，増殖因子，補体成分，トランスフェリン-鉄複合体などが含まれており，その多くは尿細管での再吸収時に細胞障害を惹起することが示されている．蛋白尿は腎障害の原因となり，同時に腎障害の重症度を反映する指標でもある．

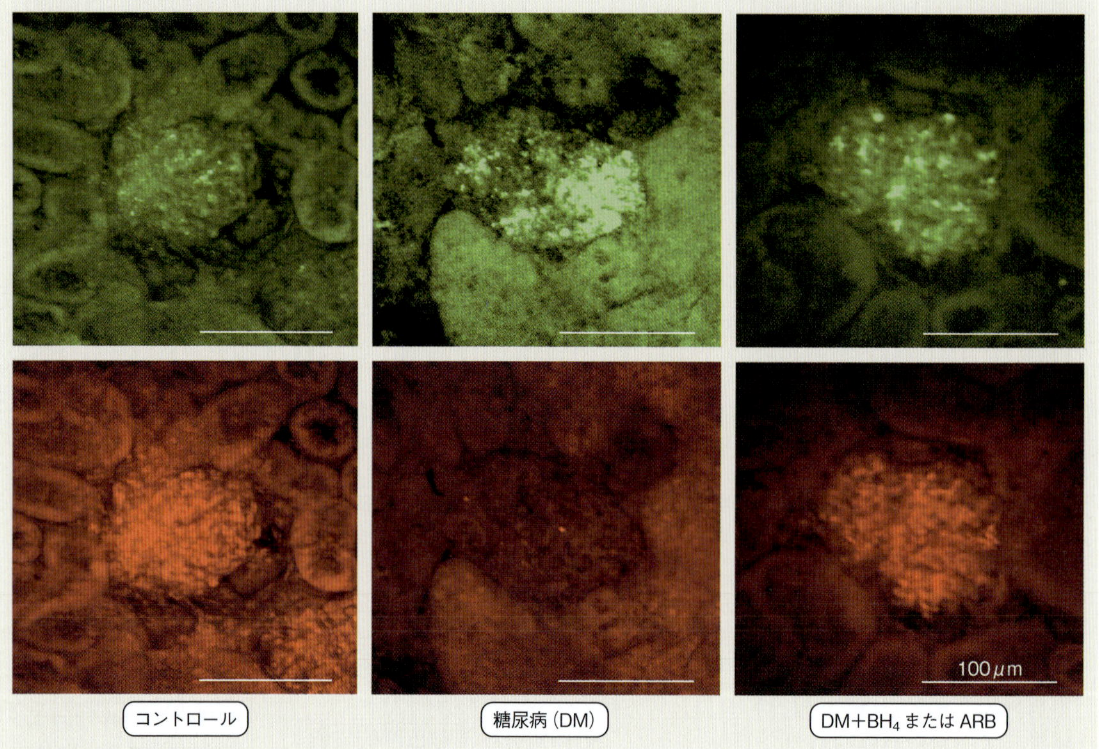

❻ 糖尿病における酸化ストレスとNOの不均衡

糖尿病では酸化ストレス（緑色）が亢進し，NO産生（赤色）が低下する．RA系抑制薬によりこの不均衡が改善される．
（Satoh M, et al. *Am J Physiol Renal Physiol* 2005[2] より）

ーゼに加えて uncoupling した NOS が酸化ストレス亢進の原因となっている（❻）．

- CKD では酸化ストレスの亢進と同時に NO 産生異常が存在する．ROS/NO の不均衡状態とみなすことができる．
- RA 系抑制薬（ACE 阻害薬，ARB）は NADPH オキシダーゼの活性化を抑制し，酸化ストレスを軽減させ，eNOS uncoupling を改善させる

COLUMN 微量アルブミン尿は「微量」なのか：「超」微量アルブミン尿の意義

従来の微量アルブミン尿のカットオフ値以下の少量のアルブミン尿（超微量アルブミン尿）が，心血管病発症の危険因子であることが明らかになっている．糖尿病，非糖尿病患者を対象として心血管病発症を検討したHOPE研究では，微量アルブミン尿の正常下限値以下の少量のアルブミン排泄量であっても，心血管病による死亡の有意な危険因子となることが示された．従来の「微量アルブミン尿」の定義以下の，ごく少量のアルブミン尿が心血管リスクとなることが示されたわけである．

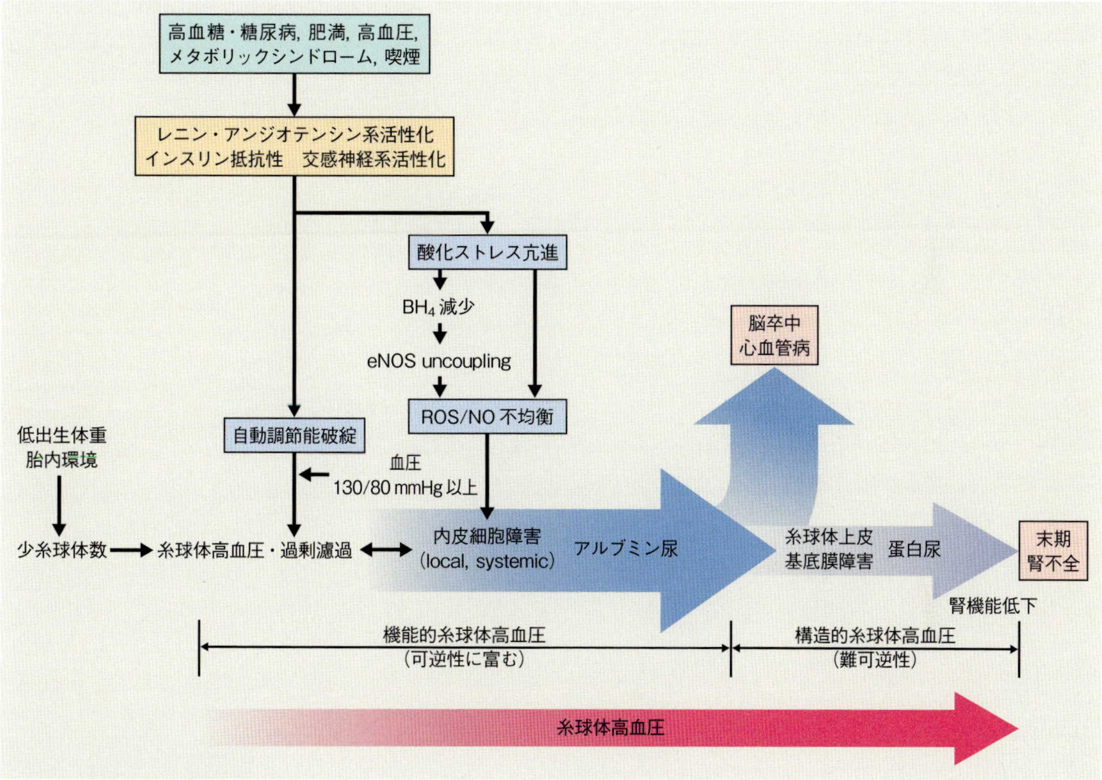

❼ CKDの発症・進展過程

糸球体自動調節能が破綻した状態では，130/80 mmHg 以上の血圧が糸球体高血圧をもたらす．糸球体高血圧と内皮障害の結果，アルブミン尿が出現する．この時点から心血管病リスクが高まる．腎障害が進展すると蛋白尿が出現する．蛋白尿は腎障害の原因ともなり，次第に腎機能が低下する．根底には一貫して糸球体高血圧が存在している．早期は可逆性に富む機能的な側面の強い「機能的糸球体高血圧」と見なしうるが，次第に構築変化が進行し可逆性の少ない「構造的糸球体高血圧」へと移行する．

（❼）．

- RA系抑制薬の腎保護効果の少なくとも一部には，抗酸化作用，ROS/NO不均衡改善作用が寄与しているものと考えられる．
- RA系抑制薬以外にも，スタチンとチアゾリジン誘導体が糖尿病患者で酸化ストレスを軽減し，血管内皮機能を改善させることが報告されている．

（柏原直樹，佐藤　稔）

Key word

NOS uncoupling

NOSの基質であるL-アルギニンや補酵素テトラヒドロビオプテリン（BH_4）が不足した状態では，NOSからNOではなくスーパーオキシドアニオン（O_2^-）が生成される（uncoupling）．酸化ストレスによりBH_4からジヒドロビオプテリン（BH_2）への変換が促進され，BH_4レベルが低下することも示されている．

◉文献

1）Ruggenenti P, Remuzzi G. Time to abandon microalbuminuria? *Kidney Int* 2006; 70: 1214-1222.
2）Satoh M, et al. NAD(P)H oxidase and uncoupled nitric oxide synthase are major sources of glomerular superoxide in rats with experimental diabetic nephropathy. *Am J Physiol Renal Physiol* 2005; 288: F1144-F1152.
3）Deen WM. What determines glomerular capillary permeability? *J Clin Invest* 2004; 114: 1412-1414.

◉Further reading

1）柏原直樹．糖尿病：糖尿病患者の腎臓を守ろう．慢性腎臓病CKD—病態理解に基づいた予防と治療のあり方．伊藤貞嘉，柏原直樹（監）．東京：メディカルレビュー社；2009．pp.25-39.

動脈硬化

◉ Point

- ▶動脈硬化性腎障害の危険因子として，高血圧，糖尿病，脂質異常症，肥満をあげることができる.
- ▶酸化ストレス，慢性炎症，免疫反応の活発化，線維化なども危険因子となる.
- ▶動脈硬化性腎障害の抑制には，酸化ストレスと慢性炎症のコントロールが必須である.

はじめに

- 最近の 10 年で，末期腎不全患者は倍以上に増加した．また 65 歳以上の人口の 11 %に CKD が認められる.
- 近年では，CKD と動脈硬化などの心血管合併症の関連が注目されている.
- 動脈硬化性プラークは CKD 患者の 30 %に認められるとの報告もある．しかしプラークが形成されるのは動脈硬化性変化が進行してからである.
- 腎動脈の近位に動脈硬化性狭窄が出現するずっと以前から，動脈硬化性変化によって，腎実質や糸球体に変化が現れる.
- 動脈硬化早期の変化と糸球体硬化による変化には共通点があり，これは糸球体細胞と血管壁細胞が似ていることが一因と考えられる.

古典的危険因子と動脈硬化性腎障害（❶）

高血圧

- CKD 患者の 70 ～ 80 %は高血圧を合併しており，GFR の低下につれてその割合は増大する．軽度から中等度の高血圧でも，非可逆的腎不全の重要な危険因子となる.
- 典型的には，高血圧は最初に腎血管床に障害を与え，小動脈でのヒアリン性肥厚をきたす（❷）．初期の段階では高血圧と動脈硬化は，ともに血管内皮機能に障害を与える.
- 障害された血管内皮は，脂質に富んだマクロファージの接着をきたし，炎症性細胞の走化と凝集をもたらす．その後血管はネクローシスをきたし，糸球体にもそれが及ぶ.

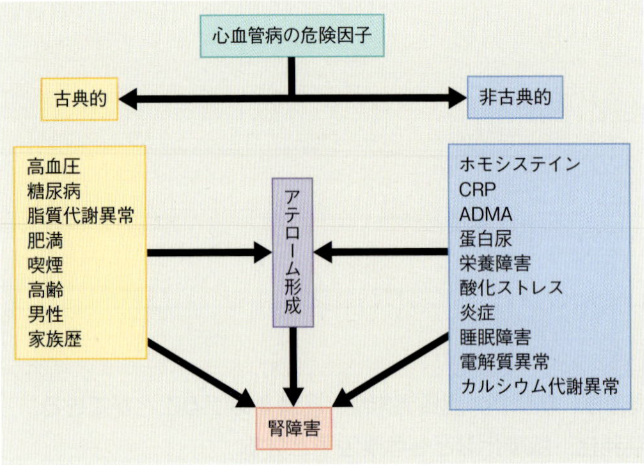

❶ アテローム形成と腎障害に関する危険因子

ADMA：asymmetric dimethylarginine.

（Chade AR, et al. *Hypertension* 2005[1] より）

❷ 心血管リスク因子による腎への形態学的変化

腎臓の特徴	危険因子			
	高血圧	糖尿病	脂質異常症	肥満
腎臓サイズ	正常または縮小	増大	正常	増大
腎血管	動脈ヒアリン化，血管周囲線維化，中膜肥厚，血管内皮機能障害			
糸球体	糸球体硬化（後期）	メサンギウム領域の肥厚，巣状・びまん性の糸球体硬化	微小変化（早期）糸球体硬化（後期）	糸球体硬化（後期）
尿細管	尿細管間質性線維化・萎縮	尿細管間質性線維化・萎縮	尿細管間質性線維化	尿細管間質性線維化

（Chade AR, et al. *Hypertension* 2005[1] より）

- アンジオテンシンⅡは核内因子κB（NF-κB）や接着分子，形質転換増殖因子β（TGF-β），エンドセリン-1などを介して動脈硬化を進展させ，血管細胞の増殖・凝集・炎症を促進する．
- アンジオテンシンⅡは，NADPHオキシダーゼを活性化して，活性酸素種（reactive oxygen species：ROS）の産生を増加させ，酸化ストレスを増大させる．
- ROSは血管を直接収縮させると同時に，NOの活性を低下させることにより血管内皮機能を低下させる．
- 高血圧は，血管内皮依存性NO合成酵素（endothelial NO synthase：eNOS）の活性を抑制する．これらによって，低比重リポ蛋白（LDL）の酸化，単球やマクロファージの遊走，血管平滑筋細胞の増殖などが引き起こされ，動脈硬化性変化が促進される．

糖尿病

- 糖尿病患者の30～40％が腎症を発症し，多くは末期腎不全に至る．
- グルコースは，酸化ストレスの増大を介して，尿細管や糸球体においてアンジオテンシンⅡやTGF-βを刺激する．
- 典型的な糖尿病患者の初期の腎臓では，腎サイズの増大，糸球体基底膜の異常，腎臓内小動脈の異常が認められる．

- 後期には，動脈のヒアリン性硬化，局所分節状あるいはびまん性の糸球体硬化症，尿細管の空胞化と萎縮，間質の炎症と線維化などが起こる．
- 蛋白質が長期間高血糖にさらされると，終末糖化産物（AGEs）が産生される．AGEsはLDLの修飾，マクロファージへのコレステロールやコレステロールエステルの取り込み，泡沫細胞の形成などを引き起こす．この結果，血管内皮障害，LDLの酸化，炎症などを介して，動脈硬化が悪化する．

Key word
終末糖化産物（advanced glycation end products：AGEs）
AGEは高血糖の条件下で非酵素学的に生成され（Maillard反応），その生成には酸化ストレスも大きく寄与している．Maillard反応は，①可逆的な段階であるシッフ塩基の形成からアマドリ転位物の生成までの前期反応と，②酸化，脱水，縮合による不可逆的なステップの後期反応に分けられる．ちなみに，HbA_{1c}はAGE生成過程における初期反応生成物である．

脂質異常症

- 脂質異常症は腎不全患者に高率に合併し，動脈硬化を悪化させる．
- 酸化LDLは糸球体硬化症を引き起こし，他方で中性脂肪や酸化LDLの上昇，アポリポ蛋白や高比重リポ蛋白（HDL）の低下などを起こすことにより，動脈硬化を惹起する．
- 脂質異常症は，腎血管内皮障害，微小血管のリモデリング，糸球体硬化症などを起こすが，それらは酸化ストレスによるものとされている．
- 糸球体メサンギウム細胞や血管内皮細胞，血管平滑筋細胞は，LDLおよび酸化LDLを取り込み，泡沫細胞を形成することにより，糸球体障害を起こす．これらの機序は，血管の動脈硬化性病変の成立と似かよっている．
- 血管内皮，尿細管などに起こるこれらの障害が，蛋白尿につながると考えられている．

肥満

- 肥満は腎不全患者の腎機能増悪の危険因子であり，腎機能以外は健康な成人にも影響を及ぼす．
- 肥満は，レプチン，インターロイキン，アディポネクチン，腫瘍壊死因子α（TNF-α）などの炎症性サイトカインに影響を及ぼすことによって腎障害をきたし，糸球体間質マトリックスを生成し，糸球体と尿細管基底膜の肥厚を促す．これらが結果として糸球体硬化症につながる．
- 肥満すると，腎尿細管でのナトリウム再吸収の亢進による高血圧，血管内水分の貯留，物理的な腎臓の圧迫などが起こる．
- さらに肥満では，糖尿病や脂質異常症を高率に合併するため，動脈硬化性変化を腎臓に起こすことによって，腎機能を悪化させる．
- 肥満はメタボリックシンドロームの特徴の一つであり，メタボリックシンドロームの患者は，先進国において増加の一途をたどっている．
- メタボリックシンドロームの患者は，高率に微量蛋白尿を合併しており，これは早期CKDの指標となっている．メタボリックシンドローム

Key word
アディポネクチン
脂肪組織は，単なるエネルギーの貯蔵組織ではなく，さまざまな代謝活性分子を分泌することが明らかとなってきた．アディポネクチンは，白色脂肪組織から分泌される主要な蛋白の一つであり，血漿中の蛋白の0.01％を占める．アディポネクチンはインスリン感受性の維持に関与し，肥満者でのアディポネクチン濃度の減少は，2型糖尿病の合併と関連しているとされる．

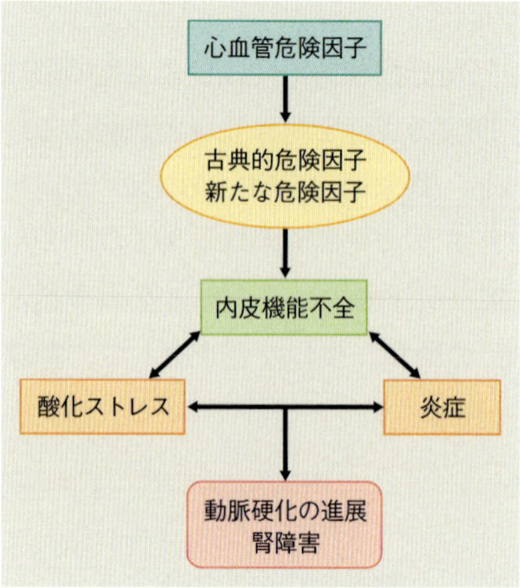

❸ 心血管危険因子が腎障害を引き起こす機序
(Chade AR, et al. *Hypertension* 2005[1] より)

の改善が腎機能障害の防止に重要である.

動脈硬化性腎障害の新たな危険因子 (❸)

酸化ストレス

- 酸化ストレスは，血管内皮障害からプラークの形成と破綻に至るすべての動脈硬化の段階に関与していると考えられる.
- 通常，ROS は各種の抗酸化メカニズムによって抑制されている．ROS の過剰によってこれらの防御機構が破綻すると，蛋白，脂質，炭水化物などが酸化され，CKD が増悪する.
- 血管内皮細胞，平滑筋細胞，外膜組織などにおける ROS の増加によって，血管内皮細胞障害が引き起こされ，動脈硬化が進行する.
- ROS は NO を不活性化し LDL を酸化すると同時に，酸化 LDL は ROS の産生を増大させ，悪循環を形成する．さらにROSは，炎症，細胞増殖，細胞分化，細胞死，組織リモデリングなどにかかわる転写因子にも影響を与える.

Memo
慢性炎症と酸化ストレスは，相互に影響しあいながら，腎機能に悪影響を与えていると考えられる．たとえば，CKD において蓄積する尿毒症性毒素は，フリーラジカルの産生を引き起こすが，同時に炎症性因子も活性化する．慢性炎症は，腎間質の食細胞を刺激して，ROS やその他のラジカルを産生させる．このダイナミックな相互作用が，動脈硬化の進行と腎障害に大きな役割を果たしていると考えられる.

炎症

- 慢性の炎症反応は，透析患者および末期腎不全患者の 50 %に認められるとされている.
- 炎症は血管内皮細胞障害によって引き起こされ，内皮細胞機能低下と動脈硬化性プラークの形成につながる．逆に動脈硬化性変化の結果として，炎症反応が増悪する.
- ROS と同様に，酸化 LDL もインターロイキン，TNF-α，インターフェロン，NF-κB などの炎症性サイトカインを活性化する．炎症は，全身のさまざまな血管床における動脈硬化性変化の最初のきっかけとなり，その正確な機序に関してはまだ不明な点も多い．

免疫反応

- 免疫反応も，酸化LDLを介して動脈硬化形成に関与している．
- 内膜のマクロファージに脂質が蓄積することにより，動脈の炎症は亢進し，特異的な免疫反応が引き起こされる．動脈硬化病変部位は免疫反応が活発であり，動脈硬化病変の進展には，自然免疫・獲得免疫の両方が必要とされる．
- 補体反応系は，炎症と組織リモデリングの調節に関与しており，障害に対する反応のみならず，尿細管細胞や糸球体細胞から局所的にも生成され，パラクライン・オートクライン的に作用する．補体反応系は主に自然免疫系に関与しているが，その生成物は白血球の遊走や増殖因子の生成にも関与し，動脈硬化を進展させる．

線維化

- 動脈硬化は，細胞増殖，細胞分化，細胞死などを引き起こすことにより，結果的に，腎の構造的障害と線維化を引き起こす．
- 酸化リポ蛋白は，糸球体障害，間質の線維化などを引き起こす可能性がある．さらに酸化ストレスは増殖性転写因子を活性化することにより，腎障害をさらに増強させる．
- 前述のように，高コレステロール血症では，酸化LDLの血中レベルの上昇と腎再吸収の増加が認められる．これによりNF-κBの発現が増加し，炎症と細胞増殖が引き起こされる．酸化LDLは前線維化因子であるTGF-βの発現を上昇させる．これによって，酸化LDLの受容体の発現も上昇し，酸化，炎症，線維化という悪循環が持続することになる．
- レニン・アンジオテンシン系，NADPHオキシダーゼ，TGF-β，プラスミノーゲン活性化因子インヒビター1（plasminogen activator inhibitor-1：PAI-1）などの線維化促進因子が，細胞外マトリックスの沈着をきたすが，同時にそれと並行して，腎での細胞外マトリックス分解システムは抑制されると考えられる．
- 腎の線維化は，腎の微小血管の蛇行や空間的密度の上昇などを引き起こすが，これは腎血流を保持するための代償機構と考えられる．これらの反応により，徐々に腎の瘢痕化が進行してゆく．

まとめ（❹）

- 近年のステント技術の発展などにより，腎動脈の狭窄の解除技術は大きく進歩したにもかかわらず，腎不全の進行は抑えきれていない．この原因の一つとして，動脈硬化性変化が腎そのものに悪影響を及ぼしている

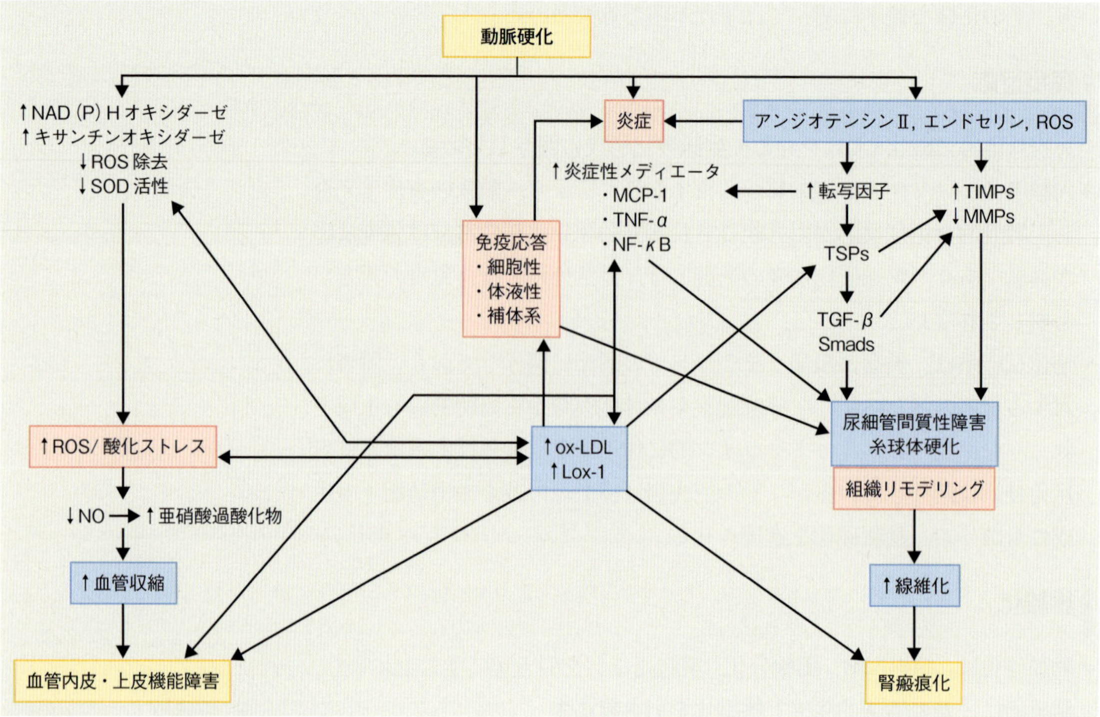

❹動脈硬化による腎障害の病態

酸化ストレスの増大，炎症反応，免疫応答などが相互作用して，腎組織のリモデリングと不可逆的な組織瘢痕化につながる．
SOD：スーパーオキシドジスムターゼ，TSPs：トロンボスポンジン，TIMPs：メタロプロテアーゼ阻害因子，ox-LDL：酸化LDL，Lox-1：lectin-like ox-LDL receptor 1，MMPs：マトリックスメタロプロテアーゼ．
（Chade AR, et al. *Hypertension* 2005[1]より）

と考えられる．

- プラークの形成以前に，さまざまなレベルの血管に動脈硬化が起こり，そのことが腎障害の原因となっている．
- その病態としては，酸化ストレス・慢性炎症とそれらの悪循環，転写因子活性化による血管，尿細管，糸球体の障害であると考えられる．さらに動脈硬化は，内因性の防御機構を抑制して，腎の瘢痕化に帰着する．
- これらのことから，動脈硬化性の腎機能障害を抑制するには，酸化ストレスと慢性炎症をコントロールすることが必須と考えられる．

（平田陽一郎，佐田政隆）

◉参考文献

1）Chade AR, et al. Kidney in early atherosclerosis. *Hypertension* 2005; 45: 1042-1049.
2）Schiffrin EL, et al. Chronic kidney disease: Effects on the cardiovascular system. *Circulation* 2007; 116: 85-97.
3）Hage FG, et al. The scope of coronary heart disease in patients with chronic kidney disease. *J Am Coll Cardiol* 2009; 53: 2129-2140.
4）石橋敏幸．終末糖化産物．医学のあゆみ 2007：221：1184-1189.
5）平田陽一郎，佐田政隆．血管リモデリングと血管周囲脂肪組織．アディポサイエンス 2009：6（2）：155-159.

血管石灰化

Point

- 血管石灰化は病理学的に Mönckeberg（メンケベルグ）型血管中膜石灰化とアテローム硬化性石灰化に大別される．
- 血管石灰化は収縮期高血圧や血圧変動を惹起し，心血管イベント発症を惹起する．
- CKD における血管石灰化は，カルシウム・リン代謝が大きく影響する．
- 高リン血症を背景とした病態では，血管石灰化形成に血管平滑筋細胞のアポトーシスが関与する．

心血管系における加齢変化

- 動脈硬化には，粥状動脈硬化巣（プラーク）形成「atherosis」という側面と，血管壁硬化「sclerosis」という側面がある（❶）．
- 加齢に伴う生理的な機能低下を示す「生理的老化（physiological aging）」と，その生理的老化に病的状態を併発する「病的老化（pathological aging）」の２つに分けて考えなければならない．
- 循環器系に認められる加齢変化を❷に列挙する．

血管石灰化の病理学的特徴

- 血管の加齢変化として，石灰沈着，コラーゲン沈着および架橋結合，エラスチンの変性・脱落などがある．
- 特に高齢者の血行動態管理を難しくする理由の一つとして，血管石灰化が大きくかかわっており，大動脈や筋性動脈における伸展性の低下（コンプライアンスの低下）による血管壁硬化が増大する．
- 血管弾性の低下（Windkessel 機能の低下）が，収縮期高血圧や血圧変動，圧受容体の機能低下，大動脈瘤や大動脈・冠動脈の解離などのさまざまな病態を惹起する．
- 血管石灰化は，病理学的に，①糖尿病・腎不全・高齢者などにみられる大動脈や（冠動脈や頸動脈も含めた）中小動脈によく認められる Mönckeberg（メンケベルグ）型血管中膜石灰化，②粥状動脈硬化巣に起こるアテローム硬化性石灰化に大別される（❸）．

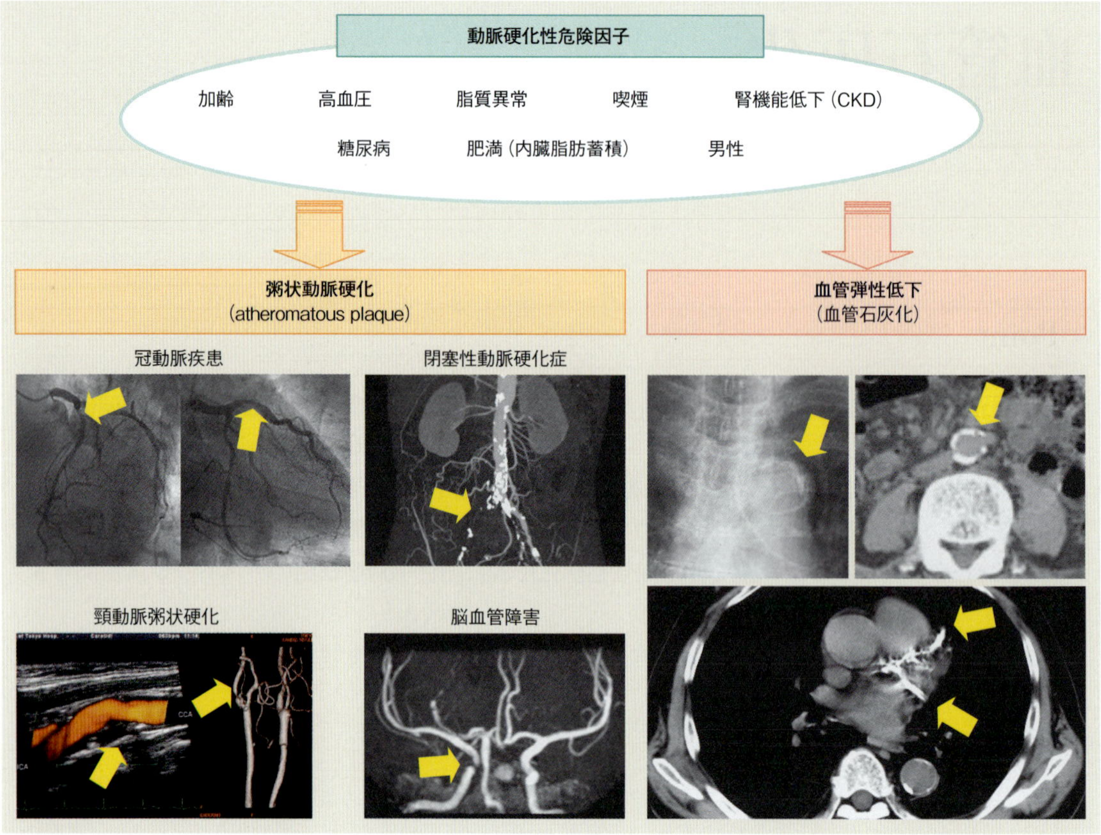

❶ 動脈硬化における2つの側面

動脈硬化を考えるうえで，血管壁への脂質沈着とそれを貪食したマクロファージの浸潤・蓄積によって粥状動脈硬化巣（プラーク）の形成が進む「atherosis」という側面と，血管壁自体が硬化・変性しstiffnessが増加する「sclerosis」という側面がある．

❷ 心血管系における加齢変化

血管系	石灰化，コラーゲン分子の架橋結合（クロスリンキング），エラスチンの変性・脱落 →血管伸展性（弾性）の低下（Windkessel機能の低下） →血圧変動，圧受容体の機能低下，大動脈瘤や大動脈・冠動脈の解離
心筋細胞	数の減少，サイズの増大 →心肥大 間質へのリポフスチンやアミロイドなどの沈着 →心室拡張能の低下
刺激伝導系	構成細胞数の減少と線維化 →伝導障害（洞不全症候群，房室ブロックなど）
弁膜，弁輪	大動脈弁石灰化，僧帽弁および僧帽弁輪石灰化 →弁狭窄および弁閉鎖不全による心不全

血管石灰化の臨床的意義（COLUMN 参照）

Mönckeberg 型血管中膜石灰化

- 高齢者に特徴的な収縮期高血圧が惹起され，逆に拡張期血圧の低下（す

COLUMN 血管石灰化の病理学的特徴と臨床的意義

血管石灰化は病理学的に血管中膜石灰化（Mönckeberg 型といわれる）とアテローム硬化性（粥状動脈硬化巣内）石灰化の２つに大別される（**1**）．

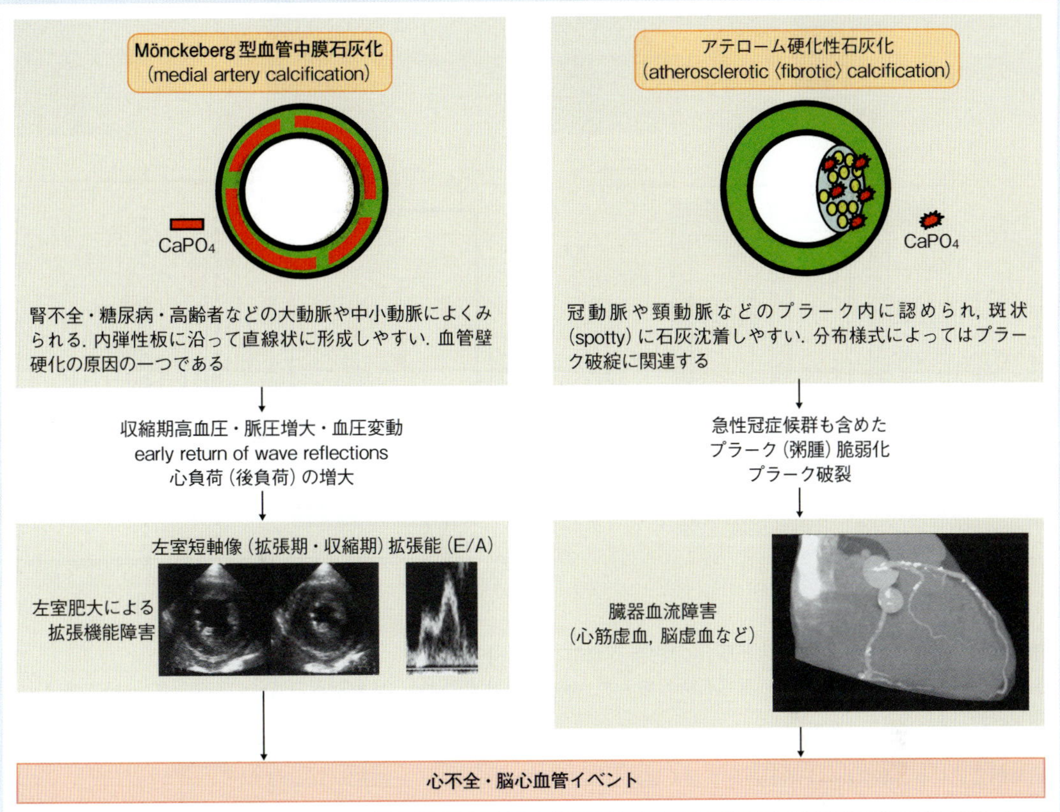

1 血管石灰化の病理学的特徴と臨床的意義

なわち脈圧の増大）が生じる．

- 拡張期血圧の低下は冠動脈も含めて臓器血流が低下しやすく，最終的に心血管イベント発症につながりやすい．
- 血圧変動の増大や起立性低血圧などの誘因にもなりうる．
- 心臓への後負荷も増大し，左室肥大を伴う拡張機能障害にもなりやすい．これらの血行動態の変化は，高齢者の心不全（収縮機能が保持されている心不全〈heart failure with preserved systolic function：HF-PSF〉）の原因の一つにもなり，大きな予後規定因子である．

アテローム硬化性石灰化

- プラーク内に斑状（spotty，patchy）の石灰沈着を認めることが多い．
- 石灰化部位でプラーク破綻は起こりやすく，急性冠症候群（acute coro-

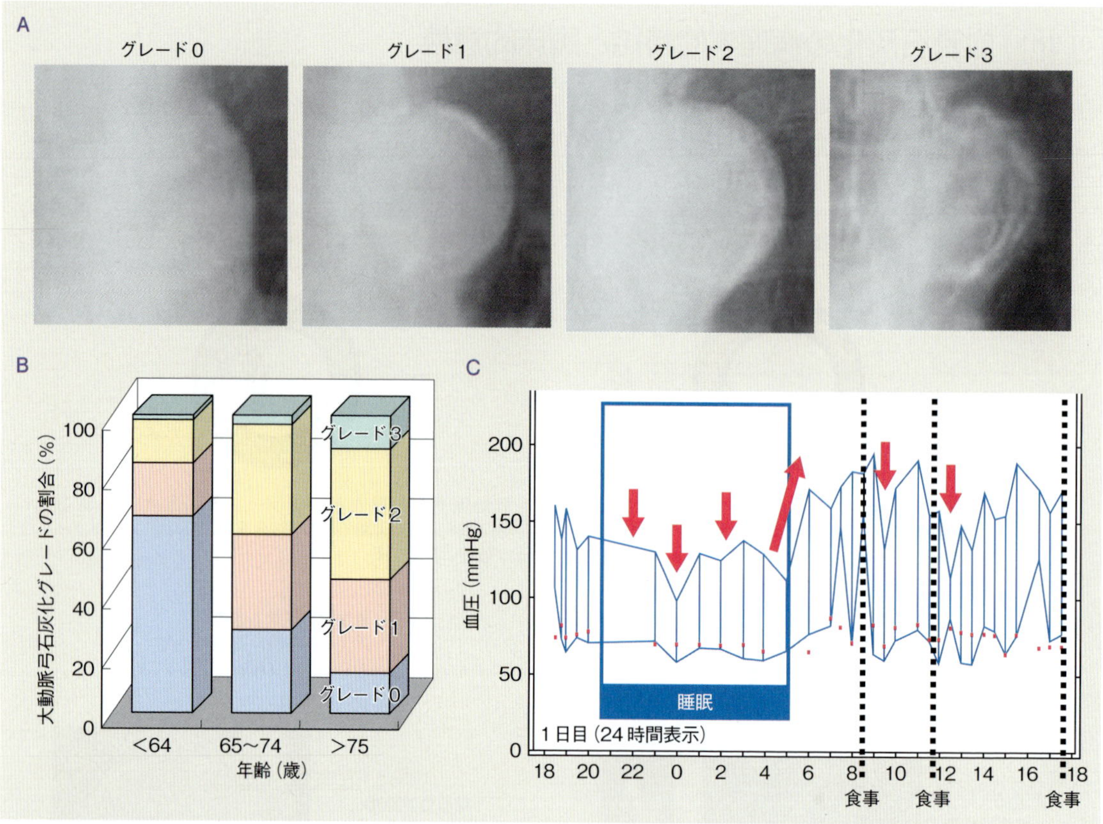

❸ 胸部単純X線における大動脈弓石灰化のさまざまなグレード

A：胸部単純X線上に認められる大動脈弓石灰化を示す．筆者らは写真のように大動脈弓石灰化の程度（グレード）を4つに分類し評価している．

B：無症候性一般外来患者（239名，平均年齢61.9歳）の年齢層別における大動脈弓石灰化グレードの分布．高齢者，特に後期高齢者になると高グレードの石灰化が多く認められる．（Ehara S, et al. *Circulation* 2004[3] より）

C：強度の大動脈弓石灰化を伴う高齢者の血圧著明変動の一例．大動脈弓石灰化グレード3を認める85歳女性の24時間血圧測定（ABPM）を示す．夜間の血圧値は低血圧ではないが，日中の血圧値から比較すると相対的に著明に低下しており，extreme-dipper型を呈している．その後，早朝高血圧（morning surge）を認め，日中は激しい血圧変動を呈し，食後低血圧も示している．（筆者データより）

nary syndrome：ACS）の発症にもかかわっている．

血管部位別の特徴

大動脈石灰化

- 大動脈における石灰化に関して，従来の単純X線撮影では十分な定量性評価が難しい．
- なかでも腹部大動脈石灰化では，心血管イベントとの関連を検討した報告が多い．ある3つのサブ解析をまとめてみると，合計6,862症例を対象として最高22年間にわたる追跡では，腹部大動脈石灰化の多い群は，少ない群に比して心血管イベントが約2.7倍，心血管死が約3.3倍であった[1].

- 大動脈弓石灰化（aortic arch calcification：AAC）において，筆者らは無症候性一般外来患者での胸部単純 X 線を用いて 4 つのグレードに分類してみると（❸A），年齢層別ではより高齢者において高グレードの比率が高かった（❸B）[2].
- 高度な大動脈弓石灰化を持ち合わせる高齢者では，血圧の大きな日内変動を示す（❸C）.

冠動脈石灰化

- 従来，冠動脈石灰化の臨床的意義は，プラーク安定化に寄与していると考えられていた.
- 近年，血管内超音波（intra-vascular ultrasound：IVUS）を用いた解析によると，不安定プラークは石灰沈着の有無ではなく，むしろ分布形様式に大きく依存する（❹上）[3].
- EB-CT（electron-beam computed tomography）による冠動脈石灰化の量的評価では，石灰沈着の程度（Agatston スコア）が高い症例ほど，心血管イベントが多いことが数多く報告されている（❹下）[4].

慢性腎不全を背景とした血管石灰化の臨床病態

- 慢性腎不全患者では腎不全死よりも，むしろ心血管疾患による死亡のほうが多い.
- 特に透析患者において，心血管系合併症による死亡率は一般人と比較して 10 ～ 30 倍高い.
- 一般的に慢性腎不全患者での血管石灰化は，Mönckeberg 型血管中膜石灰化が典型的である．よって，腎機能悪化症例では動脈壁の硬化（pulse wave velocity〈PWV〉の高値）が進みやすい（❺）[5].
- 機序の一つとしてカルシウム・リン代謝異常が大きく関与し，特に高リン血症の影響が大きい.
- 血清リン濃度は心血管イベントに大きく関与する（❻）[6].

血管石灰化の発症メカニズム

- 従来は，動脈壁の変性・壊死過程において，カルシウム移動説に基づき「受動的」なリン酸カルシウムの沈着により血管石灰化が発症すると考えられていた.
- 近年の研究により，血管壁細胞がさまざまな因子によって「能動的」に石灰化促進方向へと作動することがわかってきた.

Key word

慢性腎臓病に伴うミネラル・骨代謝異常

慢性腎不全患者ではカルシウム・リン代謝異常，そしてそれに続いて引き起こされる二次性副甲状腺機能亢進症，骨代謝異常が血管石灰化に大きく関与する．近年，これらの見解を「慢性腎臓病に伴うミネラル・骨代謝異常（chronic kidney disease related mineral and bone disorder：CKD-MBD）」と称して注目されている.

Memo

慢性腎不全患者では「高リン血症」が起こりやすく，血清リン濃度が 5.5 mg/dL 以上になると死亡リスクが上昇するという報告もある.

冠動脈石灰化パターン	急性心筋梗塞 $n=61$ (%)	不安定狭心症 $n=70$ (%)	安定狭心症 $n=47$ (%)
石灰化なし	**16 (26)**	**29 (41)**	10 (21)
斑状（spotty）石灰化	**31 (51)**	**28 (40)**	14 (30)
中等度（intermediate）の石灰化	9 (15)	11 (16)	5 (11)
広範囲な線状（extensive）石灰化	5 (8)	2 (3)	**18 (38)**

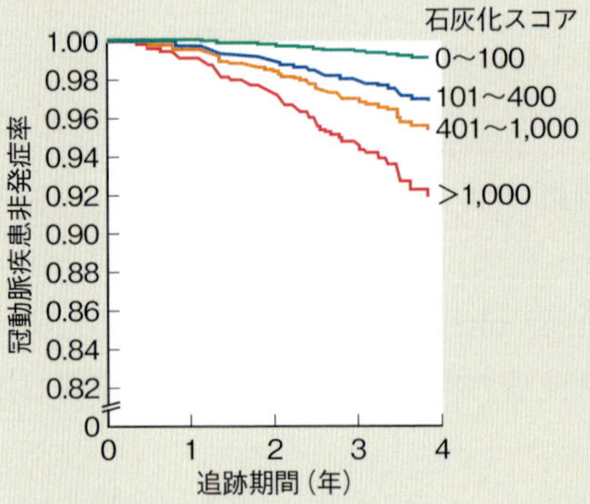

冠動脈石灰化スコア	補正後の相対リスク（95%信頼区間）
冠動脈疾患	
0～100	1.0
101～400	3.0 (0.9～9.9)
401～1,000	5.4 (1.7～17.5)
>1,000	7.5 (2.3～24.3)
脳血管疾患	
0～100	1.0
101～400	2.4 (0.7～8.2)
401～1,000	5.1 (1.5～17.0)
>1,000	7.6 (2.3～25.0)
総死亡	
0～100	1.0
101～400	2.0 (1.1～3.6)
401～1,000	2.0 (1.1～3.8)
>1,000	2.3 (1.2～4.5)

❹ 冠動脈石灰化と心血管イベント発症との相関

上：責任冠動脈病変におけるIVUSによる石灰化沈着のパターン．急性心筋梗塞や不安定狭心症における責任冠動脈病変には，高率に「斑状」石灰化沈着が認められ，逆に安定狭心症の責任冠動脈病変には「線状」石灰化沈着が高頻度に認められる．
（Ehara S, et al. *Circulation* 2004[3] より）

下：ロッテルダム研究（無症候の1,795人，平均年齢71歳）におけるAgatston冠動脈石灰化スコア別の生存曲線（Kaplan-Meier曲線）と相対リスク．心血管イベントは平均期間3.3年にわたり追跡された．Agatstonスコアにて冠動脈石灰化を4グレードに分類しているが，1,000以上の高度石灰化群は一番少ない群に比べて心血管イベントの相対危険度は約7.5倍であった．
（Kondos GT, et al. *Circulation* 2003[4] より）

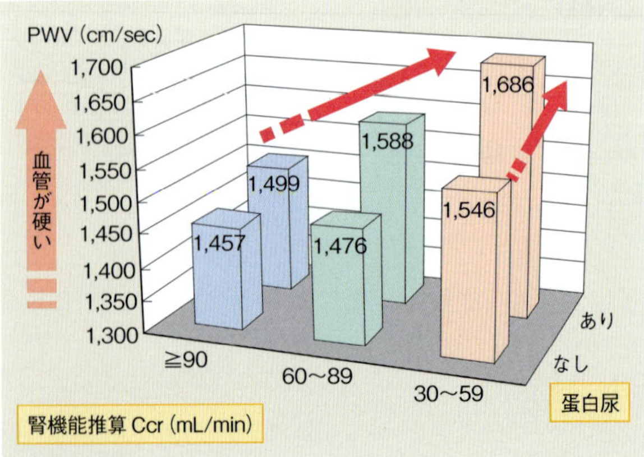

❺ 腎機能障害と動脈壁硬化

腎機能の低下症例（推算クレアチニンクリアランス〈Ccr〉の低下，および蛋白尿の存在）は，脈波伝播速度（pulse wave velocity：PWV）がより高値であり，動脈壁の硬化を示唆する．

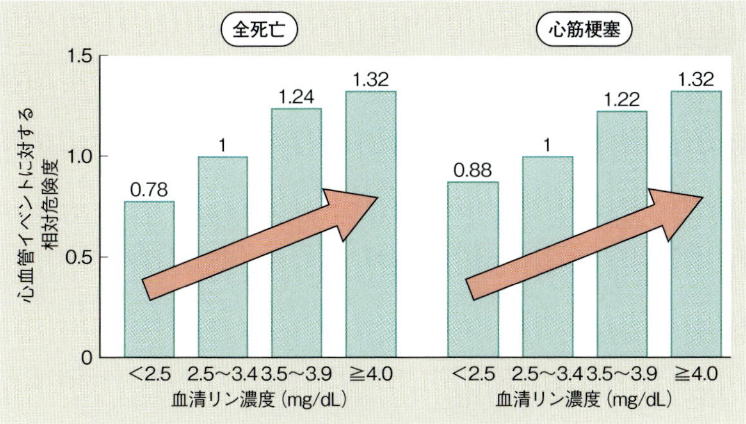

❻ 血清リン濃度と心血管イベントリスク

血清リン濃度は他の危険因子を補正しても，濃度依存的に全死亡や心血管イベントと正の相関がある．

（Tonelli M, et al. *Circulation* 2005[6] より）

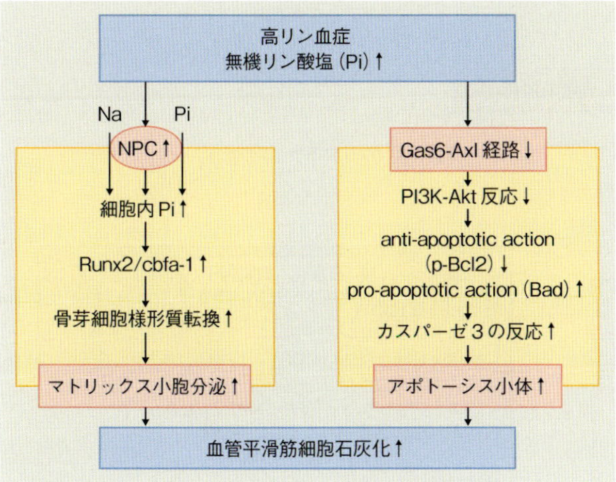

❼ 高リン血症を背景とした血管平滑筋細胞石灰化の分子機序

慢性腎不全により高リン血症状態では，血管平滑筋細胞に対し Na 依存性リン共輸送体（Na-dependent phosphate cotransporter：NPC）を介して細胞内リン濃度が上昇し，Runx2 発現上昇などを介して骨芽細胞様形質転換を促す．一方，高リン状態は血管平滑筋細胞においてアポトーシスも惹起し，石灰化形成の初期段階として働く[7]．この現象には，抗アポトーシス経路であるビタミン K 依存性分泌蛋白 growth arrest-specific gene 6（Gas6）とその受容体である Axl を介する経路の抑制が大きく関与している[8]．

骨・軟骨様細胞への分化・形質転換

- 血管石灰化形成には，骨・軟骨形成ときわめて類似した病態が起こっている．
- 血管石灰化部位に骨代謝調節因子や骨基質蛋白の存在が確認されており，特に血管壁に存在する間葉系細胞（主として血管平滑筋細胞）が骨芽細胞あるいは軟骨細胞様に形質転換していくことによる（❼）．
- そこには骨芽細胞分化を調節する転写因子 runt-related transcription factor 2（Runx2）遺伝子も発現上昇している．
- さらに，骨形成因子 bone morphogenetic proteins（BMPs）シグナルの標的転写因子として Msh homeo box homolog 2（Msx2）も重要と考えられている．

石灰沈着の核の存在：マトリックス小胞とアポトーシス小体

- 骨や軟骨組織と同様に，血管平滑筋細胞においてもマトリックス小胞

COLUMN 血管石灰化の分子機序と調節因子

従来，血管壁への受動的な石灰沈着が主な機序と考えられていたが，近年の研究により，血管平滑筋細胞の骨芽細胞様形質転換，石灰沈着の核（コア）として働くマトリックス小胞（matrix vesicles）やアポトーシス小体などが血管石灰化形成に大きくかかわっていることがわかってきた．また，内因性抑制因子の低下・欠如やクリアランス低下などの関与も大きい（2A）．

血管石灰化形成において，さまざまな促進因子と抑制因子の関与が報告されている．特に著明な血管石灰化が認められる慢性腎不全状態では，高リン血症およびNa依存性リン共輸送体（Na-dependent phosphate cotransporter：NPC），酸化ストレスや炎症性サイトカインなどが大きくかかわる（2B）．

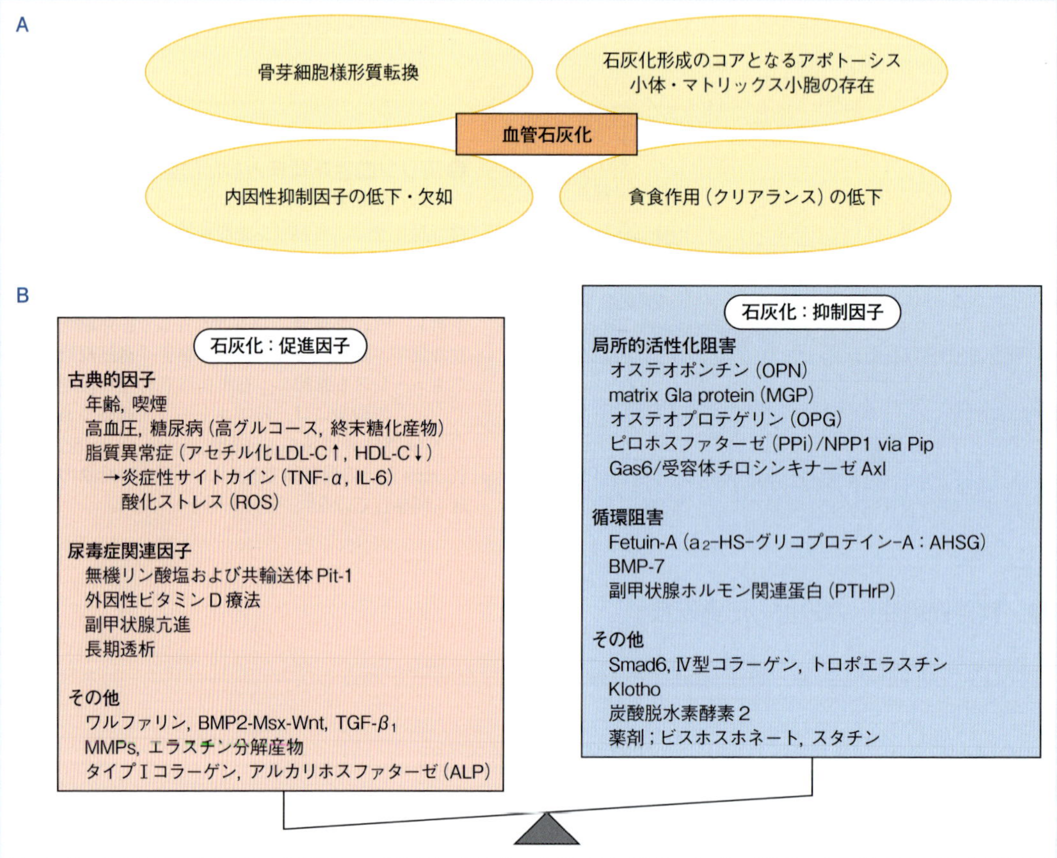
A
骨芽細胞様形質転換
石灰化形成のコアとなるアポトーシス小体・マトリックス小胞の存在
血管石灰化
内因性抑制因子の低下・欠如
貪食作用（クリアランス）の低下
B
石灰化：促進因子
古典的因子
年齢，喫煙
高血圧，糖尿病（高グルコース，終末糖化産物）
脂質異常症（アセチル化LDL-C↑，HDL-C↓）
→炎症性サイトカイン（TNF-α，IL-6）
酸化ストレス（ROS）
尿毒症関連因子
無機リン酸塩および共輸送体Pit-1
外因性ビタミンD療法
副甲状腺亢進
長期透析
その他
ワルファリン，BMP2-Msx-Wnt，TGF-β_1
MMPs，エラスチン分解産物
タイプⅠコラーゲン，アルカリホスファターゼ（ALP）
石灰化：抑制因子
局所的活性化阻害
オステオポンチン（OPN）
matrix Gla protein（MGP）
オステオプロテゲリン（OPG）
ピロホスファターゼ（PPi）/NPP1 via Pip
Gas6/受容体チロシンキナーゼAxl
循環阻害
Fetuin-A（α_2-HS-グリコプロテイン-A：AHSG）
BMP-7
副甲状腺ホルモン関連蛋白（PTHrP）
その他
Smad6，Ⅳ型コラーゲン，トロポエラスチン
Klotho
炭酸脱水素酵素2
薬剤；ビスホスホネート，スタチン

2 血管石灰化の分子機序と調節因子

（matrix vesicles：MV）という細胞膜外に分泌される粒子が石灰沈着の核（コア：nucleation）として働き，最終的にヒドロキシアパタイト結晶の形成を惹起する．

- 特に血管中膜石灰化においては，弾性線維の変性や血管平滑筋細胞自体のアポトーシスも大きくかかわっており，石灰化形成過程の初期病変となると考えられている.

- 具体的には，血管平滑筋細胞のアポトーシス小体（apoptotic bodies：AB）が形成され，それもMVと類似した働きをもつことから，石灰沈着の核となる可能性が示唆されている（❼）.
- 実際，慢性腎不全で透析導入されている患者における動脈中膜において，血管平滑筋細胞のアポトーシスの存在が証明されている.

内因性石灰化抑制因子

- 血管石灰化に対する内因性抑制因子として，オステオプロテゲリンやFetuin-Aなどの骨関連蛋白も近年同定され，特に冠動脈疾患の血清マーカーとしても注目されている.

炎症性細胞の関与および貪食作用によるクリアランス

- インターフェロン-γによりマクロファージから腫瘍壊死因子α（TNF-α）が分泌され，血管平滑筋細胞におけるRunx2の発現誘導を介して骨芽細胞への分化を促進することが報告されている.

血管石灰化に対する治療戦略

- 血管石灰化の機序の解明はまだ不十分な点も多く，確立された治療法はいまだない.
- 基本的に，CKDに合併しやすい高血圧や糖尿病，脂質異常症などを中心とした古典的な動脈硬化危険因子を，厳格に管理することが重要であることはいうまでもない.
- 高リン血症に対するカルシウム非含有リン吸着薬である塩酸セベラマーがあるが，有意なイベント抑制効果までには至っていない.
- 骨形成過程に類似した機序で血管石灰化が引き起こされてくることから，骨吸収阻害薬ビスホスホネートを用いた治療応用も注目されている.
- 脂質異常症治療薬HMG-CoA還元酵素阻害薬（スタチン）は，脂質低下作用に応じて冠動脈石灰化の進展に対しても有意に抑制作用が認められたという報告がある.
- リン刺激による培養系血管平滑筋細胞の石灰化モデルにおいて，スタチンが抗アポトーシス作用をもつGas6-Axl経路を回復させることによって石灰化を抑制することを，筆者らの研究により見出した[7].
- さらに，ラット腎不全モデルにおける大動脈石灰化に対しても，スタチンは濃度依存的に抑制した（❽）.
- しかし，近年の報告では，心臓弁，特に石灰化を伴う大動脈弁狭窄症に対して，スタチンによる抑制効果は十分確認されておらず，今のところ

Memo
オステオポンチンは石灰化抑制作用をもっており，また，matrix Gla proteinはヒドロキシアパタイトに高親和性をもっており，血管石灰化抑制機構に深く関与している.

Memo
低濃度のスタチン投与群では，腎機能や脂質値，血圧に有意な影響を及ぼさないレベルで大動脈石灰化を抑制した．よって，スタチンは脂質低下作用とは直接関係のない，いわゆる多面的作用（pleiotropic effect）の一つとして，血管石灰化抑制効果も持ち合わせている可能性がある.

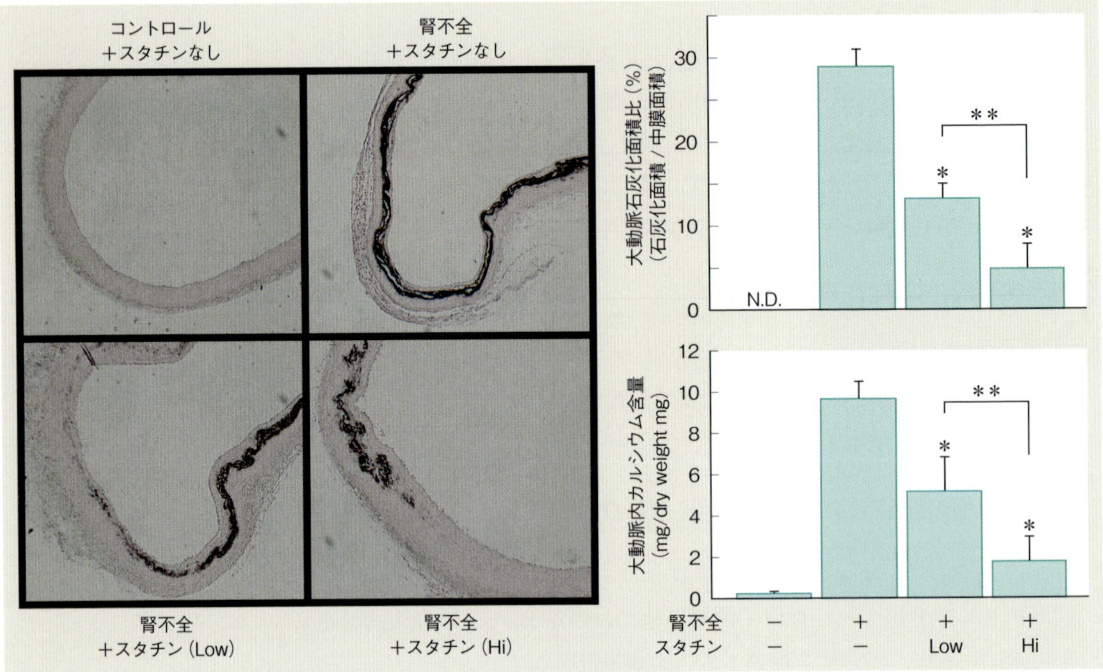

❽ 腎不全モデルにおける大動脈石灰化に対するスタチンの抑制効果

ラット腎不全モデルにおいて，スタチン投与（プラバスタチン：1，10 mg/kg/day）は濃度依存性に大動脈石灰化を抑制した．左図はvon Kossa染色，右図上は大動脈における中膜石灰化面積比，右図下は大動脈内カルシウム含量．

$^{*}p<0.05$ vs 腎不全スタチンなし，$^{**}p<0.05$，N.D.：not detected.

（著者未発表データより）

まだ議論の余地のあるところである．

（飯島勝矢）

文献

1）Wilson PW, et al. Abdominal aortic calcific deposits are an important predictor of vascular morbidity and mortality. *Circulation* 2001; 103: 1529–1534.

2）Hashimoto H, et al. Validity and usefulness of aortic arch calcification in chest X-ray. *J Atheroscler Thromb* 2009; 16: 256 264.

3）Ehara S, et al. Spotty calcification typifies the culprit plaque in patients with acute myocardial infarction: An intravascular ultrasound study. *Circulation* 2004; 110: 3424–3429.

4）Kondos GT, et al. Electron-beam tomography coronary artery calcium and cardiac events: A 37-month follow-up of 5635 initially asymptomatic low- to intermediate-risk adults. *Circulation* 2003; 107: 2571–2576.

5）Ohya Y, et al. Increased pulse wave velocity is associated with low creatinine clearance and proteinuria in a screened cohort. *Am J Kidney Dis* 2006; 47: 790–797.

6）Tonelli M, et al. Relation between serum phosphate level and cardiovascular event rate in people with coronary disease. *Circulation* 2005; 112: 2627–2633.

7）Son BK, et al. Statins protect human aortic smooth muscle cells from inorganic phosphate-induced calcification by restoring Gas6-Axl survival pathway. *Circ Res* 2006; 98: 1024–1031.

8）Son BK, et al. Mechanism of pi-induced vascular calcification. *J Atheroscler Thromb* 2008; 15: 63–68.

心筋リモデリング

Point

- ▶心筋リモデリングは，心筋細胞の肥大，間質の線維化を特徴とする．
- ▶初期の心筋リモデリングは，拡張機能障害として認められる．
- ▶心筋リモデリングには，レニン・アンジオテンシン系や交感神経亢進といった神経体液性因子がかかわっている．
- ▶CKDにおける心筋リモデリング抑制における第1選択薬はACE阻害薬，ARBである．
- ▶心筋リモデリングの抑制は心不全の治療の基本である．特に，高血圧などの危険因子に対する治療が不可欠である．

リモデリング心の特徴

- 心筋におけるリモデリングの進行が心不全の増悪機転の基礎となっており，心筋リモデリングは，臨床的には以下の指標に基づく．
  ① 心筋の肥厚
  ② 収縮力の低下
  ③ 左室容量の拡大
  ④ 心拍数の増加
  ⑤ stiffness の増大と拡張能の低下
  ⑥ 脳性ナトリウム利尿ペプチド（BNP）上昇
  ⑦ 僧帽弁逆流の増大
- 心筋生検などによる組織学的な指標としてのリモデリング心の主たる所見を以下に示す（❶）．
  ① 間質の線維化
  ② 心筋細胞の肥大・脱落・大小不同
  ③ 心筋線維の錯綜配列
- 分子学的リモデリング心の主たる特徴を以下に示す（❷）．
  ① 胎児型遺伝子の発現増加
  ② アポトーシスの増加
  ③ 細胞内 Ca^{2+} の上昇

COLUMN 心筋リモデリングとは

心筋リモデリングとは，心筋への物理化学的あるいは遺伝的異常に伴う種々の負荷に対して，胎児型遺伝子の発現増加に伴って生じる，心筋での分子レベルおよび組織レベル，さらには生理学的レベルでの変化の総称である．つまり，心筋細胞は肥大を生じることで，一時的にせよ心機能を維持する方向へ働く，あるいは，高血圧においてみられるように，心室内圧の上昇に対して，壁張力の正常化を図ろうとする，いわゆる適応反応を獲得する．そのため，心筋細胞の肥大と収縮力の一過性の改善がみられるが，それに伴い，惹起される心筋組織の再構築（リモデリング）は，組織的には，間質の線維化，心筋細胞の肥大と配列異常を特徴とし，それらの組織学的な構築の変化から，長期的には心筋収縮力の破綻，心機能の低下が引き起こされる．心不全の治療において，この心筋リモデリングが病態の基盤にあることが知られており，いかにこの心筋リモデリングを抑制するか，ということが，心不全治療の基本となっている．

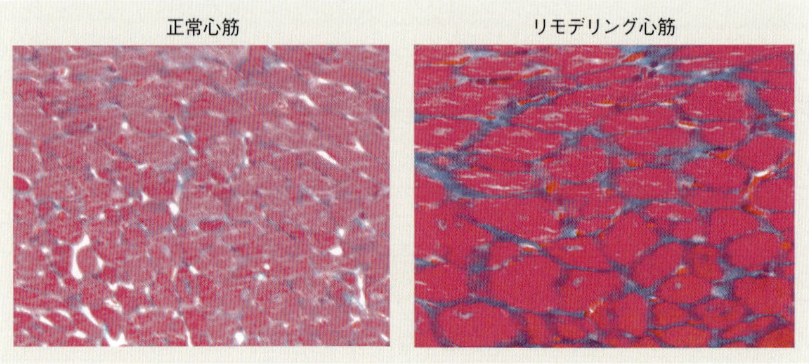

❶心筋リモデリングに伴う心筋細胞肥大と間質の線維化
比較的早期の心筋リモデリングは，心筋細胞の肥大と間質の線維化を特徴とする．

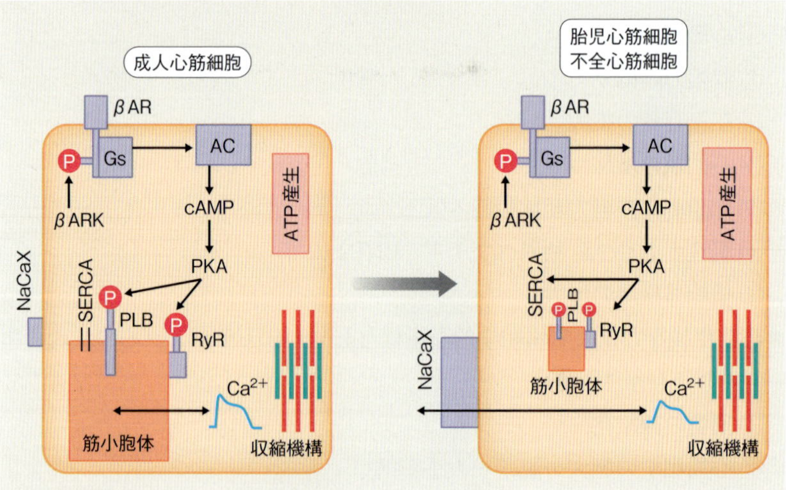

❷心筋リモデリングに伴う胎児型遺伝子発現の変化
心筋リモデリングに伴い，収縮主体の心筋ではなく，合成主体の胎児型遺伝子発現パターンとなる．それに伴って，リアノジン受容体（RyR），ホスホランバン（PLB）の発現は低下し，筋小胞体の働きが低下，Na-Ca exchanger（NaCaX）の発現が増加する．
βAR：β-アドレナリン受容体，βARK：βAR リン酸化酵素，Gs：Gs GTP binding protein，AC：アデニル酸シクラーゼ，PKA：プロテインキナーゼ A，SERCA：筋小胞体-滑面小胞体カルシウムアデノシントリホスファターゼ．
(Katz AM, et al. *Circulation* 2000[1] より改変)

Memo
片腎摘出のモデルでは，短期間のうちに，心筋細胞肥大，間質の線維化をきたし，拡張能の低下の原因となることが示唆され，腎機能の増悪に伴い，心筋リモデリングが進行すると考えられる．
5/6 腎摘モデルにおいても，体血圧は不変であるにもかかわらず，初期の高尿素窒素血症をきたした際に，間質の線維化と求心性の心筋肥大をきたすことが示されている．

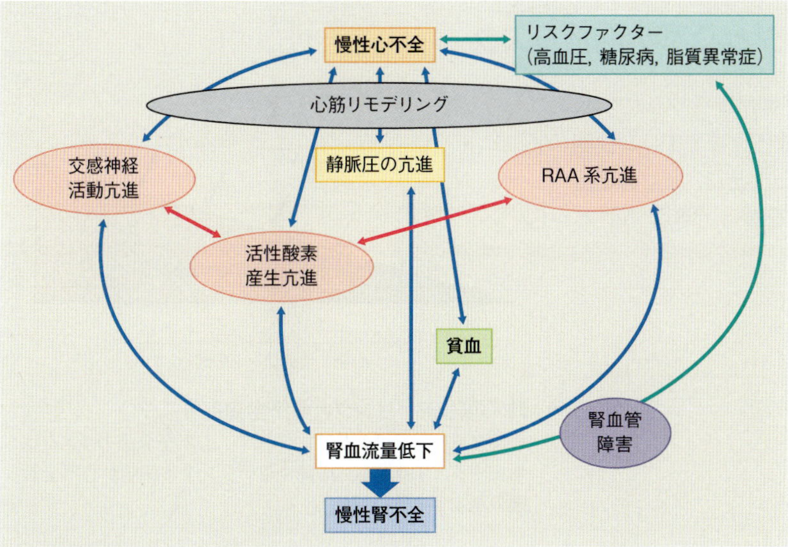

❸ 心腎連関におけるメカニズム

神経体液性因子のほか，血行動態の変化や貧血，さらには，腎血管障害による腎臓リモデリングも，心筋リモデリング増悪へ寄与し，悪循環を形成している．なかでも，レニン・アンジオテンシン・アルドステロン（RAA）系の亢進，交感神経活動亢進，活性酸素産生亢進は，心筋リモデリングの分子レベルでの進展でもその役割が重要であることが知られている．また，心筋リモデリングの原因となる心血管病の基盤として，高血圧症や脂質異常症などのリスクファクターが存在することがあり，増悪因子と考えられる．

腎機能低下に合併する心筋リモデリング促進因子

- 腎機能低下に伴って，心不全合併症例ではさらに心機能を悪化させ，増悪した心不全はさらに腎臓の機能を低下させる，いわゆる心・腎の悪循環を形成する．
- 腎障害合併により，循環血漿量が増加するため血行動態が悪化し，その結果として圧負荷・容量負荷が心筋リモデリングの原因となる．
- 容量負荷に関しては，実際には，循環血漿量は利尿薬投与によって十分コントロールされていることも多いが，やはり心腎不全が進行することがしばしばである．
- 一方で，慢性腎不全に高血圧を合併する頻度は高く，圧の変化に加えて，下記に示す種々の因子が心臓へのリモデリング促進因子として悪影響を与えると考えられる（❸）．

  ① レニン・アンジオテンシン・アルドステロン系の亢進
  ② 交感神経活動の亢進
  ③ 炎症
  ④ 酸化ストレス
  ⑤ 高血圧症

COLUMN 心筋リモデリングと心不全発症リスク

心筋リモデリングはその程度が進行するにつれて，心不全発症のリスクが高まる．リモデリング開始初期に適切な治療を開始することで，多くの場合その後の心筋の破綻は抑制できると考えられる（**1**）．

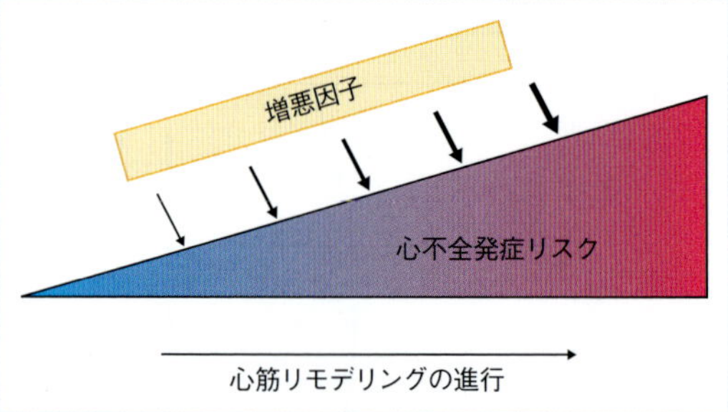

1 心筋リモデリングと心不全発症リスク
心筋リモデリングの進行に伴って，心不全発症のリスクは増加する．すなわち，心筋リモデリングの抑制が心不全治療の基本である．

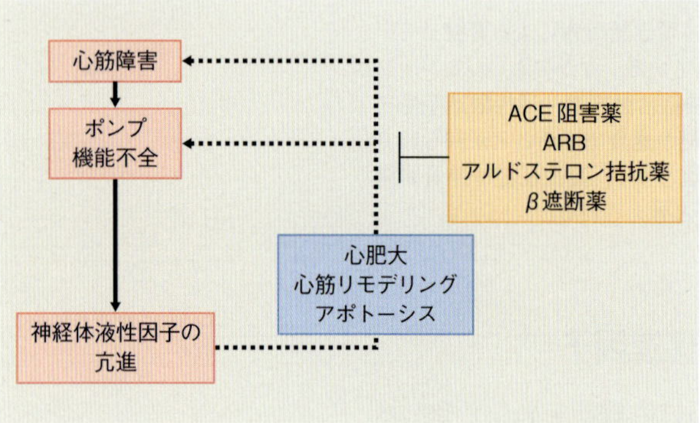

4 慢性心不全の進展に対するレニン・アンジオテンシン系抑制薬とβ遮断薬の作用
β遮断薬の抗リモデリング効果発現の機序は，以下のようなものが考えられる．
①心拍数減少に伴う心筋消費エネルギーの節約
②拡張期特性の改善
③レニン分泌抑制による体液貯留や血管収縮の抑制
④カテコラミンによる心筋障害の抑制（Ca過負荷の抑制）
⑤抗不整脈作用
これらにより，リモデリングによる悪循環をブロックすると考えられる．
（Braunwald E, et al. *Circulation* 2000[2] より改変）

慢性腎不全に合併した心筋リモデリングに対する治療（4）

- 動物実験では，慢性腎不全において合併する心筋リモデリングは，その早期において，間質の線維化を中心とする拡張機能障害であることが示唆されている．
- 収縮能が保たれている心筋リモデリングは，臨床的に見逃されることもしばしばである．拡張機能の低下を，左室拡張末期圧の測定や心エコーにおける組織ドプラ法を用いた E/E′，左室流入波形 E/A などから早期に診断することも大切である．
- すでに軽度であれ，慢性腎不全が存在している場合には，悪循環を断ち切るための治療を開始すべきである（**4**）．
- ACE 阻害薬，アンジオテンシンⅡ受容体拮抗薬（ARB）は，腎保護作用も有する．リモデリングの抑制という観点から，レニン・アンジオテンシン・アルドステロン（RAA）系抑制薬または ARB が第 1 選択薬である．

Memo
輸出細動脈の拡張による糸球体内圧の低下が，かえって GFR を下げ，腎機能を悪化させることもあり，注意が必要である．

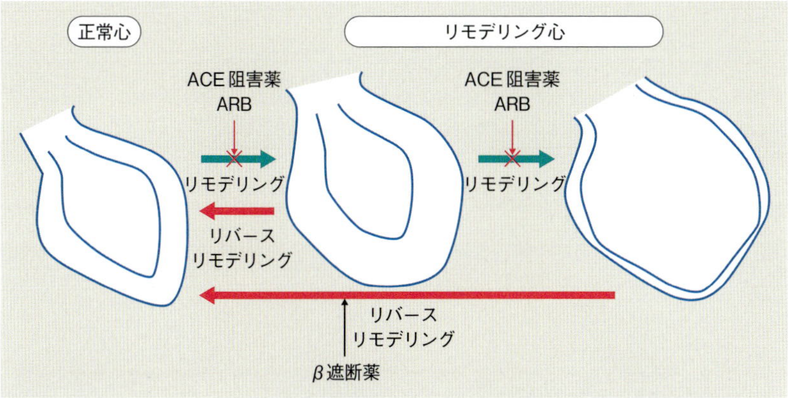

❺ 心筋リモデリングによる形態変化模式図と，β遮断薬，ACE 阻害薬の効果

ACE 阻害薬，ARB は，心筋および血管リモデリングの抑制に働く．β遮断薬は，心筋細胞のリバースリモデリングに働き，心筋の収縮不全に対して効果を示す．

- その際，血清クレアチニン値 2.0 mg/dL 以上では，少量より開始し，腎機能の悪化，カリウムの上昇に注意する．
- アルドステロン拮抗薬も心筋リモデリングを抑制する降圧薬である．
- 高血圧を合併した場合には，長期作用型 Ca 拮抗薬を併用することで血圧の正常化を目指す．
- 収縮能低下を伴う場合にはβ遮断薬を併用する（❺）．
- 拡張機能が低下したリモデリング心では，心房細動の合併により運動耐容能が著しく低下することがしばしばである．ACE 阻害薬は，心房筋リモデリングを抑制することで，新規心房細動の発症抑制効果が報告されている．

（井手友美）

Memo
アルドステロン拮抗薬投与においてもカリウム値には十分な注意が必要である．

Memo
CKD 合併時の降圧目標は 130/80 mmHg 未満，尿蛋白 1 g/日では 125/75 mmHg 未満[3]．

◉文献

1）Katz AM, Lorell BH. Regulation of cardiac contraction and relaxation. *Circulation* 2000; 102 (Suppl 4): IV69-IV74.
2）Braunwald E, Bristow MR. Congestive heart failure: Fifty years of progress. *Circulation* 2000; 102 (Suppl 4): IV14-IV23.
3）日本高血圧学会．高血圧治療ガイドライン 2009（JSH 2009）．

4 章

臨床上の課題と対策を理解する

高血圧
CKDにおける高血圧治療の課題と対策

Point

- CKD における降圧薬治療の第 1 選択薬は，原則として ARB または ACE 阻害薬である.
- 蛋白尿を減らすことが，腎機能保護につながる.
- CKD 患者の心血管イベントを防止し，透析導入を避けるために，ARB の投与が有効という知見がある.
- 降圧薬の併用療法については，まだ絶対的なものはなく，その患者の腎機能を保護したいのか，蛋白尿を減らしたいのかなどを考えて決めるべきである.

透析と心血管イベントの予防

- CKD 患者の治療の目標は，血液透析や腎移植に至らないようにすることと，脳心血管イベントを防ぐことの 2 つである.
- 腎機能障害の進展を防ぐために血圧を十分に下げることが重要であるが，第 1 選択薬のアンジオテンシンⅡ受容体拮抗薬（ARB）1 種類ではなかなか 130/80 mmHg 未満に下がらないので，併用療法が必要となることが多い.
- 腎機能を保護する目的で ARB と併用するのは，Ca 拮抗薬，降圧利尿薬，ACE 阻害薬のいずれがよいのかを，日本腎臓学会と日本高血圧学会の合同の学術企画として 2008 年 7 月に出版された「CKD 診療ガイド—高血圧編」[1] および最近のエビデンスをもとに論じたい.

CKD における降圧薬治療の原則（❶）[1]

- 降圧目標は 130 mmHg 未満かつ 80 mmHg 未満である.
- 原則として ARB または ACE 阻害薬を第 1 選択薬とする.
- 降圧目標達成には多くの場合，多剤併用が必要である．第 2 選択薬は，降圧利尿薬または Ca 拮抗薬を用いる.
- ARB や ACE 阻害薬投与時には，血清クレアチニン（Cr）の上昇や高カリウム血症に注意する.
- 降圧薬が腎保護的に作用していれば蛋白尿が減少することが多いので，蛋白尿（g/gCr）を定量的に追跡するとよい．g/gCr で表される蛋白尿

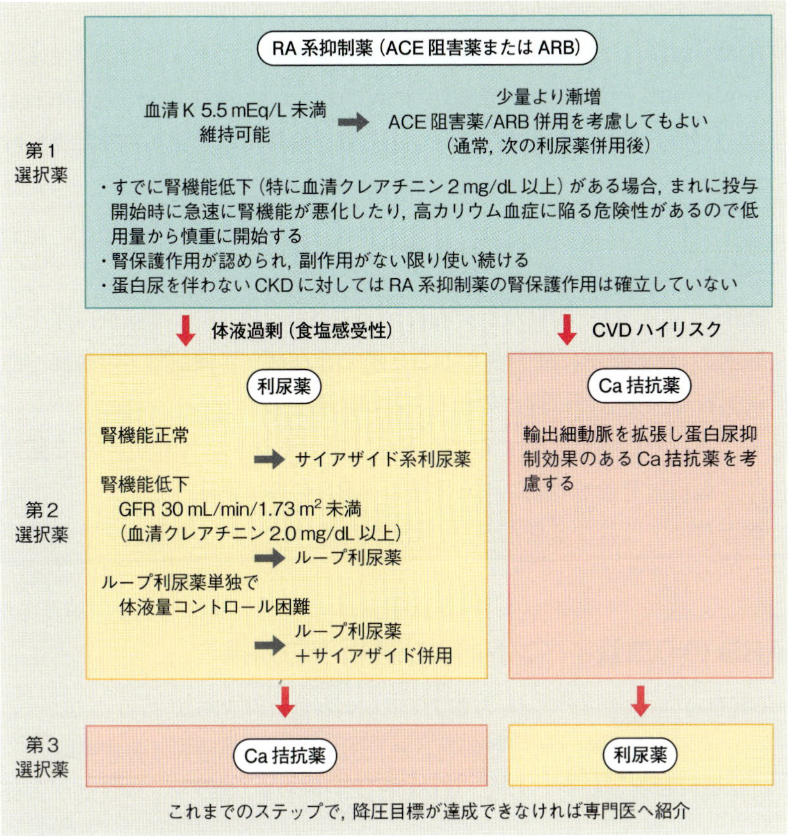
第1
選択薬
RA系抑制薬（ACE阻害薬またはARB）
血清K 5.5 mEq/L未満
維持可能
少量より漸増
ACE阻害薬/ARB併用を考慮してもよい
（通常，次の利尿薬併用後）
・すでに腎機能低下（特に血清クレアチニン2 mg/dL以上）がある場合，まれに投与開始時に急速に腎機能が悪化したり，高カリウム血症に陥る危険性があるので低用量から慎重に開始する
・腎保護作用が認められ，副作用がない限り使い続ける
・蛋白尿を伴わないCKDに対してはRA系抑制薬の腎保護作用は確立していない
体液過剰（食塩感受性）
CVDハイリスク
第2
選択薬
利尿薬
腎機能正常
サイアザイド系利尿薬
腎機能低下
GFR 30 mL/min/1.73 m2未満
（血清クレアチニン2.0 mg/dL以上）
ループ利尿薬
ループ利尿薬単独で
体液量コントロール困難
ループ利尿薬
＋サイアザイド併用
Ca拮抗薬
輸出細動脈を拡張し蛋白尿抑制効果のあるCa拮抗薬を考慮する
第3
選択薬
Ca拮抗薬
利尿薬
これまでのステップで，降圧目標が達成できなければ専門医へ紹介

❶ CKDにおける降圧薬治療の進め方

（日本腎臓学会・日本高血圧学会〈編〉. CKD診療ガイド―高血圧編. 2008[1] より）

の量は，1回のスポット尿でも定量できる便利な指標であり，この値は蓄尿で得られる蛋白尿の量（g/日）とほぼ等しい．

- CKDは，末期腎不全になりやすいのと同時に，心血管イベントも起こしやすいので，両方のリスクを総合的に管理する．

蛋白尿を減らすことが，腎機能を保護することにつながる

- 熊谷らが行った糖尿病以外の原因の慢性腎炎患者を対象とする2年間の前向き試験（慶應義塾大学腎臓内科）において，ARBカンデサルタンはACE阻害薬エナラプリルと同等またはそれ以上に蛋白尿を減少させた．
- 日本人のCKD患者において，バルサルタンやオルメサルタンなどのARBが，アルブミン尿や蛋白尿を減少させるという大規模試験の結果が報告されるようになった．2型糖尿病性腎症患者を対象に行われたSMART試験（滋賀医科大学）では，バルサルタンはアルブミン尿を有意に減少させたが，アムロジピンは減少させなかった．
- いったん血清Crが1.5 mg/dL以上になった症例のCrを，直接低下させる薬剤は存在しない．しかし，蛋白尿の減少が腎機能保護につながる

というエビデンスはある.

- IDNT試験は1,715人の2型糖尿病性腎症患者を，プラセボ群，イルベサルタン群，アムロジピン群の3群にランダムに割り付け，2.6年間追跡した前向きの二重盲検試験である．同じ降圧でも，イルベサルタン群はアムロジピン群と比較して，蛋白尿減少が有意に大きかった．さらにイルベサルタン群では，腎のエンドポイント（血清Crの2倍化，血液透析や移植）に至る危険率が有意に低かった．
- 2005年にIDNT試験のサブ解析が発表され，ARBにより蛋白尿を試験前の50％以下に減少させることができれば，腎機能障害の進展，血液透析導入を著明に抑えられることが証明された．
- ネフローゼ症候群に対するプレドニゾロンやシクロスポリンAを除けば，蛋白尿を最も有効に減らす薬はARBのみである．したがって，直接腎機能を改善する薬剤がない現状では，ARBにより蛋白尿を減らすことが腎機能保護につながる．

ARBの心血管イベントおよび透析予防効果

- CKDが心血管イベントの強力なリスクファクターであることから，CASE-J試験のサブ解析で報告された以下の3つの結果は興味深い．
  ①CKD患者全体としては，ARBカンデサルタン群とCa拮抗薬アムロジピン群の，透析導入など腎イベントの発現に差がなかった．しかし，血液透析へ至らないように治療・指導することが非常に重要なステージ4（eGFR 15～29 mL/min/1.73 m^2）の患者において，カンデサルタンはアムロジピンと比較して，透析導入など腎イベントを有意にかつ著明に抑制した（ハザード比0.19）（❷）．これまでステージ4のCKD患者に対して，どのような降圧薬がよいのか明らかでなかった，あるいはARBを中止したほうがよいという意見もあったので，カンデサルタンの透析導入阻止効果が明確に示されたことは，たいへん重要な意義をもつ．
  ②CKD患者全体としては，カンデサルタン群とアムロジピン群の心血管イベント発現にも差がなかった．しかしステージ別に解析してみると，CKDのステージ4の患者における心血管イベント発症が，カンデサルタン群（64人）ではアムロジピン群（61人）よりも有意に少なかった（ハザード比0.45）（❸）．
  ③CKD患者の多数を占めるステージ3（eGFR 30～59 mL/min/1.73 m^2）の患者群（1,299人）において，カンデサルタン投与により糖尿病の新規発症が有意に抑制された．高血圧またはCKDと糖尿病が合併することで腎機能は急速に悪化し，心血管イベントも急増するので，この新しい知見も患者のために重要である．

Memo
「CASE-J（Candesartan Antihypertensive Survival Evaluation in Japan）サブ解析：慢性腎臓病（CKD）合併患者での検討（猿田享男〈慶應義塾大学〉）」（2009年）には，われわれが日常臨床で遭遇するハイリスク高血圧患者について有用な知見が示されている[2)]．まず，CASE-Jで対象となった日本人ハイリスク高血圧患者の約6割がCKDに該当するということである．高血圧がCKDを増悪させる因子であるとともに，CKDが高血圧の増悪因子であるという悪循環がよく知られている．

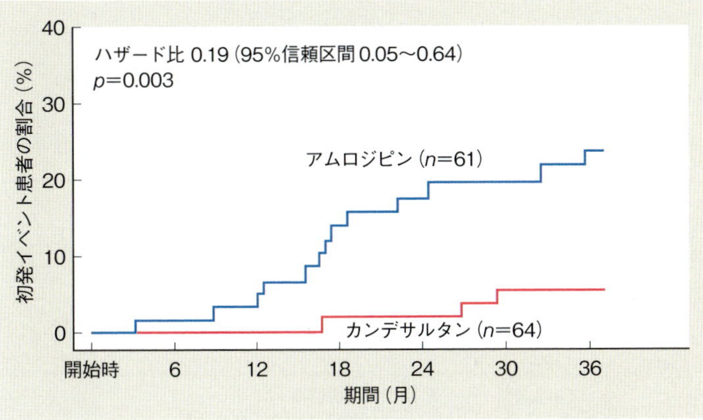

❷ CASE-J 試験における腎予後に関するサブ解析の結果

CKD ステージ 4 患者（eGFR 15 ～ 29 mL/min/1.73 m^2）において，ARB カンデサルタンは Ca 拮抗薬アムロジピンと比較して，透析導入など腎イベントの発症を有意にかつ著明に抑制した（ハザード比0.19）.

(Saruta T, et al. *Hypertens Res* 2009[2] より改変)

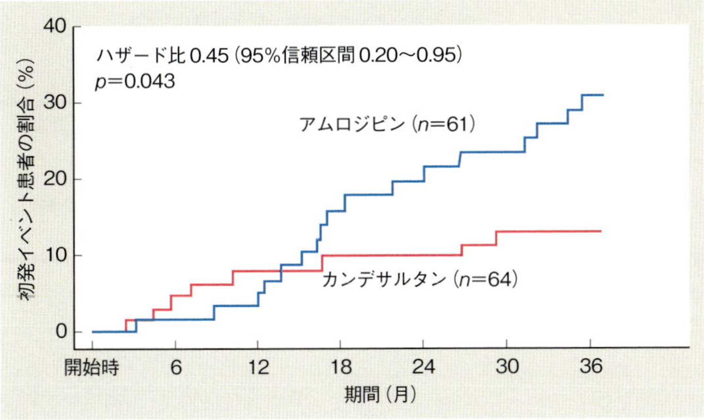

❸ CASE-J 試験における心血管イベントに関するサブ解析の結果

CKD ステージ 4 患者（eGFR 15 ～ 29 mL/min/1.73 m^2）において，ARB カンデサルタンは Ca 拮抗薬アムロジピンと比較して，心血管イベント発症も有意に抑制した（ハザード比 0.45）.

(Saruta T, et al. *Hypertens Res* 2009[2] より改変)

- 世界に誇るべきすばらしいこの日本発のエビデンスは，CKD 患者の心血管イベントを防止するために，かつ透析導入を避けるために，ARB を投与する必要性を明らかにしたものであり，意義が深いと思われる.

ARB の腎保護のメカニズム（❹）

- 輸出細動脈の血管平滑筋には，アンジオテンシンⅡの 1 型（AT_1）受容体があり，輸出細動脈を収縮させている．ARB は輸出細動脈を拡張させることにより，糸球体血管内圧を低下させる．これにより内皮細胞やメサンギウム細胞が保護される.
- またアンジオテンシンⅡは TGF-β というサイトカインを発現させ，メサンギウム基質を増生させて糸球体硬化をもたらすので，ARB はメサンギウム基質を減少させて糸球体硬化を改善できる.
- アンジオテンシンⅡおよびそれが産生するアルドステロンは，TGF-β や plasminogen activator inhibitor-1（PAI-1）とともに腎間質の線維化を促進するので，ARB は間質線維化も改善する.
- 糸球体足細胞（ポドサイト，上皮細胞）の足突起と足突起の間にあるネフリンという分子は，糸球体血管内の水，尿素，Cr，カリウム，リン

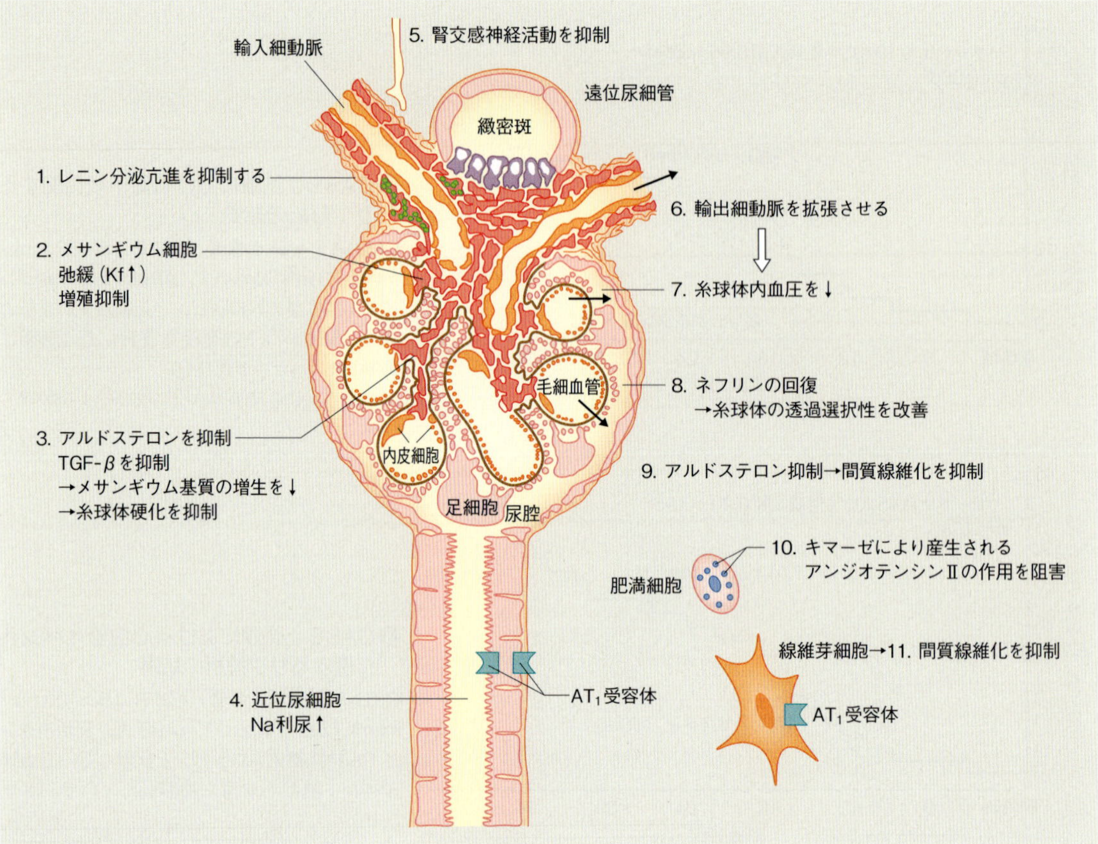

❹ ARBの蛋白尿減少，腎保護の機序

糖尿病や慢性腎炎ではアンジオテンシンⅡが輸出細動脈を収縮させすぎて，糸球体血管の内圧（濾過圧）が高くなりすぎることにより，内皮細胞障害やメサンギウム基質の増生（糸球体硬化）が起こる．ARBは，輸出細動脈を拡張することにより糸球体血管の内圧を低下させる．さらにARBは，足細胞（ポドサイト）の足突起の間にあるネフリンを保護することにより，アルブミン尿や蛋白尿を減少させる．（熊谷作成）

など小さい分子を濾過するが，一方，アルブミンやグロブリンなど大きい分子は決して濾過しないように選択するために，重要なスリット障壁（slit diaphragm）を構成している．

- 糖尿病，慢性腎炎などで糸球体血管内圧が上昇すると，足細胞は伸展刺激を受けてアポトーシスに陥り，ネフリンも傷害される．
- それによりアルブミン尿，蛋白尿が生じ，腎機能も低下する．
- ARBは足細胞のアポトーシスを防ぎ，ネフリンを保護することにより，アルブミン尿や蛋白尿を減少させて腎臓を保護する．

実際に腎を保護しているかの判断[1)]

腎保護作用を示唆する治療開始早期の所見

- 何らかの薬剤による腎保護作用を示唆する指標として，蛋白尿減少と

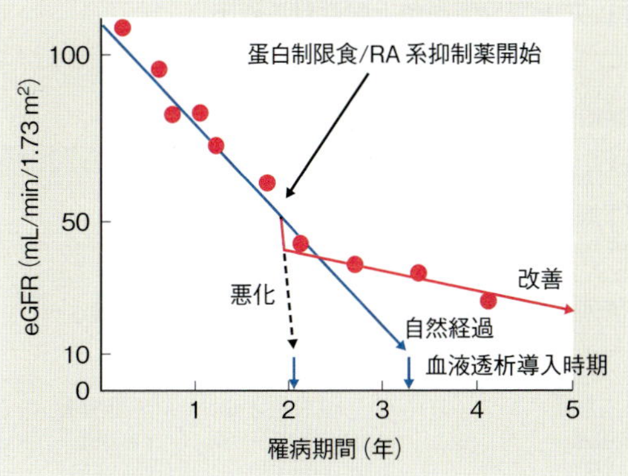

❺ 腎機能の経時的変化の評価の仕方

横軸に月または年を等しく刻み，eGFR をプロットする．CKD では適切に治療しないと eGFR が直線的に低下してしまう．ARB など何らかの治療を始めることによって直線の傾きが緩くなれば，その治療が有効で腎機能が改善していると考えてよい．一方，直線の傾きが急になれば，その治療により腎機能が悪化していると考えるべきで，治療方針を変えなければならない．

（日本腎臓学会・日本高血圧学会〈編〉．CKD 診療ガイド―高血圧編．2008[1)] より）

GFR 低下があげられる．

- 治療開始早期，たとえば 1 ～ 2 か月後の蛋白尿の減少と長期的な腎保護効果とが相関する．早期の GFR 低下も，長期的にみると腎保護作用を意味する．
- 蛋白尿減少も GFR 低下も，糸球体血管内圧の低下という同一の事象の異なった表現であることから，その後の腎障害進展が緩和される徴候と考えられている．

腎機能の経時的変化を知る方法

- ❺のように，横軸に時間（月や年）を等間隔に刻んだグラフに，推算式から算出した eGFR をプロットし一次回帰直線を引くと，患者の腎機能の推移をみることができる．
- ある治療によりこの直線の傾きが緩やかになってくれれば，血清 Cr の絶対値がどうであれ，腎機能障害の進行が抑制されていることを示しているので，その治療を継続してよい．
- 逆に，直線の傾きが強くなるようであれば，その治療により腎機能が悪化している可能性があるので，腎臓専門医への紹介を考慮すべきである．

RA 系抑制薬（ARB および ACE 阻害薬）投与時の注意点[1)]

- 血清 Cr が 2 mg/dL を超える患者に使い始める場合に注意が必要である．
- CKD 患者に ARB や ACE 阻害薬を投与すると，血清 Cr 値が上昇することがある．しかし，投与前値と比べて 30 %未満の上昇ならそのまま継続してよい．
- 血清 Cr が前値から 30 %以上上昇した場合には，薬剤を減量するか中止して，腎臓専門医に相談する．血清カリウムが 5.5 mEq/L 以上になる場合は，腎臓専門医に紹介する．

❻ RA系抑制薬投与時に血清クレアチニン値を急上昇させる原因

1. 腎動脈狭窄（特に両側性）
2. 非ステロイド性抗炎症薬（NSAIDs）やシクロスポリン投与
3. 心不全
4. 脱水（特に高齢者では夏場や下痢，食思不振時）
5. 尿路異常（特に水腎症）など

これらの可能性のあるときには，RA系抑制薬を減量ないし中止し専門医に紹介する．

Memo

GUARD試験（2008年）[3]は，ACE阻害薬を内服していても30～300 mg/gCrというアルブミン尿を呈する332人の2型糖尿病患者（試験前の平均アルブミン尿60 mg/gCr，試験前の平均eGFR 90 mL/min）をランダム化して，サイアザイド利尿薬またはCa拮抗薬アムロジピンを併用し，アルブミン尿，eGFR，心血管イベントについて1年間追跡した．

血圧はACE阻害薬＋Ca拮抗薬群（−20/−13 mmHg）のほうが，ACE阻害薬＋利尿薬群（−18/−10 mmHg）よりも著明に低下した．

1年間のeGFRの低下は，ACE阻害薬＋Ca拮抗薬群のほうがACE阻害薬＋利尿薬群よりも小さかった（2 mL/min低下対14 mL/min低下，❼左）．

一方，ACE阻害薬＋Ca拮抗薬群と比較して，ACE阻害薬＋利尿薬群はアルブミン尿の減少が有意に大きかった（40％減少対72％減少，❼右）．

利尿薬併用群のアルブミン尿の著明な減少は，eGFRの低下による可能性があり，腎保護につながるかどうかについてはまだ不明である．

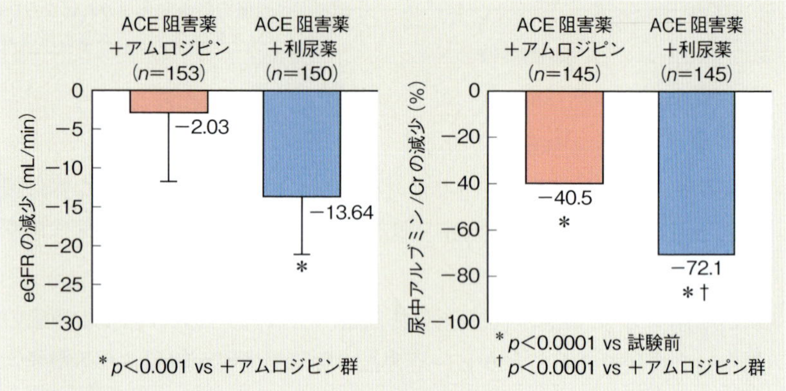

❼ 2型糖尿病患者を対象としたGUARD試験の結果

ACE阻害薬＋アムロジピン併用群またはACE阻害薬＋利尿薬併用群に分けて，1年間追跡した．

左：eGFRの減少（mL/min）はACE阻害薬＋アムロジピン併用群が有意に小さかった．

右：尿中アルブミン/Crの減少（%）はACE阻害薬＋利尿薬併用群のほうが有意に大きかった．

（Bakris GL, et al. *Kidney Int* 2008[3]より）

- ❻に血清Cr値の急激または過度な上昇，それに伴う高カリウム血症の原因をまとめた．これらのときには，RA系抑制薬を減量または中止し，腎臓専門医に紹介する．

第2選択薬として何がふさわしいか

RA系抑制薬＋Ca拮抗薬併用とRA系抑制薬＋利尿薬併用との比較

- GUARD試験（❼）では，Ca拮抗薬併用群は血圧低下が大きかったにもかかわらずeGFRが低下しなかったことから，アルブミン尿を呈している2型糖尿病患者には，第2選択薬としてCa拮抗薬のほうが優れていると述べられている[3]．
- 一方，利尿薬併用群のeGFR低下は悪い結果ではなく，むしろ腎保護作用を反映したものであり，第2選択薬としては利尿薬のほうが優れているという反対意見もある．
- 結局，1年間のデータではどちらが優れていると断定できず，数年間の

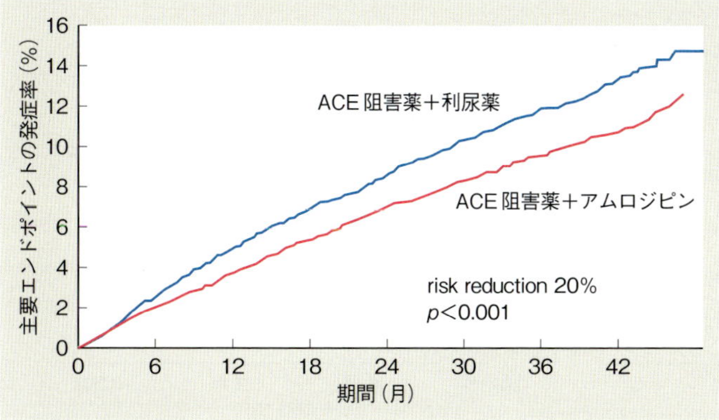

❽ 本態性高血圧患者 11,500 人を対象としたACCOMPLISH試験の結果

ランダムに ACE 阻害薬＋アムロジピン併用群またはACE 阻害薬＋利尿薬併用群に分けて，3 年間追跡した．心血管イベントに関する主要エンドポイントの発症率は，ACE 阻害薬＋アムロジピン併用群で 20％有意に低かった．

（Jamerson K, et al. *N Engl J Med* 2008[4] より）

観察で透析導入がどちらが少ないかなど，ハードなエンドポイントで決めるしかない．

ACE 阻害薬＋Ca 拮抗薬は，ACE 阻害薬＋利尿薬より心血管イベントを減らす

- ACCOMPLISH 試験の主要エンドポイント（心血管疾患による死亡，心筋梗塞，脳梗塞，狭心症による入院，心停止に対する救命治療，冠動脈に対する再建術を併せたもの）の発症は，ACE 阻害薬＋アムロジピン併用群が，ACE 阻害薬＋サイアザイド利尿薬併用群より有意に低かった（後者と比較して前者の risk reduction は 20％であった，❽）．
- 高カリウム血症の発現は，両群で差がなかったが，低カリウム血症は利尿薬併用群で多かった．腎機能を比べてはいないが，CKD 患者は心血管イベントが多いので，この結果は今後の併用療法のあり方に大きな影響を与える．

ARB＋ACE 阻害薬の併用は好ましくない

- ONTARGET 試験のサブ解析では，主要エンドポイントである「血清 Cr の 2 倍化＋血液透析導入＋死亡」の発症率は，併用群が ACE 阻害薬単独群および ARB 単独群より有意に高かった（❾左）[5]．
- 4.5 年後の eGFR の減少も，ARB＋ACE 阻害薬併用群が ACE 阻害薬や ARB 単独群よりも大きかった（❾右）．テルミサルタンは，ラミプリルよりも eGFR をより大きく減少させた．
- 血清 Cr の増加も，併用群が一番大きく，テルミサルタンがその次であり，ラミプリルが最も良好であった．
- 重大なことであるが，急性透析を必要とする急性腎不全も，ARB＋ACE 阻害薬併用群でラミプリル単独群よりも多かった．
- ❹で説明したように，ARB も ACE 阻害薬も輸出細動脈を拡張して糸球体血管の内圧を低下させることにより，蛋白尿を減少させ，腎機能障害の進展を阻止する．しかし，併用すると糸球体内圧低下が大きくなり

Memo

The Avoiding Cardiovascular Events through Combination Therapy in Patients Living with Systolic Hypertension（ACCOMPLISH）試験は，11,500 人のリスクファクターの多い本態性高血圧患者に対して，ランダム化して ACE 阻害薬＋アムロジピン併用群と ACE 阻害薬＋サイアザイド利尿薬併用群に分け，心血管イベントを 3 年間追跡した[4]．
3 年後の収縮期血圧は，アムロジピン併用群が 1 mmHg だけ低かった．

Memo

ONTARGET 試験のサブ解析（❾）は 25,500 人の高血圧患者を 3 群に分けて，ランダムに ACE 阻害薬ラミプリル，ARB テルミサルタン，ACE 阻害薬＋ARB の併用を投与し，4.5 年間前向きに追跡した．対象は心血管イベントのリスクファクターを複数もつ本態性高血圧患者（試験前の eGFR が 74 mL/min/1.73 m^2）であり，25％の患者が eGFR が 60 mL/min/1.73 m^2 未満の CKD であった．

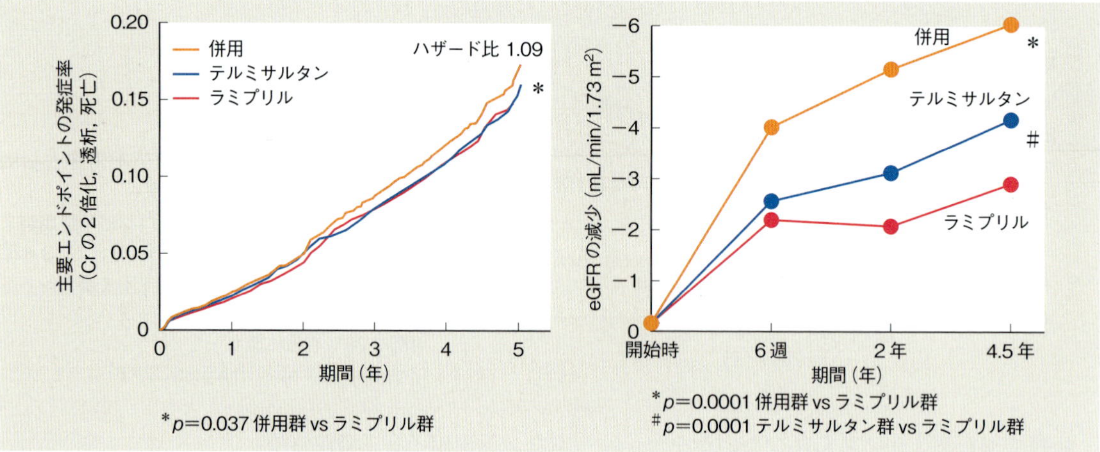

❾ ONTARGET試験のサブ解析の結果

試験前のeGFRが74 mL/min/1.73 m^2 の高血圧患者25,500人を対象とした．eGFR＜60 mL/min/1.73 m^2 の患者が25％含まれていた．

左：主要エンドポイントの発症率（Crの2倍化，透析導入，死亡）．ラミプリル単独群およびテルミサルタン単独群と比較して，ラミプリル＋テルミサルタン併用群は，主要エンドポイントの発症率が有意に高かった．

右：eGFRの減少（mL/min/1.73 m^2）．テルミサルタン単独群も，テルミサルタン＋ラミプリル併用群も，ラミプリル単独群と比較してeGFRの減少度が有意に大きかった．

（Mann JE, et al. *Lancet* 2008[5] より改変）

すぎて，腎機能が悪化すると考えられる．

- 実際，慢性糸球体腎炎患者にARBを3年間投与したときの濾過率（糸球体濾過量/腎血漿流量の比）の減少は5％だったのに対し，ARBとACE阻害薬を併用すると濾過率の減少は22％ときわめて大きかったという報告がある．
- したがって，ARB＋ACE阻害薬の併用は，腎機能障害の進展を阻止しようとか，腎機能障害のない本態性高血圧の症例に用いるのは好ましくない．
- ARB＋ACE阻害薬の併用は，多量の蛋白尿を減らそうという症例に限って用いるべき治療である．
- 本当に併用したいときは，血清Crやカリウムの急激な上昇があるので，頻回に採血してすぐ結果をみるようにし，もし血清Crが投与前よりも1.3倍以上になっていたり，血清カリウムが5.5 mEq/L以上になっていたら，中止しなければならない（❻）．
- さらに，ONTARGETの本試験において，25,500人の高血圧患者に二重盲検でARBテルミサルタン，ACE阻害薬ラミプリル，ARBとACE阻害薬の併用という3群の薬剤を投与し，4.5年間追跡したところ，脳心血管イベント（心血管疾患による死亡，心筋梗塞，脳卒中，心不全による入院）に関して3群の間でまったく差がなかった．しかも，血圧低下症状，失神，下痢などの副作用は，ARBとACE阻害薬群におい

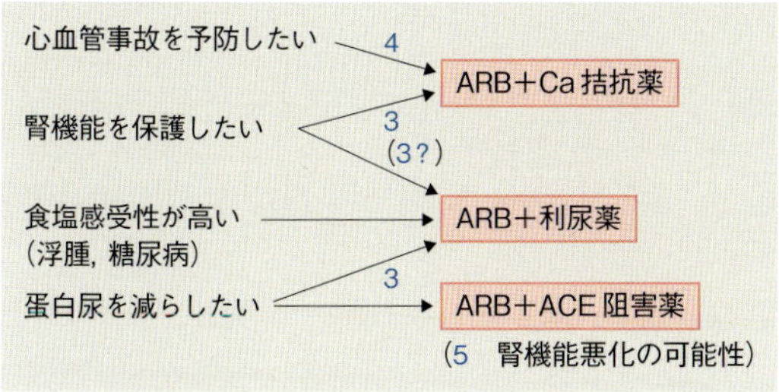

⑩ CKD患者に対する降圧薬併用療法の提案

図の中の数字3〜5は文献番号を表す．文献3：GUARD試験，文献4：ACCOMPLISH試験，文献5：ONTARGETのサブ解析．ARB＋利尿薬併用が腎機能を保護できるかどうかはまだ議論のあるところなので，(3?) と書いた．
(熊谷作成)

て最も著明であった．

- したがって，ARB，ACE阻害薬は単独では脳心血管イベントを減少させる効果があるが，これらを併用するべき科学的根拠は何もない．

おわりに

- 最近のエビデンスを基にしたCKD患者に対する併用療法をまとめた(⑩)．まだ絶対的なものはなく，患者のリスクファクター，身体所見，検査データによって併用薬の組み合わせは異なる．
- その患者の蛋白尿を減らしたいのか，腎機能障害の進展を抑えたいのかなど，一例ごとに治療の目的をよく考えて，どの併用療法が一番いいのか選択していただきたい．

(熊谷裕生，尾田高志，櫛山武俊，東　桂史，山本浩仁郎)

◉文献

1) 日本腎臓学会・日本高血圧学会(編)．CKD(慢性腎臓病)診療ガイド—高血圧編．日本腎臓学会・日本高血圧学会合同学術企画．東京：東京医学社；2008.
2) Saruta T, et al. Effect of candesartan and amlodipine on cardiovascular events in hypertensive patients with chronic kidney disease: Subanalysis of the CASE-J Study. *Hypertens Res* 2009; 32: 505-512.
3) Bakris GL, et al. Effects of different ACE inhibitor combinations on albuminuria: Results of the GUARD study. *Kidney Int* 2008; 73: 1303-1309.
4) Jamerson K, et al. Benazepril plus amlodipine or hydrochloride for hypertension in high-risk patients. *N Engl J Med* 2008; 359: 2417-2428.
5) Mann JE, et al. Renal outcomes with telmisartan, ramipril, or both, in people at high vascular risk (the ONTARGET study). *Lancet* 2008; 372: 547-553.

高血圧

腎血管性高血圧

Point

▶腎血管性高血圧（RVH）は腎血管病変に起因する高血圧で，血管病変の修復により降圧が得られる可能性がある．腎動脈病変の原因の主としては，粥状硬化症，線維筋性異形成，大動脈炎症候群があげられる．

▶動脈硬化性は65歳以上の高齢者の高血圧で，難治性，腎機能障害，糖尿病，他の血管合併症を伴い，レニン・アンジオテンシン・アルドステロン（RAA）系抑制薬の著効，RA系抑制薬による血清クレアチニンやカリウム値の上昇をみる場合には，本症を強く疑うべきである．

▶本症の診断には，三次元CT，MRA，超音波ドプラ法などがある．血漿レニン活性（PRA）は両側性腎動脈狭窄，糖尿病や高齢者では高値とはならないことが多く，スクリーニングとしてあまり有効ではない．腎動脈の画像診断で50％以上の狭窄があれば，超音波ドプラ法やカプトプリル負荷シンチグラフィで機能評価を行う．

▶これらの検査で機能的狭窄と判断された場合にDSAによる血管造影を行い，適応があれば経皮的腎動脈形成術（PTRA）やステント挿入を行う．降圧薬治療としてはRA系抑制薬を用い，降圧不十分であればCa拮抗薬および/または少量の利尿薬を併用する．

腎血管性高血圧における臨床的特徴[1,2]

- 一般に腎血管性高血圧（renovascular hypertension：RVH）の頻度は高血圧症の0.5～1％程度とされ，原因別頻度では，動脈硬化性が約38％，線維筋性異形成（fibromuscular displasia：FMD）が約38％，大動脈炎症候群は約15％を占めるとされている．他の原因としては，解離性大動脈瘤，まれな原因としてはBehçet病による腎動脈瘤，動静脈奇形，外傷や腫瘍による圧迫などがある．
- 近年，わが国で心臓カテーテル検査を施行された症例の6.8％に腎動脈狭窄症を認めたと報告されており，外来診療でDSA（デジタルサブトラクション血管造影）が日常的に行われる現在，腎動脈狭窄病変の発見頻度はますます増加している．
- FMDは動脈硬化とは多くの点で異なり，腎動脈の内膜・中膜病変などさまざまなタイプが存在し，若年者では中間部に病変が多く，特に喫煙者では病変の進展が著しい．これらの病変では，30歳以下の若年で重

❶ 腎血管性高血圧の臨床的特徴

臨床的特徴	本態性高血圧（%）	腎血管性高血圧（%）
1年以内の経過	12	24
発症年齢が50歳以上	9	15
高血圧の家族歴	71	46
腹部血管雑音	9	46
血中尿素窒素20 mg/dL以上	8	16
血清K 3.4 meq/L以下	8	16
尿円柱	9	20
尿蛋白	32	46
その他の特徴 30歳以下または50歳以上発症の高血圧 既治療の高血圧のコントロール悪化 既治療の高血圧の腎機能悪化 既治療の高血圧患者の急性腎不全 急性の肺水腫 進行性の腎不全		

(Stephen C. Brenner & Rector's The Kidney, 7th edition. 2003[2] より改変)

症な高血圧として発症し，時に妊娠中の高血圧の原因ともなる．

- 従来，RVHは重症高血圧の原因として記載されていたが，Ca拮抗薬やレニン・アンジオテンシン（RA）系抑制薬が使用されるようになり，目標降圧レベルの到達率は上昇し，このためRVHが検出されない場合も増えてきた．

腎血管性高血圧の臨床症状（❶）[1,2]

- RVHの症状は，偶発的なものから腎不全症状を呈するものまで多彩である．発症年齢や，低カリウム血症などに特徴を認めるが，鑑別には十分ではない．高度狭窄への進行は，急速な高血圧の進行と，口渇，低ナトリウム血症，中枢神経症状などを生じる．
- RVHでは，高血圧の急速な増悪と，クレアチニンの上昇などが認められる場合がある．特に高齢者における血圧の急激な上昇を認める場合には，RVHを疑う．また，血圧コントロールが急に不良になり，脳卒中などを生じるようなケースがある．
- 治療抵抗性の高血圧患者中，22.4 %がRVHであったとされている．臨床徴候の特徴は，高齢，間欠性跛行などの血管障害症状の進行，腹部血管雑音，血清クレアチニンの上昇などである．降圧治療により腎機能が低下する場合も，RVHが疑われる．
- 高血圧や冠動脈疾患を背景とする急速な肺うっ血の出現などがある．

Memo

腎血管性高血圧におけるレニン産生の機序[5]

RVHの血圧上昇の主因は，レニン・アンジオテンシン・アルドステロン（RAA）系の亢進にある．レニン分泌刺激機序には，輸入細動脈に存在する圧受容体を介する機序，緻密斑（macula densa）細胞で輸送されるNaCl量を介する機序，傍糸球体細胞に分布する交感神経β刺激の増大による機序などが知られている．プロスタノイドであるPGI_2（プロスタグランジンI_2）も，レニン分泌促進的に作用することが報告されている．

Memo

降圧治療により腎機能が低下する場合は，高度狭窄のために，降圧とともに腎血流や灌流圧が低下することによるものであり，血圧の低下が誘因となる．この所見は，ACE阻害薬などRA系抑制薬で顕著である．アンジオテンシンⅡによる輸出細動脈の収縮作用が阻害され，糸球体内圧の低下による糸球体濾過量が低下して，血清クレアチニンが上昇するが，単腎や両側腎動脈狭窄の場合に顕著である．

Key word

腎動脈狭窄と腎機能低下の進行の関連

腎の萎縮（サイズが1 cm以上の萎縮）は，高度狭窄例の20.8 %に認められる．多くの薬物療法のトライアルでは，血管病変の進行にかかわらず，腎機能の悪化はさほど顕著なものではないとされている．70 %以上の腎動脈狭窄を有する160例の検討では，血行再建を施行せずに薬物療法でフォローした結果，難治性の高血圧や，腎機能の低下は21 %から10 %に低下したという報告がある．ヨーロッパのトライアルでは，9年以上のフォローアップで，偶発性の腎動脈狭窄は，末期腎不全の進行と関連は認められなかったとされていることから，腎動脈狭窄の安定性が示唆される．これらはスタチンの使用，アスピリンの使用，禁煙，また降圧治療の強化などの影響が出た可能性がある．

Memo

腎静脈でのレニン活性の測定は，腎動脈血行再建を行ううえで有用である．下大静脈でのレニン活性は，動脈レベルと一致するので，両側の腎静脈との比較に用いられる．病側の腎静脈のレニン活性が，健側と比較して1.5倍以上に上昇するのが，陽性の基準である．また左右差だけではなく，健側腎のレニン活性の抑制も重要な所見である．レニン活性の左右差は，血行再建後の血圧低下の反応性を示す指標となっている．

- 透析治療を必要とするような腎機能の低下があり，これらは可逆性の可能性がある．原因不明の末期腎不全の12～14 %が両側性腎動脈狭窄との報告があり，腎血管再建術により腎機能が回復することからも，腎動脈狭窄の腎機能への関与が示唆される．
- 血行再建は，腎機能障害が軽度の場合に対しては効果があり，腎動脈狭窄はしばしば蛋白尿を合併し，ネフローゼレベルの場合もあるが，このような蛋白尿に対しても，血行再建により改善が認められる．
- 臨床的特徴は片側性か両側性かで異なり，肺水腫が生じる場合は両側性か単腎の腎動脈狭窄の場合が多い．腎動脈狭窄は，2～5年の間に，46～63 %の患者で高度狭窄へと進行し，16 %の患者で完全閉塞へと進行が認められることが報告されていたが，最近の報告では，進行率はやや低いことが示されている．

腎血管性高血圧と虚血性腎症の診断[1,2)]

レニン・アンジオテンシン系の機能的検査

- 安静時血漿レニン活性（plasma renin activity：PRA）が高値を示すのは本症の約50 %である．PRAは，ACE阻害薬，アンジオテンシンII受容体拮抗薬（ARB），Ca拮抗薬や利尿薬投与時に上昇し，本態性高血圧でも高値を示す症例があり，体液量，塩分摂取量，または他の薬物療法にも影響される．
- 腎機能障害が少ないFMDでは，感度，特異度ともに良好であるが，腎硬化症・虚血性腎症・糖尿病性腎症など腎機能障害を伴う場合には，感度，特異度ともに劣る．

カプトプリル負荷レノグラム

- 分腎機能の評価には，核医学検査が用いられている．カプトプリル負荷を併用することにより，腎血流の左右差が強調される．しかし，クレアチニンが2.0 mg/dL以上の場合には，感度および特異度が低下する．
- 検査施行の4～14日前より利尿薬やACE阻害薬を中止することが，検査を正確にする．
- レノグラムの変化を示す症例は，血行再建後の血圧の良好な低下反応を示す．

腎動脈ドプラエコー検査

- 超音波ドプラ法は，造影剤を必要とせず，腎機能低下例でも繰り返し施行可能な利点があり，腎実質障害の程度を示すresistive index（RI）も評価可能である．

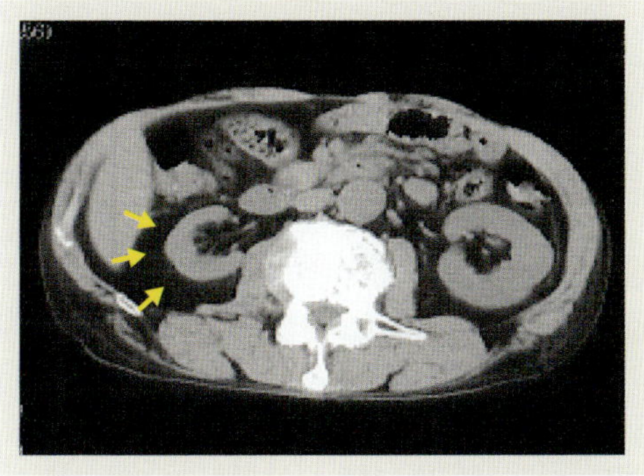

❷ 腹部単純CT像
腎サイズに左右差を認める.

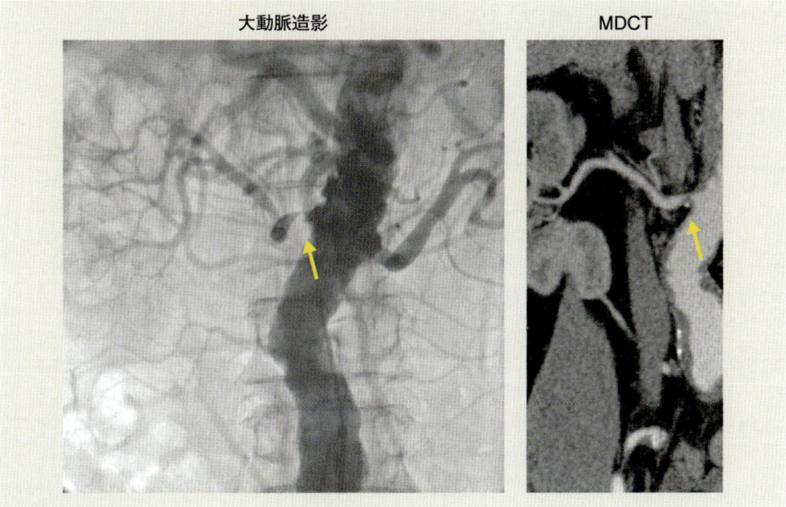

❸ 大動脈造影とMDCTによる腎動脈狭窄の評価

- 腎動脈狭窄の基準は，180 cm/秒以上または対照動脈との比が3.5以上であり，この基準を用いると，60 %以上の狭窄を検出する感度および特異度は，90 %および96 %である．主要動脈の検出が不可能な場合には，弓状動脈で血流を検出する．この計測は，血管造影検査および，血管内超音波（IVUS）を用いた狭窄の程度とよく相関する．
- RIは収縮期と拡張期の流速の比を示したものであり，80以上のRIは腎実質障害を示し，腎血管血行再建の術後の改善を示さない可能性を示唆する所見である．RIが80以下の群では，90 %以上で腎血管血行再建施行後に血圧の改善および，腎機能の改善が見込まれる．

MRAおよびCTおよび血管造影（❷,❸）

- MRA（MR angiography）での腎動脈検査は，感度および特異度は，それぞれ83～100 %，92～97 %とされる．費用と狭窄病変の過大評価の可能性に難点がある．

Key word
カプトプリル負荷レノグラム
腎核医学検査には，^{99m}Tc-DMSAと^{99m}Tc-MAG3など，放射性同位元素を用いたシンチグラフィがある．特に前者は腎瘢痕の描出に，後者は分腎機能の測定に有用である．RVHの患者の左右腎動脈狭窄を検出するために，ACE阻害薬であるカプトプリルを負荷する．アンジオテンシンⅡによる輸出細動脈の収縮作用が阻害され，糸球体内圧の低下による糸球体濾過量が低下して，腎動脈の狭窄側のシンチグラムの低下が，対側に比較して強調される．

COLUMN 薬物療法と腎動脈形成術との比較

動脈硬化性の腎動脈狭窄（RAS）に関し，経皮的腎動脈形成術（PTRA）と薬物療法とを比較した無作為化試験がいくつか報告されている（1，2）．最近，腎機能低下を示すRAS症例に対するステ

1 腎動脈狭窄に対する薬物療法と血管内治療との比較

著者/対象数	対象患者/除外	血圧結果（mmHg）	腎機能結果	コメント
Websterら（1998） *n*＝55 （片側＝27） 50％以上の狭窄	拡張期血圧95 mmHg以上 2薬剤に抵抗性 除外 心血管イベントが3か月以内に発症 クレアチニンの上昇	片側性 PTRA：173/95 薬物：161/88 両側性 PTRA：152/83 薬物：171/91（有意差あり）	Cre（μmol/L） 片側性 PTRA：188 薬物：157 両側性 PTRA：144 薬物：168	40か月のフォローアップでは，腎機能，イベント発症に差を認めず
Plouinら（1998） *n*＝49（片側性） 75％以上または60％以上の狭窄＋機能検査での左右差	ACE阻害薬は除外 75歳以下 対側腎は正常 除外 悪性高血圧 心血管イベントが6か月以内に発症	PTRA：140/81 薬物：141/84 使用薬剤数 PTRA：1剤 薬物：1.8剤 （有意差あり）	Ccr（mL/min） 6か月後 PTRA：77 薬物：74 腎動脈閉塞 PTRA：0 薬物：0	1年間のフォローアップでは，血圧，降圧薬の投与量に両群で差を認めず 血圧コントロールはPTRAに薬剤の併用が必要
Van Jaarsveldら（2000） *n*＝106 50％以上狭窄	拡張期血圧95 mmHg以上 2薬剤に抵抗性 ACE阻害薬によりクレアチニンの上昇 除外 単腎 腎動脈閉塞 腎長径が8 cm以下 クレアチニン2.3 mg/dL以上	PTRAへのcross over 7/26（27％） 3か月後の血圧 PTRA：169/89 薬物：163/88 12か月後の血圧 PTRA：152/84 薬物療法：162/88	Ccr（mL/min） 3か月後 PTRA：70 薬物：59 （有意差あり） レノグラム左右差 PTRA：36％ 薬物：70％ （有意差あり） 腎動脈閉塞 PTRA：0 薬物：8	PTRAは薬物療法に対して，明らかな優位性を認めず

（Stephen C. Brenner & Rector's The Kidney, 7th edition. 2003[2]より改変）

2 腎動脈ステント術の臨床試験の結果

高血圧			
対象数	治癒	改善	変化なし
14シリーズ *n*＝678 98％の初期成功	平均17％ （3～68％）	平均47％ （5～61％）	平均36％ （0～61％）

腎機能に対する効果			
対象数	改善	安定化	悪化
14シリーズ *n*＝496 腎機能障害例	平均30％ （10～41％）	平均42％ （32～71％）	平均29％ （19～34％）

（Stephen C. Brenner & Rector's The Kidney, 7th edition. 2003[2]より改変）

ント留置と薬物療法を比較したランダム化試験の結果が発表された．クレアチニンクリアランスが80 mL/min/1.73 m^2 以下に低下している患者を対象とし，64例のステント＋薬物療法群（ステント群）と76例の薬物療法群で構成されている．一次エンドポイントは20％以上のクレアチニンクリアランスの低下，二次エンドポイントはステント留置に伴う合併症，心血管疾患の罹患，死亡である．ステント群の16％，薬物療法群の22％が一次エンドポイントに到達した（ハザード比0.73，CI 0.33～1.61）．ステント群の2例で手術関連死亡，1例で感染性血腫，1例でコレステロール塞栓が生じた．他の二次エンドポイントには両群間で差を認めなかった．腎機能低下例のRASに対するステント留置と薬物療法の比較では，腎機能障害の進行抑制効果には有意差は認めなかった．現在進行中のthe ASTRAL（Angioplasty and STent for Renal Artery Lesions）試験の結果も公表が予定されている．

- CT angiographyは，造影検査とほぼ同様の結果を示すことができ，感度98％，特異度は94％と良好である．造影剤を用いることから，腎機能障害高度の症例には適当ではない．マルチスライスCTは腎動脈のかなり末梢まで詳細に描出可能で，腎動脈造影，MRAに比し重複腎動脈の描出に優れている．
- カテーテルを用いてDSAにより腹部大動脈と選択的腎動脈造影を適宜組み合わせ，腎動脈の狭窄像，側副血行路の存在などが描出される．動脈硬化性病変は腎動脈起始部～主幹部に多く，FMDでは腎動脈の狭窄と拡張を交互に呈する数珠状狭窄像が特徴的である．

腎血管性高血圧の治療

薬物療法

- 高度の腎動脈狭窄（renal artery stenosis：RAS）を有する場合，降圧薬投与により腎血流量が低下し，腎動脈の閉塞をきたす可能性がある．血行再建を行わない場合，腎動脈狭窄の進行と完全閉塞による腎機能の低下が懸念される．動脈硬化の進行速度には個人差があり，リスクファクターのコントロールが最も重要である．
- ドプラを用いた検討では，明らかな狭窄が認められない群では5.5％に，60％以上の狭窄では20.8％に1 cm以上の腎臓の萎縮が認められた．薬物療法群では，35％に腎の萎縮を認め，33か月のうちに19％にクレアチニンの上昇を認めた．薬物療法群では短期間の観察では腎機能に変化を認めないが，核医学検査ではGFRの低下を認めた．
- 偶発的にRAS（70％以上）を認めた69例が血行再建を施行せずに6か月間フォローされた検討では，難治性高血圧のために4例で経皮的腎動脈形成術（percutaneous transluminal renal angioplasty：PTRA）が

Key word

2腎1クリップモデル

Goldblatt高血圧モデルとしても知られている．ラットやマウスなどの実験動物に，片側の腎動脈にクリップを用いて狭窄を作成する．虚血刺激により，腎臓の傍糸球体装置からのレニン分泌が促進される．このことでレニン・アンジオテンシン系が活性化され，高血圧を発症する．1腎を摘出し，残存した腎動脈に狭窄を作成する場合は，1腎1クリップモデルと呼ばれる．初期のクリップモデルでは，ACE阻害薬の治療でも狭窄側の腎臓の線維化が認められている．これは，他の降圧薬よりも強く，ACE阻害薬のアンジオテンシンII作用阻害によるGFRの低下が原因になっている可能性がある．2腎1クリップモデルにおいても生存率は向上するが，ACE阻害薬により，腎機能の低下が生じることが示されている．

施行され，5例が末期腎不全へと進行したが，RASが関係したのは1例のみであった．全体では血清クレアチニンは1.4から2.0に上昇し，多くの患者では薬物療法でコントロールできたが，10～14％の患者ではPTRAが必要な難治例であった．

- 126人の偶発性RASと397例の対照群と比較検討した試験でも，ACE阻害薬によっても狭窄の進行率には差は認められず，8～10年間のフォローアップで，RASの患者ではクレアチニンが高値で，GFRが低値であったが，末期腎疾患（ESRD）への進行は認めなかった．
- RASの進行は薬物療法である程度は認められるが，血行再建なしに経過観察できる可能性が高いことが示されている．

血管内治療

- 難治性で，高リスクの患者に対する血管内治療は大きく進歩し，この20年間で，外科的治療より血管内治療が多く選択されるようになった．しかし高齢者の動脈硬化病変では，その効果は確実とはいえない．
- FMDでは，腎動脈入口部より遠位側に病変が多く認められ，balloon angioplastyにより良好に開存が認められる．1980年代でも成功率は94％という報告があり，再狭窄率は10％といわれている．血圧低下などの臨床的有効性は65～75％といわれているが，完全治癒は比較的少ない．降圧薬なしで140/90 mmHg以下になる率は35～50％といわれている．
- 治癒する要因として，収縮期血圧が低値，若年者，高血圧の罹患期間が短いことなどがあげられる．FMDの患者は女性が多く，高血圧が若年より認められるが，一般的に合併症の頻度は高くない．
- 動脈硬化による腎動脈狭窄は入口部病変が多く，PTRAは，初期成功後に再狭窄の可能性も少なくない．バルーンのみの群とステント留置併用群の，6～12か月の開存率は29％と75％，再狭窄率は48％と14％であった．
- 典型例では，25～30 mmHgの収縮期血圧の低下を認め，術直後の収縮期血圧の低下が良好な指標となる．42％の症例で血圧コントロールが改善するが，降圧薬が不要となる例は少ない．腎機能には変化が認められなかったと報告されている．210例の検討で，91％が1年間，79％が5年間，再狭窄を認めなかったが，血圧は治癒および改善が80％に認められた．
- 両側性の場合には，PTRAは，腎機能，心血管疾患のリスク低下などに対して，ある程度の有効性を示すと考えられている．病歴の短い高血圧の場合は，PTRAに対する良好な反応が期待できる．腎のサイズが8 cm以下で，分腎機能が低下した例では，PTRAによる改善は期待しにくい．ドプラ検査で RI 80 以下が腎機能改善の一応の指標である．

- PTRA は比較的安全に施行可能な手技であるが，6 ～ 16 %に合併症が生じる可能性がある．重篤な合併症としてはコレステロール塞栓症や後腹膜血腫などがある．416 例の検討では，13 %に透析治療以外の合併症を認め，26 %で腎機能の悪化を認め，クレアチニンレベルが 4.5 mg/dL 以上の場合には，50 %で末期腎不全への進行が認められた．動脈解離，血栓性閉塞なども認められる．死亡率は 0.5 %とされ，再狭窄は 6 ～ 12 か月間に最も多く，13 ～ 30 %とされる．

（藤野貴行，長谷部直幸）

◉文献

1）日本高血圧学会高血圧治療ガイドライン作成委員会．高血圧治療ガイドライン 2009 年版（JSH 2009）．東京：ライフサイエンス出版；2009.

2）Stephen C. Textor, renovascular hypertension and ischemic nephropathy. In: Brenner BM, et al (editors). Brenner & Rector's The Kidney, 7th edition. Philadelphia: W. B. Saunders; 2003. pp.2065-2108.

3）長谷部直幸，菊池健次郎．循環器学 2005 年の進歩　高血圧研究の進歩．循環器専門医 2006；14（1）：98-102.

4）Hasebe N, Kikuchi K, NICE Combi Study Group. Controlled-release nifedipine and candesartan low-dose combination therapy in patients with essential hypertension: the NICE Combi (Nifedipine and Candesartan Combination) Study. *J Hypertens* 2005; 23: 445-453.

5）Fujino T, et al. Decreased susceptibility to renovascular hypertension in mice lacking the prostaglandin I2 receptor IP. *J Clin Invest* 2004; 114: 805-812.

◉Further reading

1）Bax L, et al. Stent placement in patients with atherosclerotic renal artery stenosis and impaired renal function: A randomized trial. *Ann Intern Med* 2009; 150: 840-848.

2）Wheatley K, et al, ASTRAL Collaborative Group. Lack of benefit of renal artery revascularization in atherosclerotic renovascular disease (ARVD): Results of the ASTRAL Trial. Presented at Renal Week 2008, 41st Annual Meeting & Scientific Exposition, Philadelphia, 4-9 November 2008. Abstract F-FC206.

糖尿病

Point

- 糖尿病型でかつ糖尿病の典型的症状があるか，HbA_{1c} 6.5％以上であれば，糖尿病と診断できる．
- 食事療法と運動療法が糖尿病の重要な治療法である．
- 糖尿病の合併症には，糖尿病網膜症，糖尿病腎症，糖尿病神経障害，動脈硬化性疾患などがある．

糖尿病の診断と初診時の問診・診察

糖尿病の診断

- 早朝空腹時血糖 126 mg/dL 以上，随時血糖 200 mg/dL 以上，75 g 経口ブドウ糖負荷試験（OGTT）2 時間値 200 mg/dL 以上のいずれかであれば糖尿病型と判定する（❶）[1]．
- 糖尿病型でかつ糖尿病の典型的症状があるか，HbA_{1c} 6.5 ％以上であれば，糖尿病と診断できる．
- 糖尿病型であるが，HbA_{1c} 6.5 ％未満で身体的特徴もない場合は，もう一度別の日に検査を行い，糖尿病型が再度確認できれば糖尿病と診断できる．
- 糖尿病型の場合は，再検査で糖尿病と診断が確定しない場合でも，生活指導を行いながら経過を観察する．
- 境界型（空腹時血糖 110 ～ 125 mg/dL または OGTT 2 時間値 140 ～ 199 mg/dL）は糖尿病予備軍であり，運動・食生活指導などが必要な場合が多い．
- 1 型糖尿病はどの年齢でも起こる．新規発症や経過中血糖コントロールが悪化し，1 型糖尿病を疑う場合は抗 GAD（グルタミン酸デカルボキシラーゼ）抗体を測定する．

Memo
2 型糖尿病は 1 型糖尿病に比べて発症時期が明確でないことが多いので，初診時にすでに合併症が存在することもまれではない．

病歴聴取のポイント

- 高血糖による症状（口渇，多飲，多尿，体重減少，易疲労感など）や合併症を疑う症状（視力低下，下肢のしびれなど）の有無と経過．
- 肥満，高血圧，脂質異常症の有無．

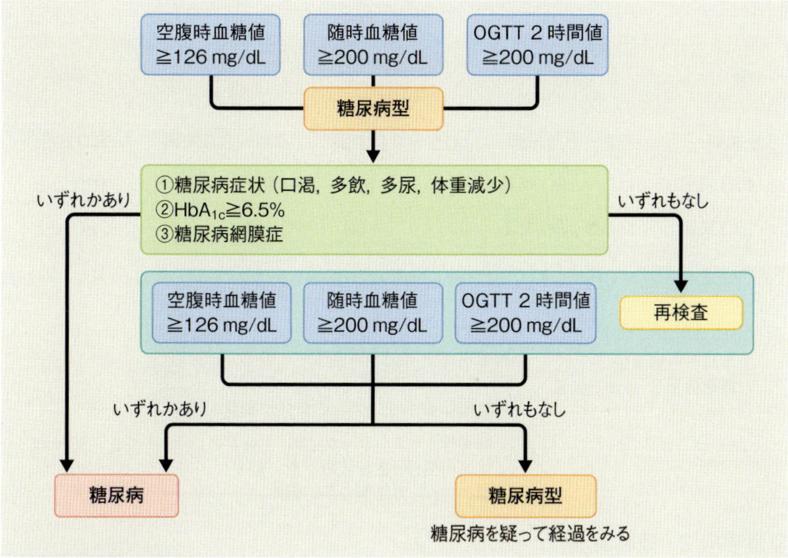

❶ 糖尿病の臨床診断

- 早朝空腹時，随時，OGTT（75 g 経口ブドウ糖負荷試験）2 時間血糖値のいずれかが上記に該当し，糖尿病型と判定されて，①糖尿病症状，②HbA_{1c} ≧ 6.5 %，③糖尿病網膜症のいずれかがある場合は糖尿病と診断する．
- ①②③の所見がいずれもない場合は別の日に再検査して，早朝空腹時，随時，OGTT 2 時間血糖値のいずれかが上記に該当すれば糖尿病と診断するが，いずれも該当しない場合は糖尿病を疑って経過をみる．

（糖尿病治療のエッセンス．2007[1] より）

- 糖尿病の家族歴の有無．
- 食生活，身体活動度などの生活習慣．
- 妊娠糖尿病，巨大児出産の有無．

身体所見と検査のポイント

- 血糖，HbA_{1c}，検尿（糖，蛋白，ケトン体），血清脂質など．
- 心電図，胸部 X 線．
- 内科診察，血圧，腱反射．
- 眼科紹介（眼底検査のため）．

治療目標とコントロール指標

治療目標

- 糖尿病の血管合併症の発症，進展を防止し，日常生活の質の維持と健康寿命の確保を目的とする．

コントロール目標

- 日本糖尿病学会は血糖コントロールの指標と評価を定めている（❷）．

❷ 血糖コントロールの指標と評価

指標	優	良	可		不可
			不十分	不良	
HbA_{1c}値（%）	5.8未満	5.8～6.5未満	6.5～7.0未満	7.0～8.0未満	8.0以上
空腹時血糖値（mg/dL）	80～110未満	110～130未満	130～160未満		160以上
食後2時間血糖値（mg/dL）	80～140未満	140～180未満	180～220未満		220以上

（日本糖尿病学会〈編〉．糖尿病治療ガイド2008-2009．2008[2]．p.25より）

エネルギー摂取量
＝標準体重 × 身体活動量

▶標準体重（kg）＝身長（m）× 身長（m）×22

▶標準体重 1 kg あたりの身体活動量

軽労作（デスクワーク主体，主婦など）…… 25～30 kcal
普通の労作（立ち仕事が多い職業）………… 30～35 kcal
重い労作（力仕事の多い職業）……………… 35 kcal～

❸ 食事療法・運動療法

- 歩行運動では1回15～30分間，1日2回．1日の運動量として男性9,200歩，女性8,300歩以上を目標とする．
- 1週間に3日以上実施するのが望ましい．

（糖尿病治療のエッセンス．2007[1] より）

糖尿病の治療

食事療法

- 食事療法は，糖尿病の治療において最も重要な治療法である．
- 標準体重と身体活動度よりエネルギー摂取量を計算する（❸）．
- 糖尿病の食事指導は「食品交換表」を用いて行う．80 kcal を 1 単位として摂取量を単位で示し，主に含まれる栄養素によって食品を 6 表に分類し，同一表内で食品を交換できるようになっている[3]．

運動療法

- 運動療法も，食事療法と同様に糖尿病の主要な治療法である（❸）．
- ブドウ糖，脂肪酸の利用を促進し，インスリン抵抗性を改善する効果がある．
- インスリンや SU（スルホニル尿素）薬を用いている人では低血糖に注意する．低血糖時の対処法について十分に指導しておく．
- 運動を禁止あるいは制限を必要とする場合：空腹時血糖 250 mg/dL 以上，尿ケトン陽性，眼底出血，腎不全，虚血性心疾患，骨・関節疾患がある場合など．

Memo
特別な運動をしなくても，日常生活における身体活動量を増やす（身体を動かす，長時間座っていない，エレベータを使わないなど）だけでも，長期間継続すれば効果がある．

	主な作用臓器と作用		種類	薬品名	主な副作用
インスリン分泌促進系	膵島	インスリン分泌の促進	スルホニル尿素薬	グリメピリド* (1, 3 mg) グリベンクラミド* (1.25, 2.5 mg) グリクラジド# (20, 40 mg) など	低血糖
インスリン分泌促進系			DPP-4阻害薬	シタグリプチン (25, 50 mg) など	
インスリン分泌促進系・食後高血糖改善系		より速やかなインスリン分泌の促進・食後高血糖の改善	グリニド系薬（速効型インスリン分泌促進薬）	ナテグリニド (30, 90 mg) ミチグリニド (5, 10 mg)	
食後高血糖改善系	小腸	炭水化物の吸収遅延・食後高血糖の改善	α-グルコシダーゼ阻害薬	ボグリボース (0.2, 0.3 mg) アカルボース (50, 100 mg) など	肝障害 消化器症状（放屁・下痢・腹満・便秘） 低血糖増強
インスリン抵抗性改善系	肝臓	インスリン抵抗性の改善	ビグアナイド薬	メトホルミン (250 mg) ブホルミン (50 mg)	乳酸アシドーシス 胃腸障害 低血糖増強
インスリン抵抗性改善系	脂肪組織	インスリン抵抗性の改善	チアゾリジン薬	ピオグリタゾン (15, 30 mg)	浮腫・心不全 肝障害 低血糖増強

薬品名	商品名
グリメピリド	アマリール®
グリベンクラミド	オイグルコン®
	ダオニール®
グリクラジド	グリミクロン®
シタグリプチン	グラクティブ®
	ジャヌビア®

薬品名	商品名
ナテグリニド	スターシス®
	ファスティック®
ミチグリニド	グルファスト®
ボグリボース	ベイスン®
アカルボース	グルコバイ®
ミグリトール	セイブル®

薬品名	商品名
メトホルミン	メルビン®
	グリコラン®
	メデット®
ブホルミン	ジベトスB®
ピオグリタゾン	アクトス®

❹ 主な経口血糖降下薬の種類と特徴

*：血糖降下作用が強い，#：血糖降下作用が中等度．赤字は重要な副作用を示す．

（糖尿病治療のエッセンス. 2007[1] より改変）

経口血糖降下薬の種類（❹）

- 経口血糖降下薬の作用臓器は４つに大別される．
- これらはインスリン分泌促進系，インスリン抵抗性改善系，食後高血糖改善系の大きく３つのカテゴリーに分けられる．

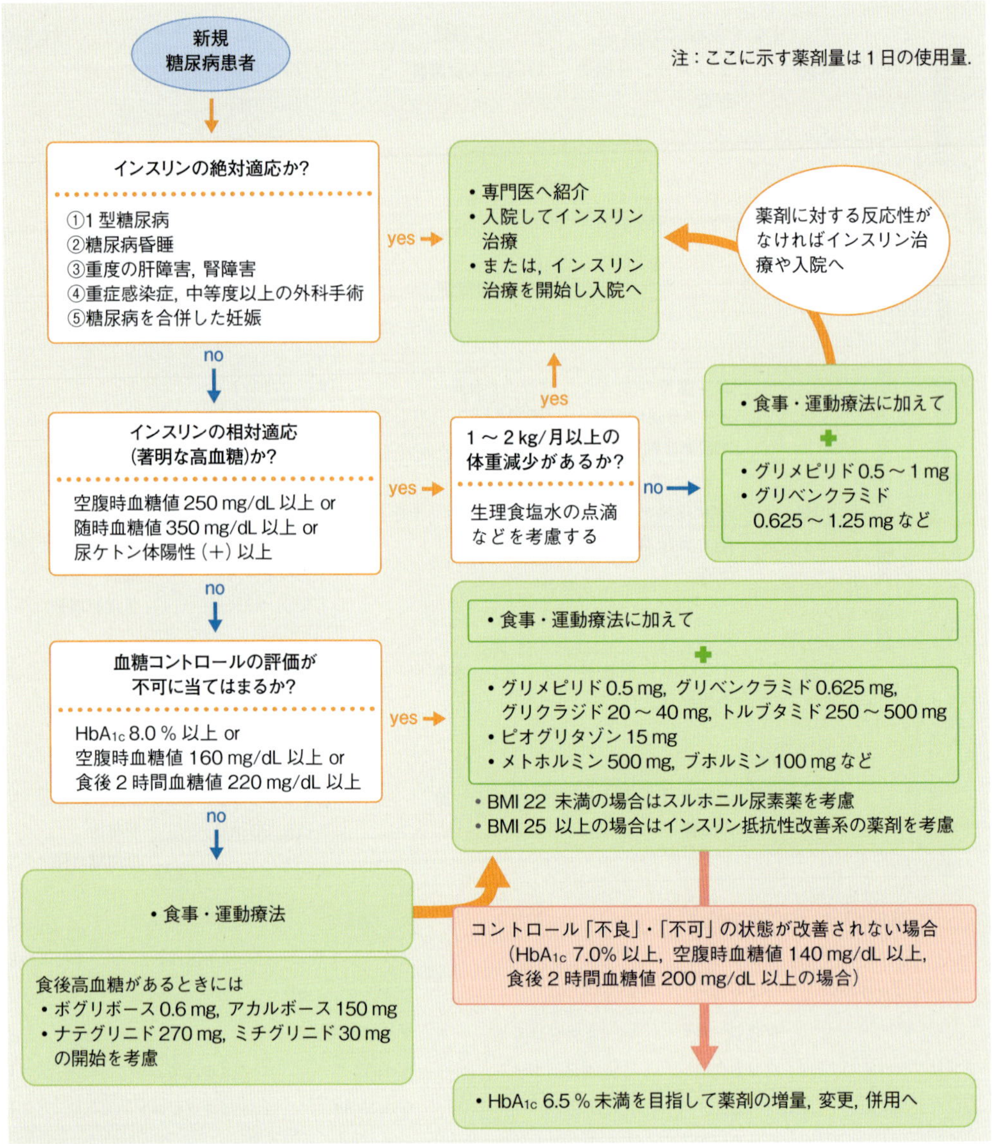
新規
糖尿病患者
注：ここに示す薬剤量は1日の使用量.
インスリンの絶対適応か?
①1型糖尿病
②糖尿病昏睡
③重度の肝障害，腎障害
④重症感染症，中等度以上の外科手術
⑤糖尿病を合併した妊娠
yes
• 専門医へ紹介
• 入院してインスリン治療
• または，インスリン治療を開始し入院へ
薬剤に対する反応性がなければインスリン治療や入院へ
no
インスリンの相対適応(著明な高血糖)か?
空腹時血糖値 250 mg/dL 以上 or
随時血糖値 350 mg/dL 以上 or
尿ケトン体陽性（＋）以上
yes
1～2 kg/月以上の体重減少があるか?
生理食塩水の点滴などを考慮する
no
• 食事・運動療法に加えて
• グリメピリド 0.5～1 mg
• グリベンクラミド 0.625～1.25 mg など
no
血糖コントロールの評価が不可に当てはまるか?
HbA1c 8.0 % 以上 or
空腹時血糖値 160 mg/dL 以上 or
食後2時間血糖値 220 mg/dL 以上
yes
• 食事・運動療法に加えて
• グリメピリド 0.5 mg，グリベンクラミド 0.625 mg，グリクラジド 20～40 mg，トルブタミド 250～500 mg
• ピオグリタゾン 15 mg
• メトホルミン 500 mg，ブホルミン 100 mg など
• BMI 22 未満の場合はスルホニル尿素薬を考慮
• BMI 25 以上の場合はインスリン抵抗性改善系の薬剤を考慮
no
• 食事・運動療法
食後高血糖があるときには
• ボグリボース 0.6 mg，アカルボース 150 mg
• ナテグリニド 270 mg，ミチグリニド 30 mg の開始を考慮
コントロール「不良」・「不可」の状態が改善されない場合（HbA1c 7.0% 以上，空腹時血糖値 140 mg/dL 以上，食後2時間血糖値 200 mg/dL 以上の場合）
• HbA1c 6.5 % 未満を目指して薬剤の増量，変更，併用へ

❺ 初回治療時の注意点と手順

経口血糖降下薬の特徴・副作用，患者の病態・意向を考慮して判断する.
（糖尿病治療のエッセンス. 2007[1] より）

初回診療時の注意点と手順（❺）

- 新たに治療を開始する患者において，初診時に治療方針決定のために検索すべきポイントは，①血糖値，②体重およびその経過，③尿中ケトン体である.
- ケトアシドーシス，糖毒性が強い場合あるいは重症感染症を合併している場合は，インスリンを用いて血糖のコントロールを行う.
- 経口血糖降下薬を用いる場合も，食事・運動療法を並行して確実に行う

❻ 糖尿病網膜症の眼科受診間隔の目安

	眼科受診間隔の目安
正常～単純網膜症初期	1回/年
単純網膜症中期以上	1回/3～6か月
増殖前網膜症以上は状態により	1回/1～2か月

原則として眼科医の指示に従う.
注：急激な血糖値や血圧値の変動は，しばしば網膜症を悪化させるので注意を要する.
（糖尿病治療のエッセンス. 2007[1] より）

❼ 糖尿病腎症と尿中アルブミン排泄量

	尿中アルブミン排泄量
正常アルブミン尿	＜30 mg/g クレアチニン
微量アルブミン尿	30～299 mg/g クレアチニン（早期腎症）
顕性蛋白尿	≧300 mg/g クレアチニン（尿蛋白持続陽性：顕性腎症）

（糖尿病治療のエッセンス. 2007[1] より）

ことが重要である.

- 新規に経口血糖降下薬を投与する場合は，少量から始める．通常2週間以内に来院させ，血糖値などのデータから反応性をみつつ，投与量の調節を行う.
- 薬剤の追加や変更は，HbA_{1c} 6.5％未満を目指して，通常同一薬剤で2～3か月間経過をみてから行う．HbA_{1c} 8％以上の場合は，薬剤の追加や変更を考慮しなければならない.

治療継続中の留意点

- 前増殖・増殖網膜症がある場合は低血糖が出現しないように留意し，長期間にわたって血糖コントロール「不可」の状態が続いていたと考えられる場合は緩徐なコントロール（HbA_{1c} の低下が 0.5％/月程度）を心がける.
- 低血糖の出現に留意し，低血糖が出現した場合は，ブドウ糖，ショ糖，またはこれらを含む飲料を摂取するよう指導する.
- 低血糖がある場合は薬剤の減量・中止を考慮する.

糖尿病合併症の管理

糖尿病網膜症

- 初診時に必ず眼科医を受診するよう指導する（❻）.
- 眼科医とは密接な連絡をとり，検査成績や治療内容などの診療情報を共有する.

糖尿病腎症

- 早期診断の評価は，尿中アルブミン排泄量で行う[*1]（❼）.
- 顕性腎症以上は，尿蛋白量，血清クレアチニン値などで評価する.
- 厳格な血糖管理だけでなく，アンジオテンシン変換酵素（ACE）阻害薬やアンジオテンシンⅡ受容体拮抗薬（ARB）による血圧管理も腎症の進

*1 本巻「アルブミン尿・蛋白尿」（p.40）参照.

＊2 本巻「RA 系抑制薬（腎臓から）」（p.224）参照.

展を抑制する＊2.

- 顕性腎症以上は，蛋白の摂取制限（1 日 0.8 g/kg 標準体重以下）や食塩制限（0.6 g 以下）も有効とされている.

糖尿病神経障害

Memo
多発性神経障害に対しては，アルドース還元酵素阻害薬，ビタミン B_{12}，疼痛に対してはさらに非ステロイド系消炎鎮痛薬，抗不整脈薬（メキシレチン），抗うつ薬などを用いるが，症状の軽減が難しいことも多い.

- 糖尿病神経障害（多発性神経障害）：両下肢のしびれ，疼痛，感覚低下，感覚異常などの末梢神経症状とアキレス腱反射の消失．脊椎疾患，脳血管障害，下肢の循環障害との鑑別を要する.
- 自立神経障害：起立性低血圧，胃無力症，便通異常，無力性膀胱，無自覚性低血糖，無痛性心筋虚血（突然死の原因となる），勃起障害（ED）など.
- その他：単一神経障害（外眼筋麻痺や顔面神経麻痺）など.

動脈硬化性疾患

- 糖尿病は冠動脈疾患，脳血管障害，下肢閉塞性動脈硬化症など，動脈硬化性疾患の危険因子の一つであり，高血糖の程度が軽い境界型でもリスクが増大する.
- 腹部肥満を基盤とし，耐糖能異常，高血圧，脂質異常症のうち複数を合併するメタボリックシンドロームや喫煙例ではさらにリスクが増大する.
- 動脈硬化性疾患の予防は厳格な血糖コントロールが基本であるが，高血圧症や脂質異常症も同時に管理することが重要ある＊3.
- 動脈硬化性疾患の二次予防に，抗血小板薬が有効であることが報告されている.

＊3 本巻「CKD における高血圧治療の課題と対策」（p.122），「脂質異常症」（p.150）参照.

（小川大輔，槇野博史）

文献

1）日本糖尿病対策推進会議（日本医師会・日本糖尿病学会・日本糖尿病協会）「糖尿病治療のエッセンス作成委員会」（編）．糖尿病治療のエッセンス．2007 年版．
http://www.med.or.jp/chiki/diabetesp.pdf.
2）日本糖尿病学会（編）．糖尿病治療ガイド 2008-2009．東京：文光堂；2008.
3）日本糖尿病学会（編）．糖尿病食事療法のための食品交換表，第 6 版．東京：文光堂；2008.

Advice From Expert

インスリン抵抗性

糖尿病性腎症（以下，腎症）は，CKDの原因疾患として最も大きな位置を占めている．わが国を例にとれば，腎症は増加の一途をたどっており，年間の新規透析導入の40％以上を腎症が占めるに至っている．しかも，腎症のもつ問題は有病率の増加のみではなく，その不良な生命予後にあり，透析導入後の5年生存率は40～50％と，他の腎疾患に比較して際立って不良である．これは糖尿病が全身疾患であり，腎症患者では心血管疾患の合併率が高く，維持透析後の生命予後が最終的には心血管疾患によって規定されるといった糖尿病特有の病態に起因すると考えられる．

しかし，従来腎症の早期マーカーとされてきた微量アルブミン尿が，近年糖尿病，非糖尿病を問わずに独立した心血管リスクとなることが判明した．すなわち，微量アルブミン尿の段階から，耐糖能障害の有無に関係なく，すでに心腎連関は作動し，心血管疾患をきたすことが明らかになったのである．一方，インスリン抵抗性は，糖尿病の前駆病態として，糖尿病の発症のみならず，動脈硬化の発症機転に関与する．

血管障害におけるインスリン抵抗性の役割

現在，血管障害におけるインスリン抵抗性の関与が衆目を集めている．インスリン抵抗性の舞台は内臓脂肪組織にあり，ここで産生・分泌されるアディポサイトカインと総称される一連のペプチドが主役を演じている．ことにインスリン作用を促すアディポネクチン，インスリン作用を阻害する抵抗性分子であるレジスチン，腫瘍壊死因子α（TNF-α）は，生理的にインスリン作用を調節しているが，高脂肪食によって内臓脂肪が蓄積すると，脂肪細胞の大型化とともに，アディポネクチンの分泌は低下し，インスリン抵抗性分子の産生が亢進して，インスリン抵抗性をきたすと考えられている．アディポネクチンとレジスチンは，動脈硬化成立機転にも拮抗的に関与することが判明している[1]．

さらに最近，内臓脂肪組織がインスリン抵抗性にかかわるメカニズムのなかで注目されているのは，マクロファージの脂肪組織への浸潤である．内臓脂肪組織中のマクロファージは，炎症性サイトカインの分泌や活性酸素種の産生を介して，アディポサイトカインの分泌調節を障害するだけではなく，全身の炎症性変化の源となると考えられている．かかる意義をもって，内臓脂肪型肥満はメタボリックシンドロームの最上流に位置づけられているのである．

微量アルブミン尿とインスリン抵抗性

このような背景のなかで，CKDの基礎病態として，インスリン抵抗性の関与が注目されている．アメリカで行われた調査では，CKDの発症リスクは，メタボリックシンドロームのコンポーネントの集積とともに増加し，インスリン抵抗性の指標であるHOMA指数と相関を示すことが明らかにされている（❶）[2]．筆者らは，人間ドックを受診した男女800名を対象とし，尿中アルブミン排泄量とHOMA指数を検討し，両者は有意の正相関を示すことを見出した（❷）[3]．さらにオランダで行われた大規模なcommunity baseの追跡研究では，微量アルブミン尿は血中C反応性蛋白（CRP）とともに，2型糖尿病の発症リスクになることが示されている[4]．

これらの知見は，CKDは糖尿病，非糖尿病を問わず，微量アルブミン尿期の早期から，インスリン抵抗性と密接に関係しながら進展・増悪することを示唆しているのである．CKDの病態の背景に，インスリン抵抗性が存在するならば，これに起因する脂質異常症，高血圧，血管内皮障害，

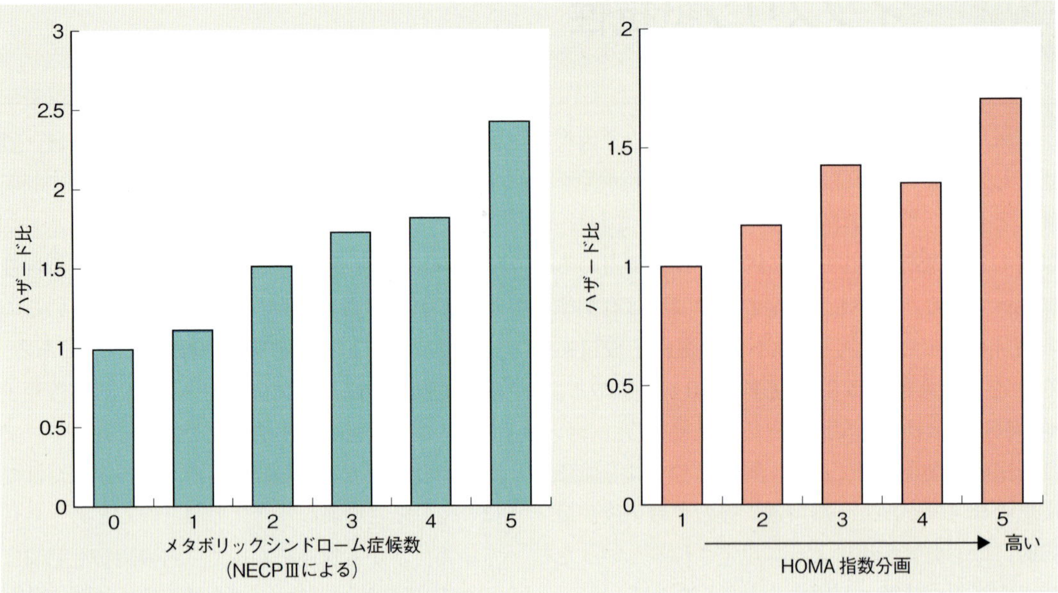

❶ メタボリックシンドロームとCKD発症リスク

(Kurella M, et al. *J Am Soc Nephrol* 2005[2] より改変)

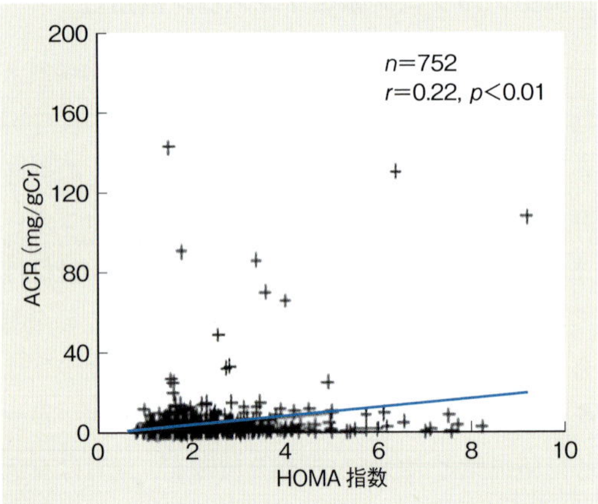

❷ 尿中アルブミン排泄量（ACR）とHOMA指数との相関

(Utsunomiya K, et al. *Intern Med* 2009[3] より)

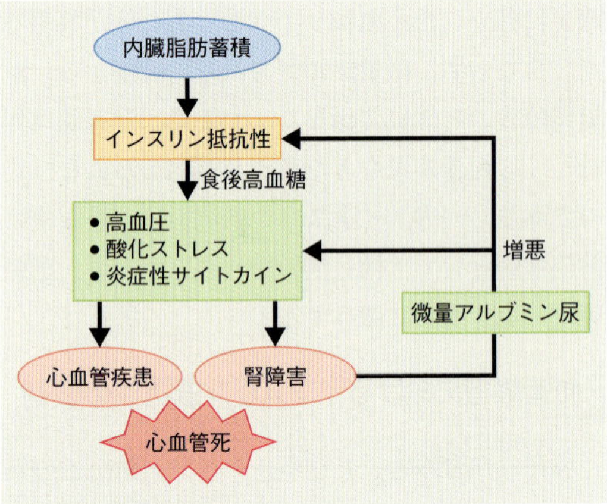

❸ 心腎連関のメカニズムとインスリン抵抗性

そして炎症反応は，派生的に増悪することになる．これらは悪循環を形成して，心血管疾患の発症につながるのである．この関係を❸にまとめた．

CKD増悪因子としてのインスリン抵抗性

インスリン抵抗性が，CKDの基盤として存在する先行病態とすれば，その腎障害の機序はいかなるものか，それともインスリン抵抗性は，腎機能低下の結果として二次的に生じるのであろうか．この問題の解決は，治療学的観点からも大きな意義を有する．

肥満に伴って，糸球体硬化が生じることは，古くから知られていた．また，近年の透析導入原因疾患の推移のなかで，腎症の増加は顕著であるが，その一方で，緩やかではあっても確実に増加を示しているものに腎硬化症があげられる．腎硬化症は従来，高血圧に関連する腎病変とされていた．しかしながら，塩分摂取量の減少と降圧療法の進歩に伴って，高血圧に由来する代表的な疾患である脳出血は減少をみている．したがって，現在の腎硬化症の増加は，高血圧以外の因子によると考えざるをえず，その背景には糖尿病関連病態の蔓延がある．

腎硬化症は決して単一疾患とはいえないものの，インスリン抵抗性に起因する腎病変が，その増数の原因となっていると考えざるをえないのである．すなわち，腎硬化症は，インスリン抵抗性を先行病態として生じる腎病変を包含するものとして注目してよい．一方，2 型糖尿病の腎症は，腎硬化症による血管病変が絡んだ，複雑な病変から成っていることを認識しなければならない．

今後の大きな課題は，インスリン抵抗性による腎病変の実態を明らかにし，動脈硬化性病変の成立機序との異同を明らかにすることである．

腎にはインスリン受容体が豊富に存在することは以前から知られているが，その意義の解明は遅れている．最近，インスリン抵抗性モデル動物において，腎におけるインスリン受容体以下のシグナルが低下する可能性が示唆されている．一方，内臓脂肪細胞の蓄積によるインスリン抵抗性のメカニズムにあって，最も重要な役割を演じるのは，脂肪細胞から分泌されるアディポサイトカイン，特にアディポネクチンであり，その低下がインスリン抵抗性と動脈硬化の促進に作用する．しかし，CKD におけるアディポネクチンの動態に関する報告は一定ではなく，進行した CKD ではむしろ上昇するとされている．

インスリン抵抗性状態における臓器障害の機序を論じる際には，臓器におけるインスリン作用の減弱のみならず，インスリン抵抗性によって生じる高インスリン血症の関与を分別しなければならない．このことが，研究のアキレス腱となっている．しかし，動脈硬化性病変と腎障害の成立機序における共通項としてのインスリン抵抗性の意義が明らかとなれば，メタボリックシンドロームあるいは糖尿病における血管障害の管理に，包括的視点を与えることが期待できるのである．

（宇都宮一典）

◉文献

1）Kawanami D, et al. Direct reciprocal effects of resistin and adiponectin on vascular endothelial cells: A new insight into adipocytokine-endothelial cell interaction. *Biochem Biophys Res Commun* 2004; 314: 415-419.

2）Kurella M, et al. Metabolic syndrome and the risk for chronic kidney disease among nondiabetic adults. *J Am Soc Nephrol* 2005; 16: 2134-2140.

3）Utsunomiya K, et al. Association of urinary albumin excretion with insulin resistance in Japanese subjects: Impact of gender difference on insulin resistance. *Intern Med* 2009; 48: 1621-1627.

4）Brantsma AH, et al. Urinary albumin excretion and its relation with C reactive protein and the metabolic syndrome in the prediction of type 2 diabetes. *Diabetes Care* 2005; 28: 2525-2530.

脂質異常症

Point

- 脂質異常症は動脈硬化の重要な危険因子で，CKD 患者は特有のリポ蛋白異常を示す．
- CKD ステージ 3 は脂質低下療法による CVD リスク低下が得られやすい群と考えられ，できるだけ早期から脂質異常を含めた危険因子への介入を行い，腎保護と CVD リスクを抑制することが重要である．

はじめに

- 1974 年の NEJM 誌に掲載された Lindner らの論文は，透析患者 39 症例の透析導入後平均 6.5 年にわたる予後調査の報告で，心血管疾患（CVD）による死亡リスクが一般住民の 2.5 ～ 10 倍も高率であるというものであった．この論文以降，「透析治療が動脈硬化を促進する」と長らく信じられてきた．
- 1987 年の Joki らの論文は，透析導入時の連続症例における冠動脈造影で，50 ％以上の患者に有意狭窄が認められるというもので，透析開始以前に動脈硬化が進んでいることを示唆するものであり，これまでの常識を覆す内容であった．
- その後，保存期腎不全患者の頸動脈内膜中膜肥厚度（IMT）は維持透析患者レベルに匹敵する[1)]ことが示され，大動脈脈波伝播速度（PWV）も保存期腎不全で維持透析患者と同程度に高値である[2)]こと，腎障害の進展に従い IMT や PWV が徐々に高値になる[3)]ことが明らかにされた．
- これらのデータは，透析治療の影響を否定するものではないものの，腎臓病が動脈硬化性の動脈壁変化に対して促進的に作用していることを示している．疫学調査でも，蛋白尿や推算糸球体濾過量（eGFR）と CVD のリスクとの関連が明らかにされ，CKD が CVD の重要な危険因子であるとのコンセンサスが形成された．

総コレステロールの内訳

- 2007 年の日本動脈硬化学会の診療ガイドラインから，総コレステロー

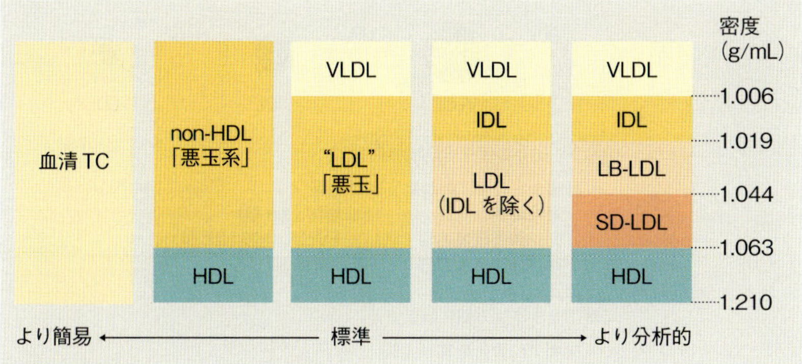

❶ 血清総コレステロールの内訳

血清中にはさまざまな比重のリポ蛋白が混在し，それぞれがもつコレステロールの合計が血清総コレステロールである．標準的にはVLDL，LDL，HDLの3分画に分けられる．より詳細に分画することもできるが，臨床使用には向かない．逆に総コレステロールは簡略だが，悪玉と善玉の合計になり，意味がわかりにくい．non-HDL-Cは，動脈硬化リスクを表す最も簡略な指標になり，直前の食事の影響を受けにくく，便利な指標になりうる．

ルが消えた．総コレステロールとは，トリグリセリド（TG)-richリポ蛋白である超低比重リポ蛋白（VLDL）や中比重リポ蛋白（IDL）のもつコレステロールや，低比重リポ蛋白（LDL）のコレステロール，さらに動脈硬化抑制作用をもつ高比重リポ蛋白（HDL）のコレステロールの合計であるため（❶），総コレステロールが高い低いで，脂質からみた動脈硬化促進リスクを正確に判断できないからである．

蛋白尿優位のCKD患者におけるリポ蛋白代謝

- CKDは非常に広い概念であるため，便宜上，蛋白尿優位のCKDとGFR低下優位のCKDの2つに大別して考えることにする（❷）．
- 蛋白尿優位なCKD（たとえばネフローゼ症候群）では，低蛋白血症を代償するために肝臓でのアルブミン合成が高まるが，非特異的に肝臓での蛋白合成が高まり，リポ蛋白（VLDL）産生も増加すると考えられている．
- 産生されたVLDLは，末梢組織にてLDLに異化されるので，異化障害がなければ血中ではLDLが増加することになり，Ⅱa型脂質異常症を呈する．異化障害が高度であれば，VLDLのまま停滞してⅣ型脂質異常症となり，異化障害が中等度であればVLDLとLDLの両者が増加するⅡb型の表現型を示す．
- 肥満や高血糖は，脂肪酸や糖質の肝臓への流入を増加させ，TG合成の材料を増やすことでVLDL産生を増加させる．
- 臨床では，リポ蛋白表現型をみて病態を理解し，患者の臨床像も参考にして対策を講じることになる．

Memo

LDL-C

Friedewald式で計算されるLDL-Cは，総コレステロールからHDL-CとVLDL-C（＝TG÷5）を差し引いたもので，IDLを含む広義のLDLに相当する．LDL分画をさらに細分して，small dense LDL（SD-LDL）とlarge buoyant LDL（LB-LDL）のコレステロールを分けて測定することも可能になっている．

Memo

non-HDL-C

動脈硬化促進性リポ蛋白の総量を示す指標として，non-HDL-Cが提案されており，総コレステロールからHDL-Cを引き算して求められ，VLDL-C，IDL-C，LDL-Cの合計になる．

Memo

VLDLの異化障害に影響を与える因子

VLDLの異化を司るのはリポ蛋白リパーゼ（LPL）で，脂肪細胞や筋肉細胞で分泌され，血管内皮細胞表面のヘパラン硫酸プロテオグリカンに結合している．LPL作用は，リポ蛋白側のアポC-Ⅱで促進，アポC-Ⅲで抑制される．蛋白尿が高度になるとアポC-Ⅱが尿中に失われ，LPL作用を受けにくいVLDLになり，異化障害の一因となる．また，LPLはインスリン作用の影響を受けるので，インスリン抵抗性は異化障害の一因となる．

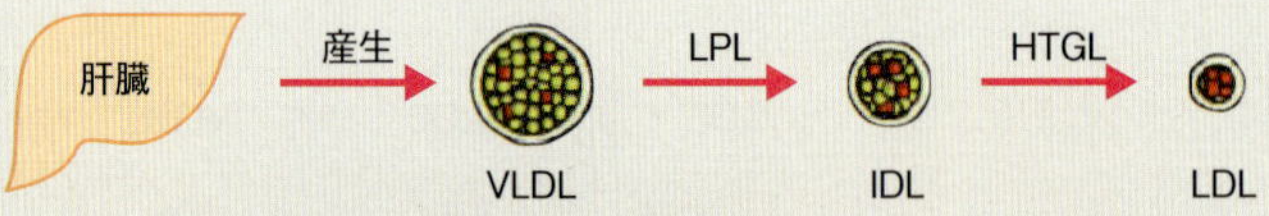

ネフローゼタイプ（蛋白尿優位）

肝臓からのVLDL産生亢進が主因

異化障害がない	LDL増加（Ⅱa型）
異化障害軽度合併	LDL＋VLDL増加（Ⅱb型）
異化障害高度合併	VLDL増加（Ⅳ型）

腎不全タイプ（GFR低下優位）

末梢での異化障害が主因

LPL作用低下	VLDL増加（Ⅳ型）
HTGLレベル低下	IDL増加（Ⅲ型）

❷ CKD病態別の脂質異常の特徴

蛋白尿とGFR低下のいずれが病態の中心かにより，リポ蛋白代謝の変化が異なる．

GFR低下優位のCKD患者におけるリポ蛋白代謝

- GFR低下優位の慢性腎不全を呈するCKD患者では，肝臓からのVLDL産生亢進は明らかではなく，末梢での異化障害が病態の基本である．
- 腎不全によりアポC-Ⅲが蓄積するとリポ蛋白リパーゼ（LPL）作用を受けにくいVLDLになり（LPL抵抗性），必ずしもLPL自身のレベル低下は認められないものの，VLDLが貯留するⅣ型脂質異常症を呈する．
- IDLをLDLに異化する肝性リパーゼ（HTGL）は腎不全で著明に低下するため，IDL蓄積が生じてⅢ型脂質異常症の表現型を呈する[4]．
- 透析患者でVLDLやIDLというTG-richリポ蛋白が蓄積する原因として，血液透析では抗凝固薬としてヘパリンを連用するため，血管内皮細胞からLPLを遊離し，組織のLPLを枯渇化させる可能性が考えられていた．しかし，血液透析患者のペパリン静注後血漿中のLPL蛋白量は低下が有意ではなく，保存期腎不全からTG-richリポ蛋白増加がみられることから，腎不全におけるリポ蛋白代謝の変調が主体であり，ヘパリンの使用はこれを修飾する因子と考えられている．
- 腎不全患者ではLDL-Cは正常範囲ないし低下しているが，LDLの代謝は遅延している．LDLの血中での滞留時間は，健常対照で約2.2日に対し，透析患者で約4.5日と2倍に延長し[5]，LDL受容体活性の低下が示唆される．その原因は明らかではないが，LDL変性（酸化，カルバミル化）に関係している可能性がある．
- 末梢細胞のコレステロールはHDLに回収され，肝臓へと運ばれる（コレステロール逆転送系）．腎不全ではHDL-Cが著明に低下している[6]が，その前駆体となるlipid-poorなpreβ-HDLレベルは，透析患者で高い[7)]．これはLCAT（レシチン・コレステロール・アシルトランスフェラーゼ）の活性が低下しているためで，preβ-HDLから成熟型HDLへの成熟が遅延していることを示している．

- VLDL高値，HTGL低値の状態であり，HDLはTG-rich，cholesterol-poorに脂質組成が変化する．
- 糖尿病を合併した腎不全では，糖尿病に伴うTG産生亢進が，腎不全によるリポ蛋白異化障害にオーバーラップした病態を呈する．

CKD患者における脂質レベルと動脈硬化との関係

- 非糖尿病透析患者の大動脈PWVは，VLDL-C，IDL-C，LDL-Cのいずれとも正の関連を示し，特にIDL-Cとの関連が最も密接で，これらリポ蛋白の合計であるnon-HDL-Cとも独立した正の関連が認められる[8)]．
- 糖尿病性腎症（CKDステージ4まで）の解析でも，non-HDL-Cとの関連が有意であった[3)]．
- 頸動脈IMTでみた検討[1,9)]でも，non-HDL-C高値でIMT高値との関連が認められる．

透析患者における脂質レベルと心血管イベントとの関連

- 日本透析医学会の「図説わが国の慢性透析療法の現況（2004年12月31日現在)」掲載のデータによると，年齢・性別・透析年数・糖尿病の有無で調整した心筋梗塞の新規発症リスクは，LDL-C高値で高まり，LDL-C＞100 mg/dLで統計学的に有意となる．逆に，HDL-C低値で段階的にリスクは高まっている．さらに，TG高値ほどリスクが高く，200 mg/dL以上で有意になっている．
- これらの結果は，透析患者の脂質異常と心血管イベントとの関係は，一般住民と同じ方向であることを示している．

透析患者における総コレステロールと死亡率の関係

- 透析患者では総コレステロールが高いほど死亡リスクが低い．この奇妙な現象は，コレステロール・パラドックスと呼ばれ，他の危険因子にも認められる死亡リスクとの逆転現象reverse epidemiologyの一つである．その機序は必ずしも明らかではないが，栄養に関連する危険因子について低栄養状態で生じる現象と考えられる．
- CKDにおいても脂質異常は動脈硬化促進的で，心血管イベント発症リスクを高める一方，栄養障害自身はイベント発症後の致死率を高めることで，死亡リスクを高めると考えられる（❸）．
- CKDにおける予後改善のためには，脂質管理と栄養改善の両方が重要である．

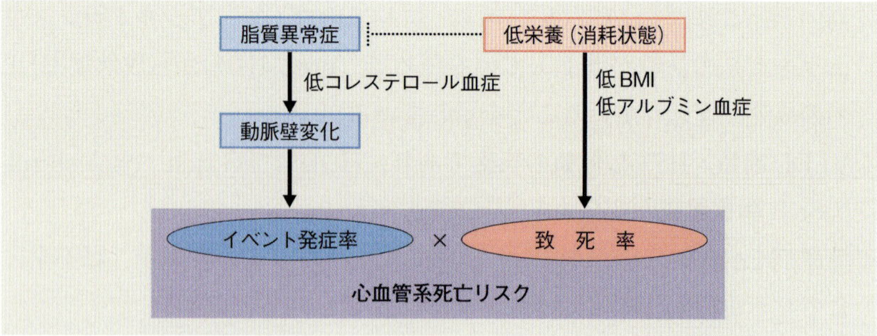

❸ 心血管系死亡リスクを高める2つの要因：イベント発症率と致死率

脂質異常症は動脈硬化を促進しイベント発症リスクを高める．一方，低栄養（消耗状態）は致死率を高める．低栄養（消耗状態）では脂質レベルが低下するため，reverse epidemiology を生じる．

透析患者におけるスタチン治療の効果

- 4D 試験と AURORA 試験という，透析患者を対象としたスタチンを用いた介入試験が 2 つ報告されている．
- これらの介入試験からは，いくつかの教訓が得られた．まず，大きな脂質低下にもかかわらず，死亡率の増加は認められなかった点であり，観察コホートのデータのみに基づいて，「コレステロールを下げると死亡率が上がる」という心配は払拭された．問題なのは，特に脂質低下治療もしていないのに「コレステロールが低い患者」の栄養障害なのである．
- 次に，40 %の LDL 低下によっても，透析患者の CVD イベント抑制は期待どおりに低下できなかったことである．動脈硬化が著しく進み，石灰化が問題になる維持透析患者では，この段階からの介入では手遅れであった，と解釈できる．
- 上記の解釈が正しければ，動脈硬化が進展しきるまでのより早期に対策すべきであった可能性がある．

Key word
4D 試験 [10)]
透析中の 2 型糖尿病患者 1,255 例を対象とし，一次エンドポイントを心臓死，非致死的心筋梗塞，および脳梗塞の複合エンドポイントとし，アトルバスタチン 20 mg/日によるイベント抑制効果をプラセボ対照で比較した，4 年間の試験である．その結果，二次エンドポイントである総心イベントでは 18 %の有意なリスク低下が認められたものの，一次エンドポイントの低下は 8 %で統計学的には有意なものではなかったため，透析患者における脂質低下のエビデンスを示せなかった．

より早期の CKD におけるスタチン治療の効果

- プラバスタチン [12)]，シンバスタチン [13)]，アトルバスタチン [14)] を用いた大規模トライアルの対象のうち，腎障害のある患者のみを抽出したサブ解析によると，ステージ 3 までの CKD であれば，一般とほぼ同じ程度のリスク低下が認められている．
- 最近の報告で，わが国で実施された MEGA 試験 [15)] や海外での CARDS 試験 [16)] においても，CKD ステージ 3 のみでサブ解析すると，全体よりも大きなリスク低下が示されている（❹）．
- これらから，CKD 早期（あるいはそれ以前）から心血管保護対策を講じることが重要で，CKD ステージ 3 は特にスタチンによる benefit が大きいと考えられる．

Key word
AURORA 試験 [11)]
糖尿病の有無を問わない透析患者 2,776 例を対象とし，4D 試験と同様の一次エンドポイントを設定し，ロスバスタチン 10 mg/日のイベント抑制効果をプラセボ対照で 3.8 年間追跡した．一次エンドポイントは 4 %低下したが有意差ではなかった．

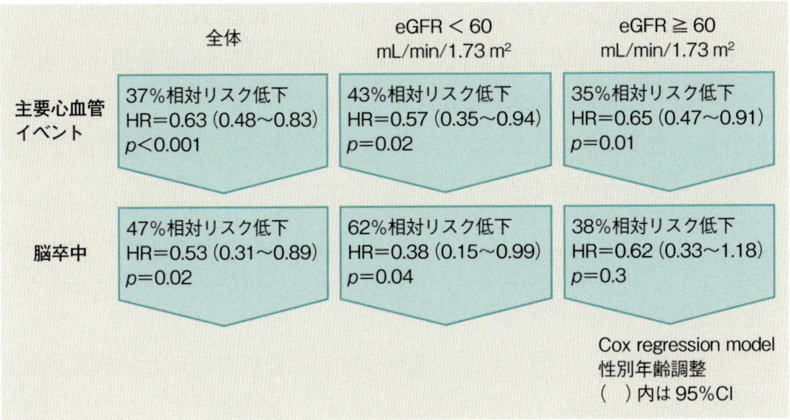
全体
eGFR < 60 mL/min/1.73 m²
eGFR ≧ 60 mL/min/1.73 m²
主要心血管イベント
37%相対リスク低下 HR=0.63 (0.48～0.83) p<0.001
43%相対リスク低下 HR=0.57 (0.35～0.94) p=0.02
35%相対リスク低下 HR=0.65 (0.47～0.91) p=0.01
脳卒中
47%相対リスク低下 HR=0.53 (0.31～0.89) p=0.02
62%相対リスク低下 HR=0.38 (0.15～0.99) p=0.04
38%相対リスク低下 HR=0.62 (0.33～1.18) p=0.3
Cox regression model
性別年齢調整
( ) 内は 95%CI

❹ CKD ステージ 3 におけるスタチンの心血管イベントリスク低下（CARDS サブ解析）

CKD なしの群よりむしろ相対リスク低下率が大きいことに注目.

CKD における脂質管理ガイドライン

- アメリカ腎臓財団（NKF）が公表している K/DOQI ガイドライン[17]では，透析患者は CVD のハイリスク群であるから，脂質管理を厳格に行うべきであるとの原則に立ち，以下の目標値を掲げている.
  ① LDL-C < 100 mg/dL
  ②空腹時 TG ≧ 200 mg/dL の場合は non-HDL-C < 130 mg/dL
- 日本腎臓学会の CKD 診療ガイドでは，
  LDL-C < 120 mg/dL,
  可能であれば< 100 mg/dL
  と記載されている.
- 日本動脈硬化学会の診療ガイドラインでは，腎臓病がハイリスク群であるという特別扱いはない.
- 今後は，栄養状態を考慮して場合分けしたガイドラインが，より的確な治療に貢献するのではないかと考えている.

CKD 患者における脂質管理の方法

- 治療可能な二次性脂質異常症の原因を除外し，適切な食事療法と運動療法を行い，管理目標に達しない場合，薬物療法を考慮する.
- 進んだ腎不全のある症例では，食事でコレステロール，脂質摂取の制限を目指すあまり，かえってカロリー摂取の不足や低栄養をきたさないように注意する.
- 薬剤を用いる場合，LDL-C や non-HDL-C が高い場合には，スタチンが選択される．わが国でもプラバスタチン，シンバスタチン，フルバスタチン，アトルバスタチンなどの使用報告がある．透析患者におけるスタチンのLDL低下作用は25～40％程度で，一般とほぼ同じである．

- エゼチミブは，小腸でのコレステロール吸収を阻害する新規の薬剤で，海外ではCKDでの効果と安全性が報告されている．
- 胆汁酸結合レジンはLDL-C低下目的で処方されるが，単独ではTGを上昇させることがある．
- TG高値に対して，機序からはフィブラートがよさそうであるが，多くのフィブラートは腎排泄性であり，腎不全では横紋筋融解症のリスクが高まるため，禁忌である．
- EPA（イコサペント酸エチル）製剤で腎不全患者のレムナント低下作用が報告されている．
- CVDリスクの低下が主目的であれば，TG高値の患者ではnon-HDL-Cを計算して，これを管理するようにスタチンなどを選択するという考え方もできる．

脂質管理と腎機能

- 脂質管理では通常CVDリスク低下を目指すが，腎臓にも影響がある．
- スタチン投与中にeGFR（Ccr）の上昇や，蛋白尿の減少が起こるとのメタ解析[18)]がある．
- フェノフィブラートが2型糖尿病患者の腎症進展を抑制するというデータがある．
- 脂質レベルや脂質低下薬が糸球体上皮細胞（podocyte）に与える影響が検討されている．

（庄司哲雄，西澤良記）

文献

1）Shoji T, et al. Advanced atherosclerosis in predialysis patients with chronic renal failure. *Kidney Int* 2002; 61: 2187-2192.
2）Shinohara K, et al. Arterial stiffness in predialysis patients with uremia. *Kidney Int* 2004; 65: 936-943.
3）Kimoto E, et al. Regional arterial stiffness in patients with type 2 diabetes and chronic kidney disease. *J Am Soc Nephrol* 2006; 17: 2245-2252.
4）Shoji T, et al. Atherogenic lipoprotein changes in the absence of hyperlipidemia in patients with chronic renal failure treated by hemodialysis. *Atherosclerosis* 1997; 131: 229-236.
5）Ikewaki K, et al. Delayed in vivo catabolism of intermediate-density lipoprotein and low-density lipoprotein in hemodialysis patients as potential cause of premature atherosclerosis. *Arterioscler Thromb Vasc Biol* 2005; 25: 2615-2622.
6）Shoji T, et al. Impaired metabolism of high density lipoprotein in uremic patients. *Kidney Int* 1992; 41: 1653-1661.
7）Miida T, et al. LCAT-dependent conversion of prebeta1-HDL into alpha-migrating HDL is severely delayed in hemodialysis patients. *J Am Soc Nephrol* 2003; 14: 732-738.
8）Shoji T, et al. Intermediate-density lipoprotein as an independent risk factor for aortic atherosclerosis in hemodialysis patients. *J Am Soc Nephrol* 1998; 9: 1277-1284.
9）Shoji T, et al. Additive impacts of diabetes and renal failure on carotid atherosclerosis. *Atherosclerosis* 2000; 153: 257-258.
10）Wanner C, et al. Atorvastatin in patients with type 2 diabetes mellitus undergoing hemodi-

alysis. *N Engl J Med* 2005; 353: 238–248.
11) Fellstrom BC, et al. Rosuvastatin and cardiovascular events in patients undergoing hemodialysis. *N Engl J Med* 2009; 360: 1395–1407.
12) Tonelli M, et al. Effect of pravastatin on cardiovascular events in people with chronic kidney disease. *Circulation* 2004; 110: 1557–1563.
13) MRC/BHF Heart Protection Study of cholesterol lowering with simvastatin in 20,536 high-risk individuals: A randomised placebo-controlled trial. *Lancet* 2002; 360: 7–22.
14) Baigent C, Landry M. Study of Heart and Renal Protection (SHARP). *Kidney Int Suppl* 2003; S207–S210.
15) Nakamura H, et al. Pravastatin and cardiovascular risk in moderate chronic kidney disease. *Atherosclerosis* 2009; 206: 512–517.
16) Colhoun HM, et al. Effects of atorvastatin on kidney outcomes and cardiovascular disease in patients with diabetes: An analysis from the Collaborative Atorvastatin Diabetes Study (CARDS). *Am J Kidney Dis* 2009; 54: 810–819.
17) K/DOQI clinical practice guidelines for management of dyslipidemias in patients with kidney disease. *Am J Kidney Dis* 2003; 41: I–IV, S1–S91.
18) Sandhu S, et al. Statins for improving renal outcomes: A meta-analysis. *J Am Soc Nephrol* 2006; 17: 2006–2016.

冠動脈疾患

Point

- CKD を有する患者は，単に末期腎不全や透析に移行しやすいだけでなく，心血管病の重要なリスクファクターである．
- 微量アルブミン尿は，さまざまな疫学調査から，腎機能とは独立した冠動脈疾患発症のリスクファクターであることが明らかになっている．
- CKD では酸化ストレスや炎症反応が亢進しており，冠動脈疾患をすでに有する患者では病態悪化を促進させる可能性があり，予後は不良である．
- 腎疾患を発症した疾患背景を考慮し，診断と診療を進めていくことが肝要である．

病的状態にある腎臓と心疾患関連：心腎連関の重要性

- CKD と心血管病の相互連関を❶に示す．
- CKD 患者の約 50 %が冠動脈疾患（CAD）を合併している．CAD 患者は約 20 %に CKD を合併している（❷）．CKD と CAD の両方を有する患者の予後は不良である．
- 推算 GFR（eGFR）の低下に比例して心血管イベントの発症率および死亡率は増加する．eGFR が 60 mL/min/1.73 m^2 未満に低下すると，死亡率は急速に増加する（❸）．

冠動脈疾患発症の病態

- CAD（急性冠症候群〈ACS〉）の発症には粥状動脈硬化に加え，脂質に富んだ不安定プラークの破綻による血栓の形成が関与する．
- 不安定プラークの破綻には血管内皮障害と炎症が関与する．
- CAD においては，炎症反応や血管内皮障害の評価と，そのコントロールが重要である．
- 糖尿病を有する患者においては，微小血管障害は HbA_{1c} 値の上昇に並行する傾向がある．しかしながら，心血管イベントは HbA_{1c} が 5 %台の糖尿病期早期からリスクが高い（❹）．

Key word

慢性腎臓病（chronic kidney disease：CKD）
3 か月以上蛋白尿，血尿によって示唆される腎障害が続くか，糸球体濾過量（GFR）が 60 mL/min/1.73 m^2 未満であれば CKD と定義される．近年，予防医学の新しい概念として CKD は心血管イベントのリスクファクターととらえられるようになり，認識が高まっている．

Memo

1940 年ごろから心疾患と腎疾患の関連が論議され，2002 年アメリカ腎臓財団ガイドライン K/DOQI（Kidney Disease Outcomes Quality Initiative）で新たな疾患概念として CKD が提唱された．2003 年，AHA（American Heart Association）が，「CKD は心血管病発症の独立した因子である」という勧告を出し，心血管病における CKD 関与の認識が高まった．日本では 2005 年，久山町研究が知られている．

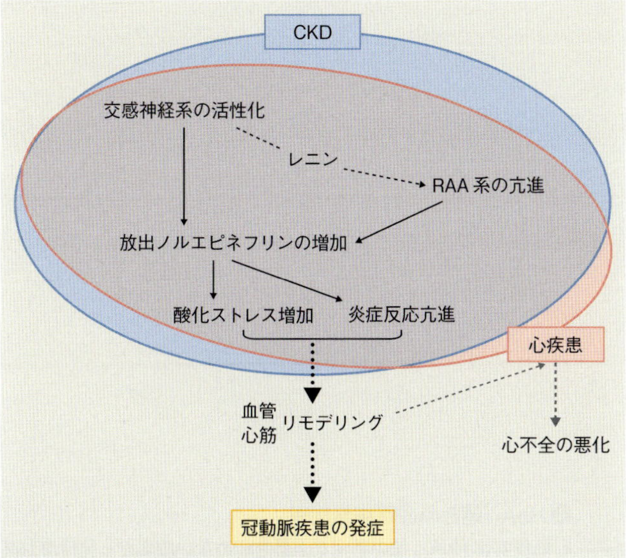

❶ CKDと心血管病の相互連関

腎臓疾患と心血管病は相互に密接に関与している．レニン・アンジオテンシン・アルドステロン（RAA）系の亢進，交感神経系の活性化，それによって賦活化される酸化ストレスと炎症反応が病態の基本となる．CKD と心血管疾患を，個々ではなく互いに影響する因子としてとらえ，診療を行うことが肝要である．

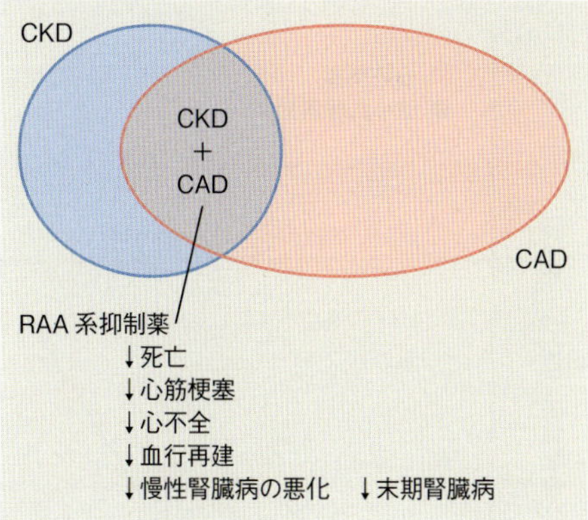

❷ CKDとCADの関係

CKD 患者の約 50 %が CAD を有しており，CAD 患者においては，約 20 %の患者に CKD の合併が認められている．CKD と CAD を合併する患者に対しては，RAA 系を遮断する薬剤の投与が有効であり，死亡率，心筋梗塞および心不全発症などを減少させる．

（McCullough PA. *Circulation* 2006[1] より改変）

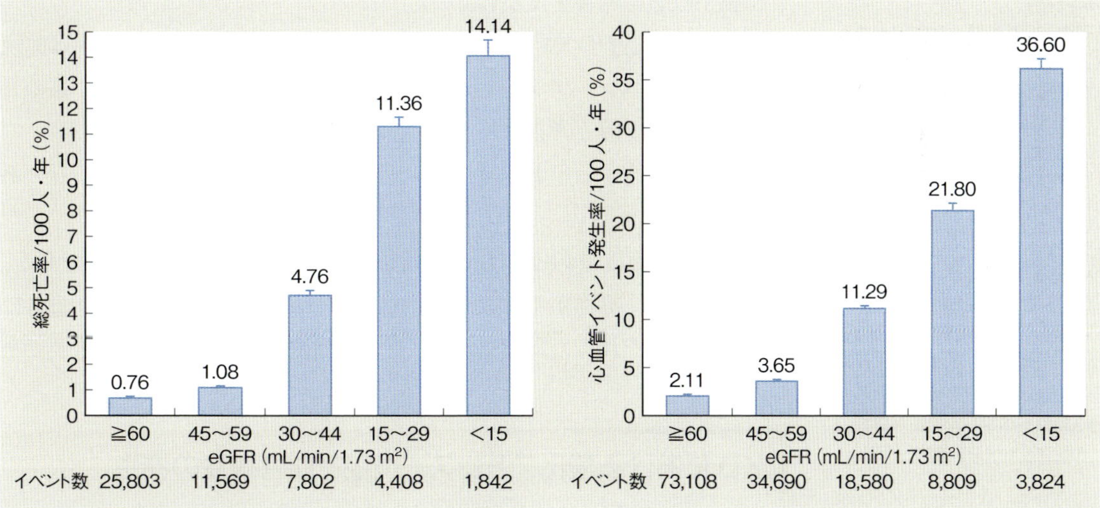

❸ eGFRによる総死亡率および心血管イベント発生率

eGFR の低下に相関して総死亡率（左），および，冠動脈疾患，心不全，脳血管障害，末梢動脈疾患などの心血管イベント発生率（右）が増加する．

（Go AS, et al. *N Engl J Med* 2004[2] より）

CKD と冠動脈疾患

- 腎臓の糸球体動脈は，常に高い血圧に曝されている細動脈であり，この血管の障害に比例して微量アルブミン尿が出現する．冠動脈は小動脈で

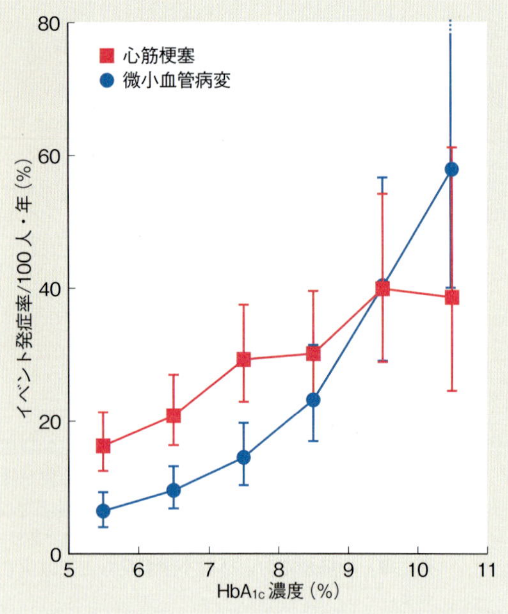

❹ HbA1c値と心血管病発症率

心筋梗塞は HbA1c 値の著明な上昇を認めない段階から発症率が高い.

(Stratton IM, et al. *BMJ* 2000[5] より改変)

はあるが，糸球体動脈と同様，大動脈から直接分枝しており，血圧の影響を受け緊張を保ちながら血液を循環させている．⇨微量アルブミン尿は細小動脈の障害を反映している．

- CKD が心血管イベントのリスクファクターとして作用する機序は諸説あるが，レニン・アンジオテンシン・アルドステロン（RAA）系の亢進が主たる要因と考えられる．
- 心血管病を有する患者では，eGFR が低下するほどその予後は不良である（❸）．
- CAD は治療後であっても CKD は独立したリスクファクターである．したがって，高血圧や糖尿病，脂質異常を基礎疾患にもつ CKD 患者においては，それらの病態を的確に把握し治療に反映することが重要である．

Memo
CKD において，ネフローゼと腎不全では，それぞれ特有の脂質異常を呈する．ネフローゼでは LDL-コレステロールの増加，腎不全では異化亢進の結果として HDL-コレステロールの減少が有意である．

Memo
CAD においても病態の変化と相関し，各種バイオマーカーが上昇する．IL-6，TNF-α の上昇が高値である場合には心血管イベントの発生が増大する（COLUMN の❷を参照）．

Key word
酸化ストレス
生体内で活性酸素種（reactive oxygen species：ROS）の生成と消去のバランスが崩れ，ROS が過剰になり，生体を構成している蛋白質，脂質，核酸などと反応してその構造・機能を修飾し，生体に有害な作用を引き起こす状態．

CKD における酸化ストレス，炎症と血管病変の発生

- 病的状態の腎臓は常に低酸素状態に曝されている．低酸素状態によるミトコンドリアの過呼吸において，酸化ストレスは惹起される．
- CKD では，常に酸化ストレスが亢進している状態であり，生体内の抗酸化システムが除去可能な量を上回る過剰な活性酸素種（ROS）が産生されている．⇨増加した ROS は LDL の酸化を促進し，動脈硬化が促進される．
- 酸化ストレスおよび炎症反応の亢進を反映して，各種炎症性サイトカインの上昇を認める．特に IL-1β，IL-6，腫瘍壊死因子-α（TNF-α），C

COLUMN 不安定プラークの破綻

急性冠症候群の原因となる不安定なプラークは，平滑筋細胞とコラーゲンなどの細胞外器質から構成される菲薄な線維性被膜（fibrous cap）の下に，多量のマクロファージを含むリピッドコアを有している．しばしば冠動脈内腔は保たれており，血管造影上は正常冠動脈と診断されることもある．マクロファージや活性化された平滑筋細胞が産生するMMP（マトリックスメタロプロテイナーゼ）などのプロテアーゼは線維性被膜を脆弱化し，プラークの破綻を誘導する．これに対して安定化したプラークは，線維性被膜は厚く，平滑筋やコラーゲンに富んでおり，マクロファージや脂質は乏しい（1）．

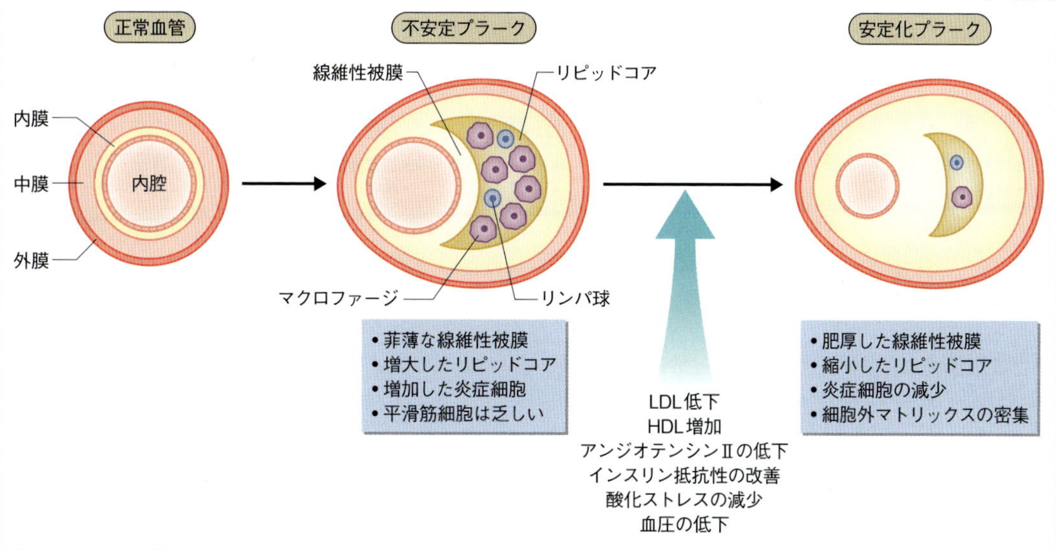

1 不安定プラークと安定化プラーク
(Libby P, et al. *Nat Med* 2002[3] より改変)

反応性蛋白（CRP），組織プラスミノゲン活性化因子（tPA）の上昇が明らかである（5）．

- CKDでは，RAA系も常に亢進している．交感神経系が活性化され，血管収縮，器質的変化は繰り返され，低酸素状態が増悪し，酸化ストレスが亢進する．⇨血管内膜の障害とリモデリングが促進され，虚血が進行する．
- CKDでは，酸化ストレスや炎症反応が相互に作用し，血管内皮細胞障害が惹起される．⇨動脈硬化の進展，プラークの不安定化と破綻が促進される．
- 酸化ストレスと尿中微量アルブミン排泄はよく相関する．

Memo
インスリンは血管拡張作用を有する．糖尿病やメタボリックシンドロームの患者でインスリン抵抗性を有するものは，インスリンによる血管拡張作用が低下しているため，易血栓性の状態となっている．

CKDによる血管内皮障害

- 血管内皮障害とリモデリングは，高血圧，糖尿病，脂質異常症など古典的リスクファクターによって，早期から惹起される（6）．

COLUMN 虚血進展のカスケードと心血管バイオマーカー

急性冠症候群（ACS）の各段階に応じて，特異的な心血管バイオマーカーの上昇が認められる（**2**）.

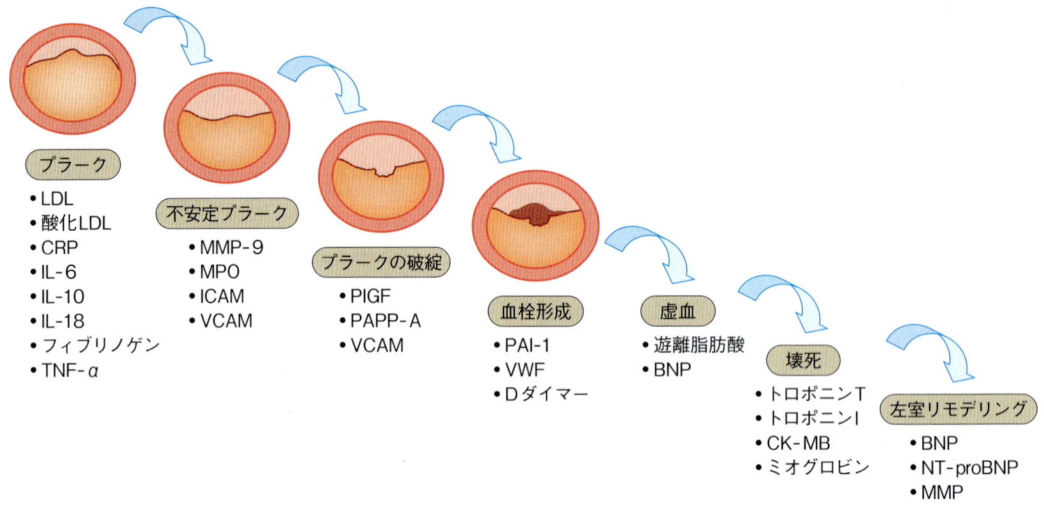

2 虚血進展のカスケードと心血管バイオマーカー
（Vasan RS, et al. *Circulation* 2006[4] より改変）

❺ CKD群と対照群間における炎症性サイトカインの比較

パラメータ	対照群（*n*=25）	CKD群（*n*=63）	*p*
年齢（歳）	65.3±8.9	67.2±13.8	NS
性別（男性/女性）	10/15	40/23	NS
IL-1β（pg/mL）	1.3±0.5	1.8±0.7	0.004
IL-6（pg/mL）	3.1±2.5	5.7±3.4	0.001
TNF-α（pg/mL）	2.8±1.6	6.4±2.7	<0.0001
CRP（mg/L）	1.5（1.0～3.2）	4.8（2.8～8.8）	0.002
tPA（UI/mL）	0.20（0.19～0.22）	0.25（0.23～0.28）	<0.0001
PAI-1（UI/mL）	10（3.7～19.8）	6.8（3.4～14.9）	NS

eGFR値が60 mL/min/1.73 m^2未満のCKD群では対照群に比し有意に炎症性サイトカインの上昇が認められ，全身性に炎症反応が亢進していることが示唆される．数値は平均±SDあるいは中央値（25th～75thのパーセンタイル）.
PAI-1：プラスミノゲン活性化因子インヒビター1，他の略号は本文参照.
（Goicoechea M, et al. *J Am Soc Nephrol* 2006[6] より）

- CKDの基礎疾患背景の多くは高血圧，糖尿病であり，すでに，RAA系や交感神経系の亢進による液性因子の増加がみられている.
- カルシウム・リン代謝異常，高ホモシステイン血症，一酸化窒素（NO）の産生低下など多くの病態が存在する（CKDに特有の非古典的リスクファクターが存在）（❻）.
- CKDを有する患者では，血管内皮障害とリモデリングは古典的リスクファクターだけでなく，❻に示すような腎臓疾患に特有の因子が関与

❻ CKDにおける古典的・非古典的リスクファクター

古典的リスクファクター	非古典的リスクファクター
高齢 男性 高血圧 高LDL血症 低HDL血症 糖尿病 喫煙 身体活動度の低下 閉経 心血管疾患の家族歴 左室肥大	アルブミン尿 ホモシステイン リポ蛋白 (a) アポリポ蛋白 (a) リポプロテインレムナント 貧血 カルシウム・リン代謝異常 体液過剰 電解質異常 酸化ストレス 炎症（C反応性蛋白） 低栄養 易血栓性因子 睡眠障害 血管内膜障害 一酸化窒素

（Sarnak MJ, et al. *Circulation* 2003[7] より改変）

し，発生進展する．

- CKD を有する患者では血管内皮障害の発生には多因子が関与しており，これらが血管内皮障害を促進することで心血管病変は惹起される．

臨床における課題と対策

- CKD と CAD のリスクファクターは共通する部分が多く，心血管疾患が合併していることも多い．CKD 患者に対しては，心血管疾患の合併を前提に診療を行う必要がある．

対策
- 腎障害，血管障害ともに初期の段階で積極的にスクリーニングを行い，治療方針を検討．eGFR値だけでなく，尿中微量アルブミン量の測定も重要である．
- 特に疾患背景に糖尿病を有する CKD 患者では症状に乏しいことが多く，早期診断が遅れることもあるため，心筋障害が生じる前に早期診断，早期治療を行うことが肝要である．
- 心エコー，ホルター心電図，運動負荷検査，心筋シンチグラフィを行い，心機能および心筋虚血の有無を評価する．必要に応じて冠動脈の性状を直接評価するため，冠動脈 CT，冠動脈造影検査を施行する．検査施行後には，造影剤腎症の発症に注意する．

- 糖尿病や高血圧を疾患背景に有する CKD 患者では，特に早期から腎機能障害が発生しており，不可逆的である．

対策
- 血圧や脂質の管理が，心血管障害の進展予防にきわめて重要である．

- CKD では RAA 系が常に亢進している状態にある．RAA 系抑制薬（ACE 阻害薬，AⅡ受容体拮抗薬）の投与により，心血管イベントの発

Memo
CKD 患者ではビタミン C，ビタミン E などの抗酸化物質が減少している．CVD を有する透析患者に対して高用量のビタミン E を投与したところ，投与群において心血管イベントからなる複合エンドポイントが有意に抑制されたという報告（SPACE study）があるが，これについてはまだ論議の余地がある．

Memo
血管内皮は，単に血管の管腔構造をつくっているだけではなく，血栓形成の抑制や炎症細胞浸潤の調節を積極的に行う生物学的活性の高い細胞である．内皮型一酸化窒素合成酵素（eNOS）から NO を産生し，血管平滑筋の拡張により血流を維持し，抗血栓作用や抗炎症作用，血管平滑筋細胞の増殖や遊走の抑制作用を有している．

生が減少し，予後が改善される．

対策
- 腎機能悪化や血圧の低下を危惧する場合は，少量から導入し，血清クレアチニン値や血圧をフォローしながら投与する．
- 血清クレアチニン値の変化は前値の 30 %までの増加，または 1 mg/dL 以内の増加であれば，2週～4週ごとのモニタリングで可能．
- 腎動脈狭窄や脱水状態を認める場合には，血清クレアチニン値や血清カリウム値の上昇を認めることがあり，注意が必要．

● CKD は酸化ストレス亢進状態にある．

対策
- スタチンの投与によって抗酸化，抗炎症作用が期待される．
- 心疾患をすでに合併している患者においては，β遮断薬（カルベジロール）の投与により，腎血管抵抗を低下させ腎血流を増加させ，さらに抗酸化作用も期待できる．

（阿部純子，清野精彦）

文献

1）McCullough PA. Chronic kidney disease: Tipping the scale to the benefit of angiotensin-converting enzyme inhibition in patients with coronary artery disease. *Circulation* 2006; 114: 6-7.
2）Go AS, et al. Chronic kidney disease and the risk of death, cardiovascular events, and hospitalization. *N Engl J Med* 2004; 351: 1296-1305.
3）Libby P, Aikawa M. Stabilization of atherosclerotic plaques: New mechanisms and clinical targets. *Nat Med* 2002; 8: 1257-1262.
4）Vasan RS. Biomarkers of cardiovascular disease: Molecular basis and practical considerations. *Circulation* 2006; 113: 2335-2362.
5）Stratton IM, et al. Association of glycaemia with macrovascular and microvascular complications of type 2 diabetes (UKPDS 35): Prospective observational study. *BMJ* 2000; 321: 405-412.
6）Goicoechea M, et al. Effects of atorvastatin on inflammatory and fibrinolytic parameters in patients with chronic kidney disease. *J Am Soc Nephrol* 2006; 17: s231-s235.
7）Sarnak MJ, et al. Kidney disease as a risk factor for development of cardiovascular disease: A statement from American Heart Association Councils on Kidney in Cardiovascular Disease. High Blood Pressure Research, Clinical cardiology, and Epidemiology and Prevention. *Circulation* 2003; 108: 2154-2169.

Mini Lecture

造影剤腎症

はじめに

最近わが国では，食と生活習慣の欧米化が，冠動脈疾患をはじめとする心血管系疾患を有する患者の急速な増加傾向を招来している．同時に心臓血管領域での診断治療の技術の著しい発展が全国に拡大していくなかで，造影剤を用いる診断や治療がいまだかつてない頻度で行われるようになった．一方，このような心血管の病変は，腎臓にもさまざまな影響を与えること，同時に心血管病変を有する糖尿病患者の増加があり，これらの要因が複雑に関連して造影剤による急性腎障害（acute kidney injury：AKI）の発生も大きな問題となってきている．

造影剤腎症の定義

造影剤使用後24時間から3日目までに，血清クレアチニンが絶対値で0.5～1.0 mg/dLの上昇，もしくは25～50％相対的に使用前の値と比して増加した場合と定義している[1]．

造影剤腎症はさまざまな障害を引き起こす

造影剤腎症の発症が，造影剤投与後の総死亡と結びつくこと，特に欧米からの報告では数倍から5倍近くに総死亡が増加することより，注目されるようになった[2]．しかしこれは従来やみくもに，腎機能障害や糖尿病の有無にかかわらず造影剤が使用された結果であり，現在のわが国での実態を必ずしも反映していないと考えられる．実際，従来の報告では，造影剤腎症で透析治療を必要とする例が10～30％近くに上っていること[3]から考えてみても，かなり乱暴に造影剤が心血管系疾患の診断や治療に用いられていたことがわかる．腎機能障害が進行したり残存したりすれば，当然それが原因で心血管系疾患が増加することは自明の理である[4]．

造影剤腎症の病態生理

造影剤腎症の発症は基本的には，少なくとも基礎に腎機能の低下（ネフロン数の減少）が必要であると考えられている．このようなネフロン数の減少した状態に造影剤が投与されると，ごく初期には腎血管が拡張し，腎血流量の増加が起こる．それにより腎血管を収縮させる物質，エンドセリンやアデノシンが大量に放出され，50％以上の腎血流量の低下が次の数時間にわたって継続することになる．その結果，さらに造影剤の濃度が増加し，それにより直接的に尿細管への障害が起こってくる．これと同時に髄質への血流が低下し，低酸素状態と虚血が起こり，障害がさらに進行する．またカテーテル操作により微小塞栓が飛び散ることが想定され，それがさらに腎障害の程度をより一層悪化させる[5,6]（❶）．

造影剤腎症はどういう患者に起こりやすいか

造影剤腎症の最大の危険因子は腎機能障害であり，特に推算糸球体濾過量（eGFR）が60 mL/min/1.73 m^2未満ではその危険は著しく増大する．最近，さまざまな危険因子をスコア化し，どの程度の危険があるかについて検討した成績が報告されている（❷）[7]．この❷に従って，たとえば75歳男性で高血圧，糖尿病があり，血清クレアチニン1.6 mg/dL（eGFR 40 mL/min/1.73 m^2）でヘモグロビンが11 g/dLの人に造影剤100 mLを使った検査を行うとすると，高血圧（5）＋75歳（4）＋貧血（3）＋糖尿病（3）＋造影剤使用量（1）＋eGFR（4）で合計20となる．すると造影剤腎症を起こす確率は60％近くあり，かつ透析となる確率は12.6％となる．したがって，かなりの危険を承知のうえで，検査を行う必要があると考

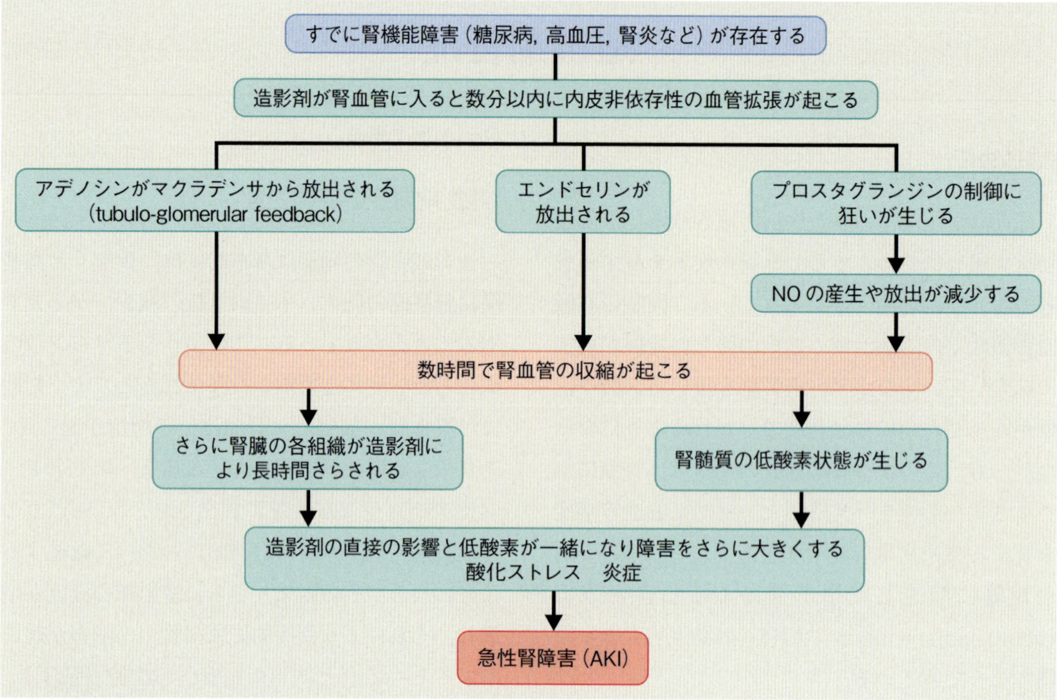
すでに腎機能障害（糖尿病，高血圧，腎炎など）が存在する
造影剤が腎血管に入ると数分以内に内皮非依存性の血管拡張が起こる
アデノシンがマクラデンサから放出される（tubulo-glomerular feedback）
エンドセリンが放出される
プロスタグランジンの制御に狂いが生じる
NO の産生や放出が減少する
数時間で腎血管の収縮が起こる
さらに腎臓の各組織が造影剤により長時間さらされる
腎髄質の低酸素状態が生じる
造影剤の直接の影響と低酸素が一緒になり障害をさらに大きくする
酸化ストレス　炎症
急性腎障害（AKI）

❶ 造影剤腎症を起こす機序として想定されているシェーマ

（McCullough PA. *J Am Coll Cardiol* 2008[6] より）

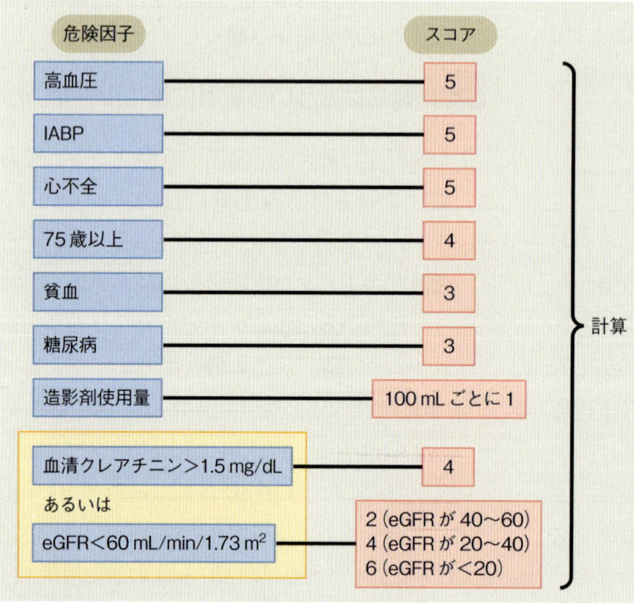
危険因子
スコア
高血圧
5
IABP
5
心不全
5
75 歳以上
4
貧血
3
糖尿病
3
造影剤使用量
100 mL ごとに 1
血清クレアチニン＞1.5 mg/dL
4
あるいは
eGFR＜60 mL/min/1.73 m2
2（eGFR が 40～60）
4（eGFR が 20～40）
6（eGFR が＜20）
計算

危険スコア	造影剤腎症	透析
≦5	7.5 %	0.04 %
6～10	14.0 %	0.12 %
11～16	26.1 %	1.09 %
≧16	57.3 %	12.6 %

❷ 造影剤による腎症および透析となる危険因子からの予測スコア

IABP：大動脈内バルーンパンピング．

（Mehran R, et al. *J Am Coll Cardiol* 2004[7] より）

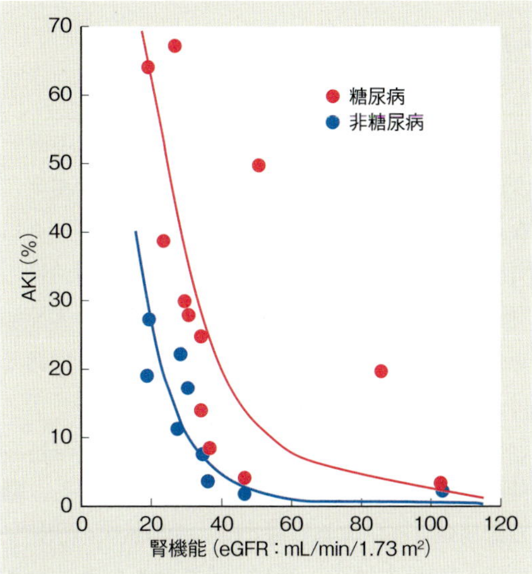

❸ 基礎にある腎障害の程度が AKI の発症の大きな予測因子となる

糖尿病の有無で，同じ eGFR でも造影剤腎症の発症が大きく異なる．

（McCullough PA, et al. *Am J Cardiol* 2006[8] より）

えられる．

さらに薬剤についても注意を払う必要がある．また最近糖尿病の増加から，ここで一つ注意すべき点は，糖尿病の有無で同じ eGFR でも造影剤腎症の発症が❸でみるように大きく異なる点である[8]．

造影剤腎症を防ぐ方法はあるのか

結論としては，決定的な方法はないが，いくつか試みてもよいと思われる方法を列挙したい．

容量負荷

造影剤腎症を起こしやすい身体状況として，脱水があげられている．現時点では半生食，重炭酸あるいはプラスマエキスパンダーなどが試みられているが，必ずしも十分なエビデンスを示しているとはいえない．

血液浄化

血液透析治療に関しては現時点では良い結論は得られていないが，血液濾過を造影剤投与前 6 時間から始め，以後 12～18 時間後まで行うことで，重症腎機能障害（eGFR 15 mL/min/1.73 m^2 前後）を有する患者では有効であるという報告がある[9]．

N-アセチルシステイン（*N*-acetyl cysteine：NAC）

NAC は抗酸化作用を有しており，1,200 mg 経口投与を造影剤投与日と次の日に行うとよいという報告もある[10]．

まとめ

造影剤は現在，心血管領域の診断・治療に欠かせなくなっているが，腎機能障害や糖尿病があるときには，十分な注意をもって使用することが望まれる．

（鈴木洋通）

◉文献

1）Thomsen HS. Guidelines for contrast media from the European Society of Urogenital Radiology. *AJR Am J Roentgenol* 2003; 181: 1463-1471.
2）Levy EM, et al. The effect of acute renal failure on mortality. A cohort analysis. *JAMA* 1996; 275: 1489-1494.
3）Gruberg L, et al. The prognostic implications of further renal function deterioration within 48 h of interventional coronary procedures in patients with pre-existent chronic renal insufficiency. *J Am Coll Cardiol* 2000; 36: 1542-1548.
4）Lindsay J, et al. Causes of acute renal dysfunction after percutaneous coronary intervention and comparison of late mortality rates with postprocedure rise of creatine kinase-MB versus rise of serum creatinine. *Am J Cardiol* 2004; 94: 786-789.
5）McCullough PA, et al. Risk prediction of contrast-induced nephropathy. *Am J Cardiol* 2006; 98(6A): 27K-36K.
6）McCullough PA. Contrast-induced acute kidney injury. *J Am Coll Cardiol* 2008; 51: 1419-1428.
7）Mehran R, et al. A simple risk score for prediction of contrast-induced nephropathy after percutaneous coronary intervention: Development and initial validation. *J Am Coll Cardiol* 2004; 44: 1393-1399.
8）McCullough PA, et al. Epidemiology and prognostic implications of contrast-induced nephropathy. *Am J Cardiol* 2006; 98(6A): 5K-13K.
9）Marenzi G. Prophylactic hemodialysis for the prevention of contrast-induced nephropathy after coronary angiography. *Nat Clin Pract Nephrol* 2008; 4: 130-131.
10）Marenzi G, et al. N-acetylcysteine and contrast-induced nephropathy in primary angioplasty. *N Engl J Med* 2006; 354: 2773-2782.

Mini Lecture

コレステロール塞栓症

コレステロール塞栓症とは

コレステロール塞栓症は，1862年Panumらにより初めて報告され，1945年Floryらによりその概念がまとめられた疾患である．血管内カテーテル操作や大血管手術，あるいは抗凝固薬投与，血栓溶解療法などを誘因として，また明らかな誘因がないままに大動脈壁のアテローム斑からコレステリン結晶が剥離飛散し，末梢臓器の血管に塞栓を形成することにより発症する．

これまでコレステロール塞栓症による臓器虚血は，飛散したコレステリン結晶塞栓自体が直接の原因となるとされてきたが，最近ではコレステリン結晶が塞栓することにより血管局所で惹起される炎症が，血管内腔の閉塞機転を伴い臓器虚血を生じる可能性も示唆されている．このような，いわゆる遅発型コレステロール塞栓症は，カテーテルによる血管内治療や血管手術などの誘発因子負荷後数週を経て，初めてその虚血症状が明らかとなるため，しばしば診断に苦慮する．

コレステロール塞栓症の標的臓器と症状

標的臓器は，脳，眼，腸管，腎，皮膚などに及び，それぞれ脳梗塞，Hollenhorst plaques（網膜動脈の黄白色の沈着物），腸管潰瘍・穿孔，急性〜慢性腎不全，blue toe（❶）・levido reticularisなどが認められる．血行動態的に頭部への塞栓はまれであるが，筆者らの検討では，10％程度の症例で眼底にHollenhorst plaquesが認められた．眼底検査は非侵襲的なものなので，コレステロール塞栓症が疑われるような症例には，是非とも施行されるべき検査と考えられる．

腎障害はカテーテル検査・治療後，数週から1，2か月程度で進行する（sub）acute typeと，腎機能の急速な悪化を伴わないchronic typeが存在し，特に後者では因果関係が不明瞭となり診断が困難である．また造影剤腎症との鑑別が重要になるが，造影剤腎症では5〜7日程度をピークに腎機能が改善することが多く，進行性・難治性の腎障害の症例においては，コレステロール塞栓症を念頭におくべきである．blue toeの典型例では，足背動脈は触知されるものの，指先のチアノーゼを認め，症例によっては高度の疼痛を伴い，外科的処置が必要となることもある．しかし，❶の症例のように非典型例では，安静臥床の状態では明らかなチアノーゼが認められないことがある．その際には，ベッドサイドで足が床につかないような座位や，場合によってはベッド上で座位になるだけでもチアノーゼが出現することがあり，そのようなことを念頭においた積極的な診察が必要である．

消化管病変に関しては，本来側副血行路が発達している腸管に顕性の虚血（潰瘍や穿孔）が発症するということ自体が，コレステロール結晶の飛散量が多く，その病勢が強いことを意味すると考えられる．これまでの報告でも，消化管病変を併発した症例の死亡率は50％程度まで及ぶなど，予後不良とされている．

コレステロール塞栓症の診断とリスクファクター

確定診断には罹患臓器の生検が必要である．最も簡便なのは下肢の皮膚生検であるが，内科医を受診する際にblue toeが主訴になることは少なく，まずは臨床経過などからコレステロール塞栓症を念頭において診察することが重要である．Cinderella of nephrologyと呼ばれるゆえんである．腎や消化管の生検でも診断は可能であるが，その陽性率は高くなく，偽陰性となる可能性がある．なお，組織標本を見るうえで，一般的な組織

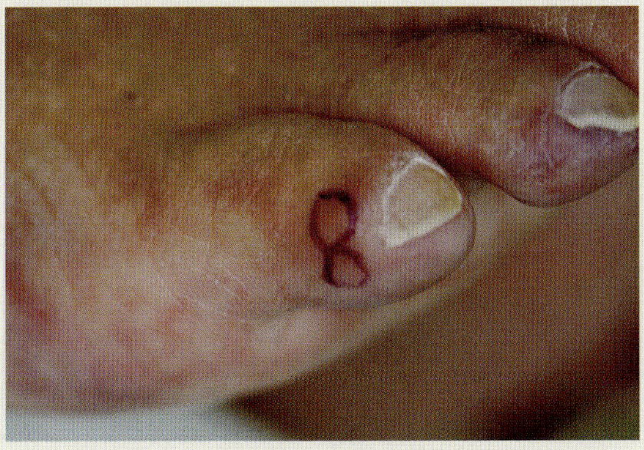

❶ blue toe（78歳，男性）

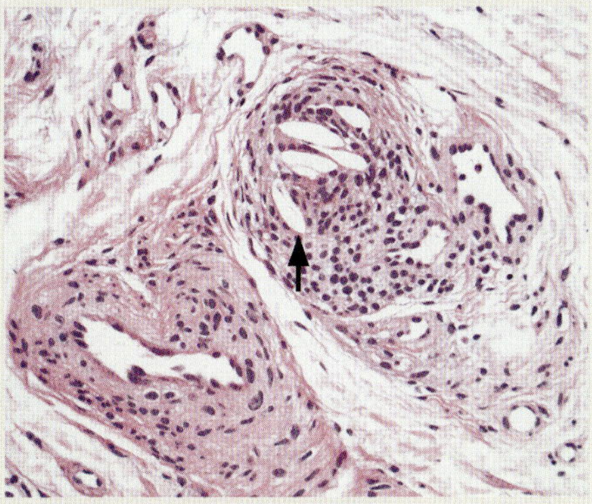

❷ 皮膚生検（❶と同一症例）
cholesterol cleft を認める（矢印）.

作成過程でのアルコール処理により，コレステロール結晶が融解してしまうため，コレステロール塞栓が直接的には観察できないことに注意が必要である．cholesterol cleft と呼ばれる，両端が尖った紡錘形の抜き打ち像が観察されることが特徴的である（❷）．アルコール処理前の凍結標本では，直接コレステロール結晶を観察することも可能である．

障害される血管径は，腎組織上では，糸球体係蹄のような微小血管に認められることもあるが，多くは尿細管程度から糸球体程度の大きさ（数十 μm から数百 μm 程度）の動脈に所見が得られる．

一般検査では，抗核抗体や抗好中球細胞質抗体（ANCA）などの自己抗体は陰性で，特徴的な所見が得られないことが多いが，好酸球増加を認める症例が多く，診断の一助となる．尿所見では，糸球体障害が軽度であるため，血尿・蛋白尿の程度は軽く，急速進行性糸球体腎炎との鑑別に有用である．以前は特異度の高い所見とされていた低補体血症は，近年の報告ではあまり指摘されておらず，その頻度は低いものと考えられる．

リスクファクターとして，喫煙歴，糖尿病，高血圧，脂質異常症などの動脈硬化性疾患，大動脈瘤・解離の存在，男性，高齢者などが指摘されている．これらのリスクファクターを複数伴う症例や，画像上動脈硬化の強い症例では，カテーテル検査・治療は慎重に施行されるべきである．

発症頻度は，対象症例やリスクファクターにより異なる．連続した病理解剖症例では 0.31 ～ 2.4 %，高度な動脈硬化症例や動脈瘤を伴った症例での病理解剖症例では 10 %以上と報告されている．一方，心臓カテーテル検査後の症例では 0.1 ～ 0.2 %，腎生検症例では約 1 %（高齢者では約 4 %）と報告されている．

コレステロール塞栓症の治療

治療に関しては，現在確立した治療法はなく，レニン・アンジオテンシン（RA）系抑制薬による降圧療法，血液透析による腎代替療法，消化管病変に対しては中心静脈栄養などの対症療法が中心となる．

RA 系抑制薬は，最大投与量の 1/4 ～ 1/8 程度の少量から開始するべきである．また，誘因となるカテーテル検査や治療は極力避けるべきであるが，臨床上必要不可欠な症例もあり，その適応は慎重に判断しなければならない．スタチンの投与は，その脂質低下作用に加え，プラークの安定化作用などから，治療効果に一定のコンセンサスが得られているようである．

ステロイド投与に関しては，一定の見解は得られていないものの，症例報告を中心に有効性の報告があり，近年の review でも期待されている治療である．本質的に脂質代謝や動脈硬化に悪影響を及ぼしうるため，漫然と投与することは避けなければならないが，塞栓形成後炎症が惹起され，血管が閉塞しているような（sub）acute な腎障害の症例では，ある程度の治療効果が期待される．筆者らの経験した症例でも，少量のステロイド（PSL 20〜30 mg/日）投与にて著明な腎機能の改善が得られ，透析を離脱しえた症例がある．

LDL 吸着療法に関しては，スタチン以上の強力な脂質低下作用，プラークの安定化・退縮効果などが期待される．しかし，費用対効果，施行可能施設，さらには効果発現までの期間など，いくつかの問題がある．

おわりに

従来，その生命予後はかなり不良とされ，1年死亡率で60〜80％との報告もあったが，その後，上記のような集約的な治療が施行されるようになったことから，最近では 20〜50％程度まで改善していると思われる．しかしいまだ十分な数値とはいえない．信頼できる治療法が確立していない現在，コレステロール塞栓症を発症させないような事前策が最も重要であると考えられる．

（宮田正弘，佐藤　博）

参考文献

1）Scolari F, et al. Cholesterol crystal embolism: A recognizable cause of renal disease. *Am J Kidney Dis* 2000; 36: 1089-1109.
2）Meyrier A. Cholesterol crystal embolism: Diagnosis and treatment. *Kidney Int* 2006; 69: 1308-1312.

心不全

◉Point

- ▶心不全と腎不全の合併頻度はこれまで考えられていた以上に多い.
- ▶心不全・腎不全は互いの病態を悪化させ，予後を悪化させる.
- ▶心不全に関連した腎障害の原因は多様であるが，多くは可逆的である.
- ▶心腎連関には血行動態だけでなく，神経体液性因子が重要である.
- ▶心腎連関の複雑な病態を個々の症例で検討し，治療にあたらなければならない.

腎障害を合併した心不全の頻度

- 心不全急性増悪による入院患者を対象とした大規模疫学調査であるAcute Decompensated Heart Failure National Registry（ADHERE）研究[1]および筆者らが行ったJapanese Cardiac Registry of Heart Failure in Cardiology（JCARE-CARD）[2]では，腎機能障害の合併頻度がきわめて高く，推算糸球体濾過量（eGFR）が60 mL/min/1.73 m^2未満の腎機能障害を有する患者は60～70％であった（❶）.
- 利尿薬を中心とした心不全治療を行うと，腎機能悪化が進展する例がある.
- 血清クレアチニン（Cr）0.3 mg/dL以上の急性増悪を示す心不全患者は27～45％であり，心不全治療を困難にしている.

腎障害が心不全の予後へ及ぼす影響

- PRIMEⅡ（the Second Prospective Randomized Study of Ibopamine on Mortality and Efficacy）やJCARE-CARD[2]では，入院時のクレアチニンクリアランスやeGFRが長期予後の予測因子であった（❷）.
- 急性増悪で入院した心不全患者を対象としたESCAPE（Evaluation Study of Congestive Heart Failure and Pulmonary Artery Catheterization Effectiveness）において，入院時・治療前の血清Crおよび血清BUNが独立した強力な予後の危険因子であり，ADHEREの解析では入院死亡率も血清Cr，血清BUN，収縮期血圧で予測できることが示されている（❸）.

Key word
National Kidney Foundation 腎障害分類
GFRによる腎機能分類．
StageⅠ（90 mL/min/1.73 m^2以上），
StageⅡ（60～89 mL/min/1.73 m^2），
StageⅢ（30～59 mL/min/1.73 m^2），
StageⅣ（15～29 mL/min/1.73 m^2），
StageⅤ（15 mL/min/1.73 m^2未満）
に分類する.

Key word
シスタチンC
分子量13,300のシステインプロテアーゼインヒビターの一種である．細胞内外の環境変化の影響を受けにくく，全身の細胞で常に一定の割合で産生されているため，筋肉量・年齢による影響が少ない．短時間で糸球体から濾過され，近位尿細管でほとんどが再吸収され，代謝される.

COLUMN 心不全における腎機能評価法

心不全における正確な腎機能評価はきわめて重要である．大部分の研究では血清 Cr 値そのものや，血清 Cr 値から推定クレアチニンクリアランス（Cockcroft-Gault の式）や eGFR（modification of diet and renal disease〈MDRD〉の式）を算出して用いている．Cr は糸球体で血漿中と等濃度で濾過されるが，腎機能低下の程度に応じて尿細管からの分泌があり，本来の GFR より高い値となる．MDRD による eGFR の測定は，2007 年日本腎臓学会の慢性腎臓病診療ガイドで推奨されている．一方，心不全では体液量過剰状態であり，また，デコンディショニングによる骨格筋萎縮のため，血清 Cr は低値となりやすく，eGFR は本来の値より高値となる．GFR の低下の程度に従って，血清 Cr 値より早期にシスタチン C の血中濃度が上昇することが知られている．この血清シスタチン C を用いた GFR の計算法がある（❶）．

1 腎機能簡易評価法

Cockcroft-Gaultの式	Ccr＝(140－age)×BW/(72×Cr) 女性の場合×0.85，日本人の場合×0.789
MDRDの式 （Jaffe法でCr測定）	$eGFR = 186 \times Cr^{-1.154} \times age^{-0.203}$ 女性の場合×0.742，日本人の場合×0.881
MDRDの式 （酵素法でCr測定）	$eGFR = 175 \times Cr^{-1.154} \times age^{-0.203}$ 女性の場合×0.742，日本人の場合×0.741
日本腎臓学会の式	$eGFR = 194 \times Cr^{-1.094} \times age^{-0.287}$ 女性の場合×0.739
シスタチンCの式	$eGFR = 66.8 \times cys\ C^{-1.30}$

Ccr：クレアチニンクリアランス，age：年齢，BW：体重，Cr：血清クレアチニン，eGFR：推算糸球体濾過量，cys C：シスタチンC.

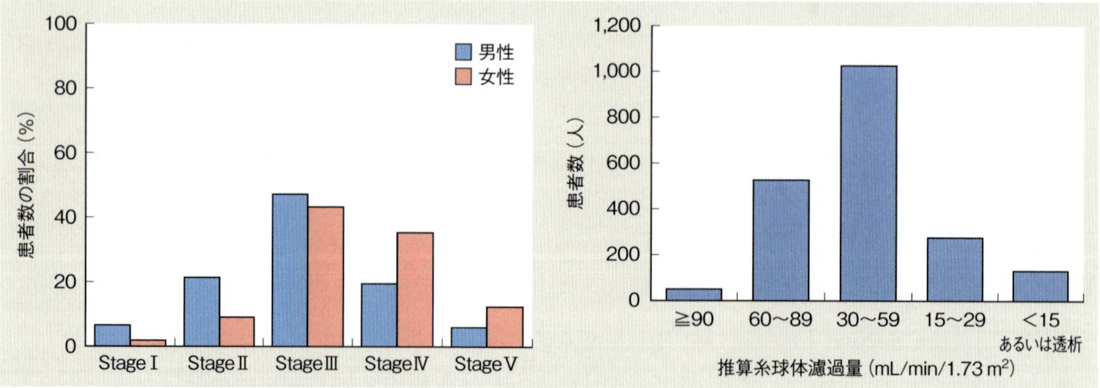

❶ ADHERE（左）およびJCARE-CARD（右）研究での心不全患者における腎機能

ADHERE 研究では 30 %が慢性腎機能障害を有し，5 %が透析療法を受け，20 %が血清 Cr 2.0 mg/dL 以上であった．Cockcroft-Gault の式による eGFR は，男性（60,234 人）の平均が 48.9 mL/min/1.73 m^2，女性（64,639 人）が 35.0 mL/min/1.73 m^2 であった．National Kidney Foundation 腎障害分類における StageⅢ以上の腎障害を有する患者は，男性で 60 %以上，女性では 90 %に達した．JCARE-CARD 研究では MDRD の式による eGFR の平均は 49.5 mL/min/1.73 m^2 であった．eGFR が 60 mL/min/1.73 m^2 未満の腎障害を有する患者は 70.3 %，透析患者は 3.1 %であり，90 mL/min/1.73 m^2 の正常腎機能を有する患者はわずか 2.6 %であった．

（左：Heywood JT. *Heart Fail Rev* 2004[3]，右：Hamaguchi S, et al. *Circ J* 2009[2] より）

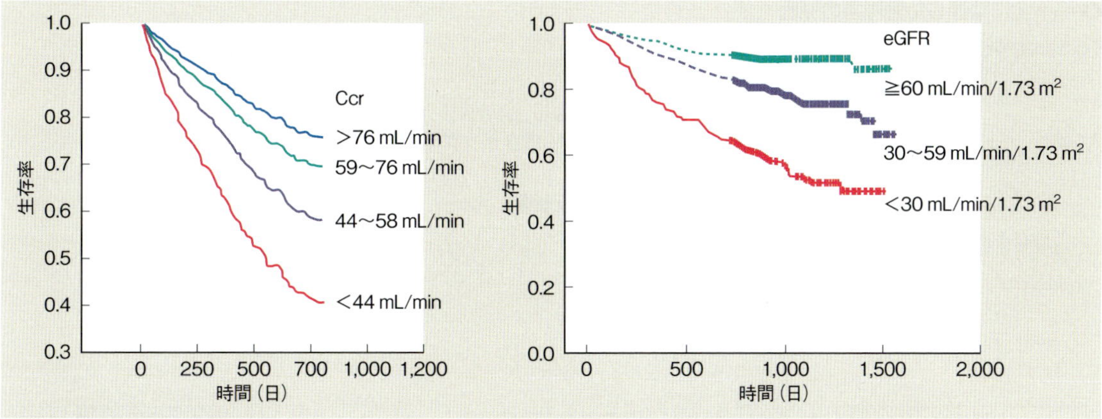

❷ PRIME Ⅱ（左）およびJCARE-CARD（右）研究での心不全患者における腎機能と生存率の関係

いずれの研究においても腎機能が悪くなるに従って，心不全患者の生存率が低下し，クレアチニンクリアランスやeGFRは強力な予後予測因子であった.

（左：Hillege HL, et al. *Circulation* 2000[4]，右：Hamaguchi S, et al. *Circ J* 2009[2] より）

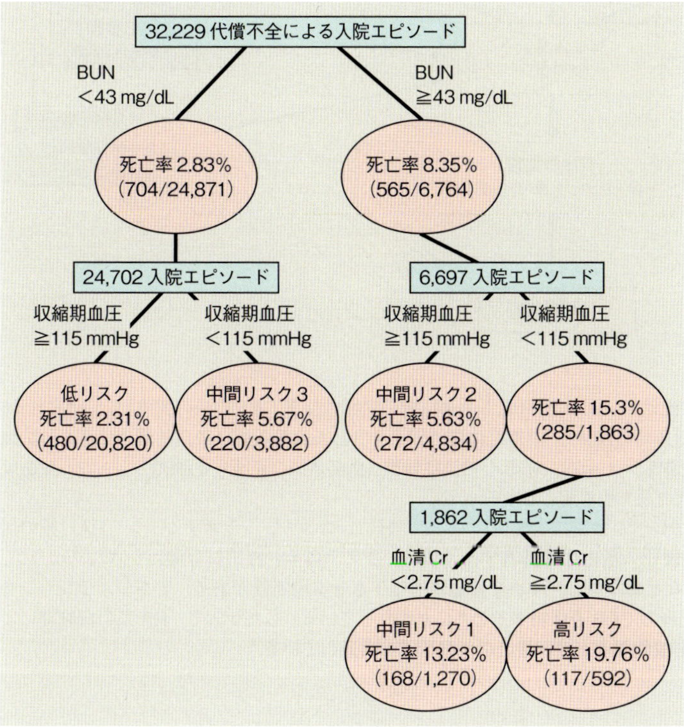

❸ 急性代償不全患者における入院死亡の予測因子によるリスク分類のclassification and regression tree分析を使った解析

血清 BUN 43 mg/dL 未満で収縮期血圧 115 mmHg 以上の患者では 2.3 %の入院死亡率であるのに対して，血清 BUN 43 mg/dL 以上，収縮期血圧 115 mmHg 未満でさらに血清クレアチニン 2.75 mg/dL 以上を示す患者では 19.8 %の死亡率であった．心不全患者の死亡率に与える最も重要な 3 つの因子の 2 つが腎機能にかかわっていた.

（Fonarow GC, et al. *JAMA* 2005[5] より）

- 心不全急性増悪で入院した患者において，血清 Cr 増加と死亡率との関連を調べたところ，血清 Cr 0.3 mg/dL 以上の増加で 6 か月後死亡の危険率は 1.61，0.4 mg/dL 以上で 1.83，0.5 mg/dL 以上で 2.86 であった.

心不全における腎障害の病態生理（❹，❺）

- 心不全に関連した腎障害の原因は，大きく分けると，①腎臓への灌流低

❹ 心不全に関連した腎障害の原因

腎への灌流低下	脱水（前負荷の減少） 心拍出量の減少（末梢血管収縮増強） 正常心拍出量・低末梢血管抵抗を伴う低血圧（血管拡張性ショック） 低心拍出量を伴う低血圧（心原性ショック，重症ポンプ不全） 中心静脈圧の過剰な上昇 薬剤性（非ステロイド性抗炎症薬，RA系抑制薬）
内因性腎疾患	腎血管障害 ネフロン喪失（糖尿病，高血圧） 利尿薬抵抗性

（Heywood JT. *Heart Fail Rev* 2004[3] より改変）

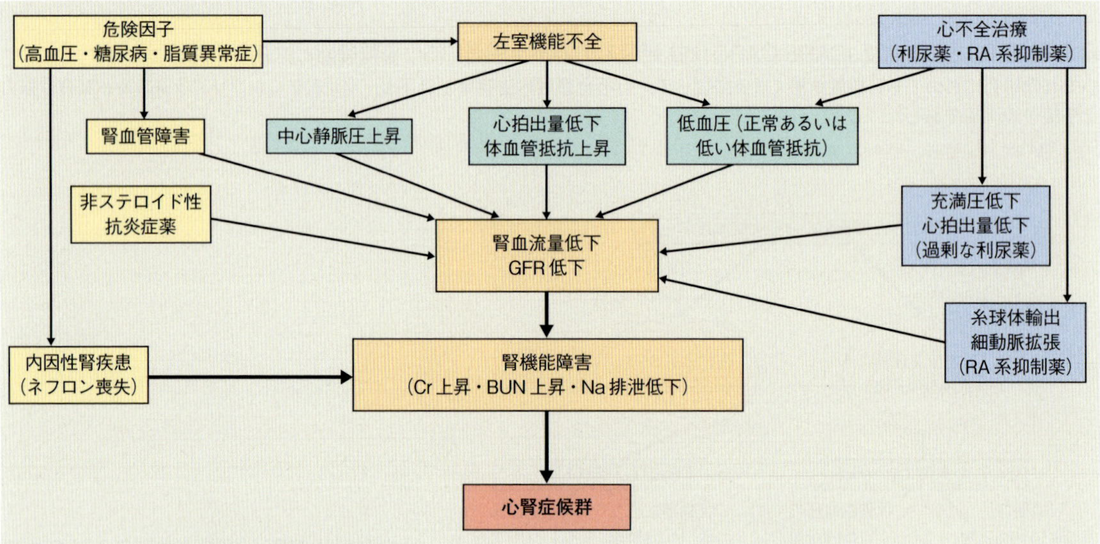

❺ 心不全と腎不全の病態生理学的関連

心不全における腎機能障害の原因は，大きく腎血流低下によるGFR低下および腎の内因性疾患（ネフロンの喪失）に分けられる．心不全での腎への灌流低下の原因は，①脱水（前負荷の減少），②神経体液性因子を介した血管収縮（後負荷増大による心拍出量低下），③心拍出量が保たれた低血圧（血管拡張性ショック），④低心拍出症候群（重症ポンプ不全・心原性ショック）があげられる．利尿薬治療では脱水を，血管拡張薬は低血圧を引き起こしうる．

心不全患者において，腎障害と神経体液性因子のレベルは密接に関係している．特にレニン・アンジオテンシン（RA）系の活性化は，腎虚血，血管収縮，糸球体高血圧，腎硬化，蛋白尿を誘導する．また，非ステロイド性抗炎症薬，シクロスポリン，ACE阻害薬，アンジオテンシンⅡ受容体拮抗薬などの薬剤は，すべて腎血流を低下させる可能性がある．アンジオテンシンⅡは輸出細動脈を収縮させることにより，心不全患者のGFRを保持することにかかわっている．したがって，RA系の抑制薬による治療は，一過性にGFRを低下させる．また，心機能障害と腎疾患との危険因子は共通している．

（Störk S, et al. *Am J Med* 2006[6] より改変）

Memo

動物実験で19 cm水柱を超える中心静脈圧の上昇によって，心拍出量や動脈圧が保たれていてもGFRが有意に低下し，静脈圧が正常化するとGFRが改善することが示されている[7]．

下，②腎臓自体の異常である．重要なことは，これらの多くが可逆的であるということである．

- 腎臓への灌流低下は腎機能障害を引き起こすが，このことは心不全に伴う血行動態異常および心不全治療に伴って起こる．
- しばしば看過されるのは，中心静脈圧の過度な上昇に伴う腎機能障害である．
- 心不全患者は糖尿病や高血圧を合併することが多く，これらはネフロン

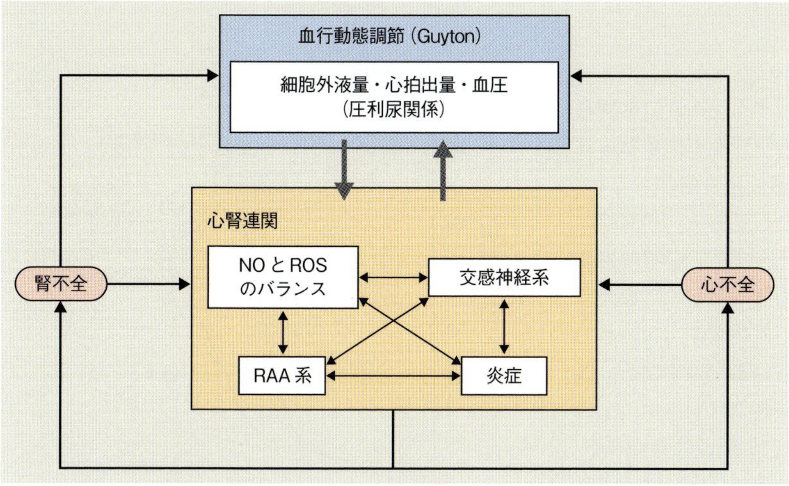

❻ Guyton が提唱する細胞外液量，心拍出量および血圧に関する心-腎の相互関係のモデルと心腎連関にかかわる神経体液性因子

心不全と腎不全の合併した状態において，Guyton のモデルは細胞外液量，血圧および心拍出量の変化を説明しうる．一方，腎障害合併状態において，血行動態の悪循環だけでなく，心臓に対してさまざまな影響が生じる．動脈硬化の促進は冠動脈狭窄の進展を導く．血行動態刺激を伴わずに左室肥大を呈する．また，心室壁厚増加や血管径の減少による心筋の微小血管障害が起こり，血管密度も減少する．これらは心筋リモデリング過程を促進させ，心不全の進展にかかわっている．これらの現象は Guyton のモデルだけでは説明できない．この心腎間の血行動態調節にかかわる増悪因子として，レニン・アンジオテンシン・アルドステロン（RAA）系，一酸化窒素（NO）と活性酸素種（ROS）のバランス，交感神経系および炎症が考えられている．さらにこれらの因子自体も相互にかかわっており，悪循環を形成している．それぞれが心腎連関においてどのようにかかわっているかはまだ明らかではなく，今後の研究課題である．

（Bongartz LG, et al. *Eur Heart J* 2005[8] より改変）

を直接障害するだけでなく腎血管障害を起こし，腎障害へと導く．このように糖尿病や高血圧などの合併疾患は心・腎両疾患の危険因子のため，同時に障害を起こす可能性が高い．

Guyton のモデルと神経体液性因子の活性化（❻）

- Guyton は腎臓による細胞外液と心臓による体循環の調節における生理学的関連のモデルを提唱しており，心不全と腎不全の合併した状態の血行動態を説明しうる．
- 腎障害合併の心不全において，血行動態の悪循環だけでなく，神経体液性因子の活性化によって心筋リモデリング過程を促進させ，心不全の進展にかかわっている．

腎不全を合併する心不全患者の治療

- 心不全患者における腎機能障害の原因の多くは可逆的であるが，早期に適切な治療をしなければ不可逆的な障害へ進展する．
- このような患者の治療法については確立されていないので，個々の症例

COLUMN 利尿薬抵抗性

心不全も腎不全も利尿薬に対する反応性に影響を与える（2）[9]．尿中ナトリウム排泄率に対するループ利尿薬（フロセミド）の濃度反応性を調べると，腎不全患者では曲線が右へ移動しており，利尿薬に対する反応性低下を示している．また，心不全患者では右下方へ移動し，反応性の低下とともに最大反応が低下している．したがって，利尿作用を得るのに必要な利尿薬の濃度を増加させるだけでなく，最大の反応を低下させ，利尿抵抗性の状態を生み出している．心不全の進展とともにこの現象は強くなる．

このような利尿薬に抵抗性を示す場合には，限外濾過による除水が必要である．限外濾過によって症状，血行動態，尿流出量および利尿薬への反応性を改善し，長期間の神経体液性因子の活性を弱める．

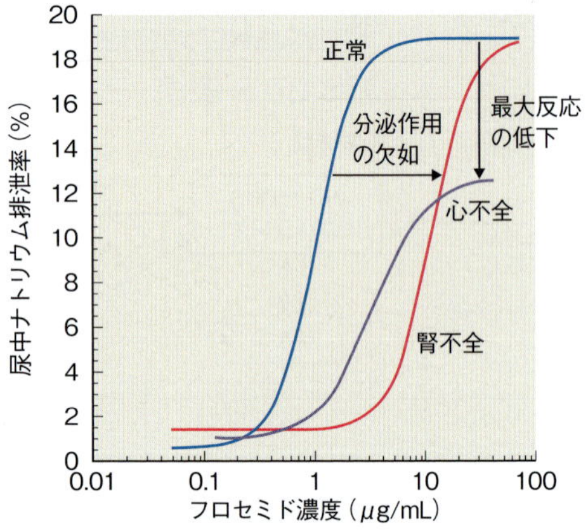

2 心不全と腎不全の利尿薬に対する反応性
（Ellison DH. *Cardiology* 2001[9] より改変）

7 心不全患者における腎機能障害の背景

原因	体液量	心係数	体血管抵抗	蛋白尿	治療
脱水	乾	低	正・高	なし	補液・利尿薬中止
低心拍出量を伴う低血圧	正・湿	低	正	なし	昇圧薬・強心薬 IABP・LVAD
過剰な血管収縮	正・湿	低	高	なし	血管拡張薬
過剰な血管拡張	正・湿	正・高	低	なし	血管拡張薬中止 昇圧薬・強心薬 バソプレシン・LVAD
腎血管疾患	正・湿	正	正・高	大部分あり	RA系抑制薬の中止 血管治療
内因性腎障害	湿	正	正	あり	利尿薬・利尿ペプチド 限外濾過・透析

IABP：大動脈内バルーンパンピング，LVAD：左心補助装置．
（Heywood JT. *Heart Fail Rev* 2004[3] より改変）

で，①体液の状況，②心拍出量（腎血流），③内因性腎障害，④貧血の有無を考慮して治療法を決定する（7）．

体液管理

- 利尿薬による体液管理が治療の中心となるが，過剰な利尿薬の使用は前負荷の低下から心拍出量の低下を導き，結果としてGFRを低下させる．
- 利尿薬は神経体液性因子の活性を刺激することが示されており，高濃度の利尿薬は，心不全および腎不全を有する患者で死亡率や心不全増悪の危険性を増加させることが示されている．

Memo
治療の際に最初に体液量を決定しなければならない．注意深い理学所見の観察や，超音波検査による右房圧や左房圧の推定を行う．場合によっては，カテーテルを用いた血行動態測定による圧のモニターが必要になる．

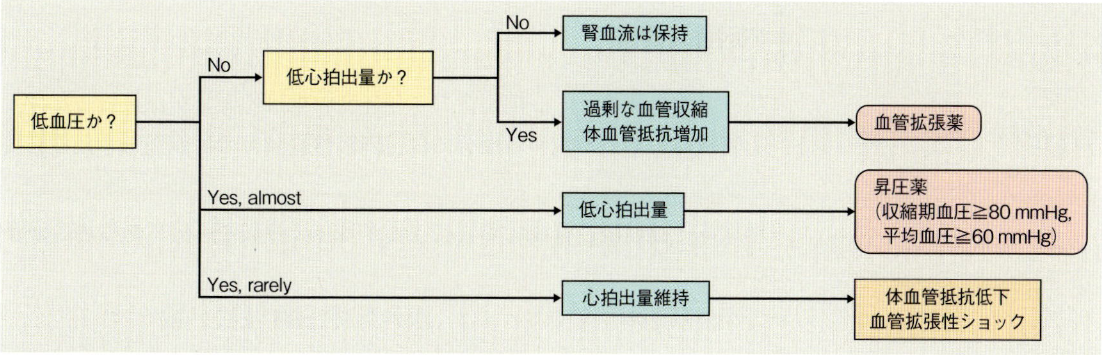

❽ 腎機能障害合併心不全における血圧と心拍出量の評価

低血圧なら，収縮期血圧80 mmHg以上，平均血圧60 mmHg以上を維持するため，昇圧薬を使う．低血圧でないなら，心拍出量を評価する．末梢冷感は低拍出による過剰な血管収縮および体血管抵抗増加を示唆する．このような場合はしばしば血管拡張薬に反応し，腎機能は心拍出量および腎血流が増加するにつれて，改善する．最も治療が難しい状況は低血圧で，心拍出量が保たれ，体血管抵抗が低い症例である．この状態は敗血症性ショック時に起こるが，重症心不全患者でも呈することがあり，血管拡張性ショックと呼ばれる．しばしば腎機能の悪化を伴うが，これは腎血流を維持するには血圧が低すぎるか，もしくは腎への血流分配が低下していることが原因である．しばしば強力な血管拡張は，ノルエピネフリンやアンジオテンシンⅡに対する反応が乏しいことがある．

心拍出量（腎血流）

- 腎血流は血圧と心拍出量に依存するので，これらを評価し治療法を決定する（❽）．
- 心原性ショックを呈する低拍出性心不全の治療には，陽性変力作用を有する強心薬を使用する．
- 血管拡張薬は前負荷および後負荷を低下させ，心室仕事量を減少・心拍出量を増加させ，結果として腎血流を保持する．硝酸薬の投与は肺うっ血を改善し，特に低用量の利尿薬との併用でより効果的である．動脈系の血管拡張薬であるACE阻害薬やニトロプルシドは，心臓に対する後負荷軽減に加えて腎の輸出細動脈を拡張させ，糸球体高血圧改善作用があり，有効である．
- 血管拡張薬の過剰な投与は低血圧を引き起こし，病態を悪化させる．ACE阻害薬は直接腎機能障害を増悪させることがあり，体液量が低下した状態では特に注意を要する．
- ACE阻害薬は血行動態に対する効果だけではなく，レニン・アンジオテンシン（RA）系抑制による効果が期待でき，心不全および腎障害に対して長期予後を改善する．
- ヒト心房性ナトリウム利尿ペプチド（hANP）や脳性ナトリウム利尿ペプチド（BNP）は血管拡張および利尿作用を有し，心不全治療に有効である．神経体液性因子を抑制することも知られている．しかしながら，腎に対する効果は一定の見解が得られておらず，腎血流やGFRを低下させ，腎機能を悪化させるとの報告もある．

Memo
血管拡張性ショックではバソプレシンレベルが非常に低いことがあり，小規模の臨床試験ではバソプレシンの投与によって，昇圧薬の投与量を減らすことが可能であったと報告されている[10]．

内因性腎障害

- 体液量が調節され，心拍出量および体血管抵抗の異常が正常化した後でも腎機能障害が継続する場合には，内因性腎障害の可能性を考える必要がある．
- 糖尿病・高血圧・腎血管障害による糸球体の喪失が原因である場合が多い．
- 腎機能障害の程度によっては，限外濾過や透析療法が選択される．

貧血

- 腎障害ではエリスロポエチン産生低下による腎性貧血を呈する．
- 心不全における貧血の合併は腎機能とは無関係に生じる場合があり，この貧血の機序には，慢性炎症，低栄養，骨髄抑制などがかかわっている可能性が示唆されている．
- 真の貧血だけでなく，希釈性の貧血を呈する場合もある．
- 腎性貧血をはじめとする貧血は，心不全の独立した予後規定因子であり，心筋リモデリングの進展や運動耐容能低下にもかかわっている．

（絹川真太郎，筒井裕之）

◉ 文献
1）Adams KF Jr, et al. Characteristics and outcomes of patients hospitalized for heart failure in the United States: Rationale, design, and preliminary observations from the first 100,000 cases in the Acute Decompensated Heart Failure National Registry (ADHERE). *Am Heart J* 2005; 149: 209-216.
2）Hamaguchi S, et al. Chronic kidney disease as an independent risk for long-term adverse outcomes in patients hospitalized with heart failure in Japan-report from the Japanese Cardiac Registry of Heart Failure in Cardiology (JCARE-CARD). *Circ J* 2009; 73: 1442-1447.
3）Heywood JT. The cardiorenal syndrome: Lessons from the ADHERE database and treatment options. *Heart Fail Rev* 2004; 9: 195-201.
4）Hillege HL, et al. Renal function, neurohormonal activation, and survival in patients with chronic heart failure. *Circulation* 2000; 102: 203-210.
5）Fonarow GC, et al. Risk stratification for in-hospital mortality in acutely decompensated heart failure: Classification and regression tree analysis. *JAMA* 2005; 293: 578-580.
6）Störk S, et al. Prediction of mortality risk in the elderly. *Am J Med* 2006; 119: 519-525.
7）Firth JD, et al. Raised venous pressure: A direct cause of renal sodium retention in oedema? *Lancet* 1988; 1: 1033-1035.
8）Bongartz LG, et al. The severe cardiorenal syndrome: 'Guyton revisited'. *Eur Heart J* 2005; 26: 11-17.
9）Ellison DH. Diuretic therapy and resistance in congestive heart failure. *Cardiology* 2001; 96: 132-143.
10）Landry DW, et al. The pathogenesis of vasodilatory shock. *N Engl J Med* 2001; 345: 588-595.

Mini Lecture

心不全における貧血

心不全における貧血の合併

心不全患者は，収縮不全・拡張不全にかかわらず，貧血を高率に合併する．一方，貧血が心不全の発症・増悪の危険因子になりうることはよく知られている．最近，心不全と腎不全をつなぐ因子としても，貧血の存在がいわれている．貧血を介さずに心不全と腎不全が互いに増悪しあう機序もあるが，この3者が負のスパイラルを描きながら悪化していくという概念から，cardio-renal-anemia syndrome（CRA症候群）ともいわれている．

欧米では，論文により貧血の診断基準が異なるものの，心不全患者における貧血の合併頻度は約15～60％と報告される．また，貧血合併の心不全例は，非合併例に比べ予後不良で，入院率や死亡率が高く，貧血の程度に生命予後が比例し，貧血は心不全の独立した予後規定因子とされる．よって，心不全における貧血を適切に理解することは，心不全患者の予後改善にとって非常に重要だと考えられる．

心不全における貧血の成因

それでは，心不全患者における貧血の成因についてはどのようなものが考えられているのだろうか．❶に，これまでに考えられている心不全における貧血の成因についての仮説をまとめた．循環血漿流量の増加，体液貯留，炎症性サイトカインの活性刺激による骨髄の造血能の低下，慢性腎臓病合併によるエリスロポエチン生成の低下，鉄利用障害などさまざまな因子が関係すると考えられているが，実際のところ，その詳細な分子機構については解明されていない．

❶には示していないが，心不全治療には必要不可欠なRA系抑制薬であるACE阻害薬やAT_1受容体拮抗薬が貧血に関係するとの報告もある．*N*-アセチル-セリル-アスパルチル-リシル-プロリン（AcSDKP）は，赤芽球系前駆細胞（BFU-E）を抑制する造血幹細胞の分化増殖抑制因子であることが知られているが，ACEはこのAcSDKPを分解する．ACE阻害薬使用によりACEによるAcSDKPの分解が抑制されAcSDKPが上昇

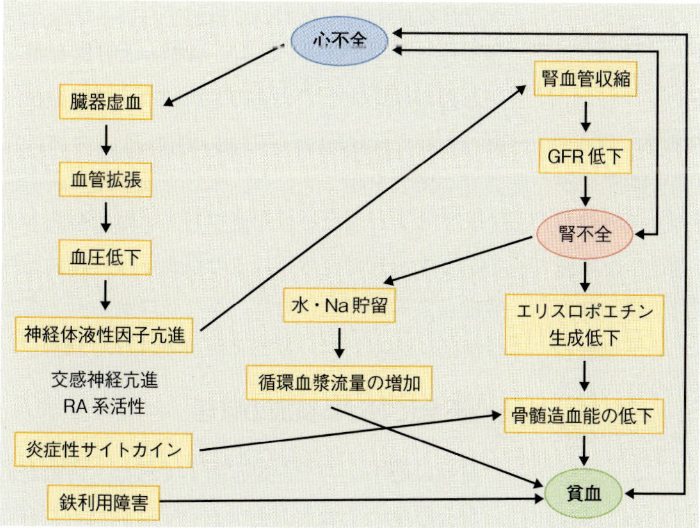

❶ 心不全における貧血の成因仮説
心不全患者における貧血の成因については，さまざまな因子が関係するとされるが，その詳細な分子機構については解明されていない．また，心不全・腎不全・貧血は互いに増悪しあい，cardio-renal anemia syndromeという概念がある．

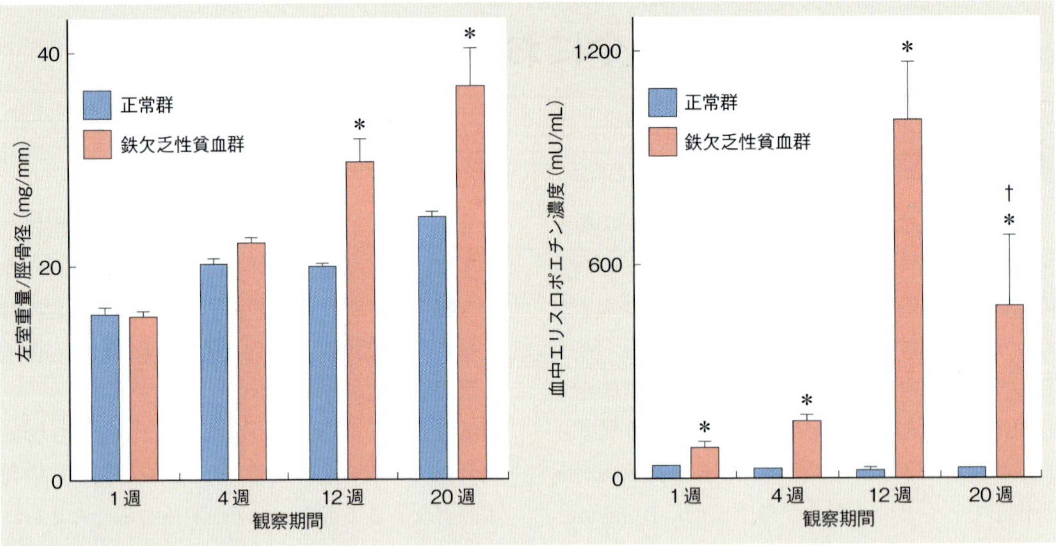

❷鉄欠乏性貧血と心不全

鉄欠乏性貧血モデルにおける左室重量/脛骨径比および血中エリスロポエチン濃度の経時的変化を示す．鉄欠乏性貧血を誘導することにより，血中エリスロポエチン濃度は上昇し，心肥大が認められる．さらに，長期間貧血が続くと血中エリスロポエチン濃度は低下し，心機能が低下する．

*p<0.05対正常群，†p<0.05対12週鉄欠乏性貧血群．

(Naito Y, et al. *Am J Physiol Heart Circ Physiol* 2009[3] より)

し，赤血球造血が抑制され貧血が増悪されると報告される．一方，アンジオテンシンⅡによる内因性エリスロポエチン生成促進作用がいわれ，AT_1受容体拮抗薬がその生成を抑制することにより貧血が増悪されると考えられている．しかしながら，両薬剤の投与が臨床的に明らかな貧血の原因となっていることはまれである．

心不全における貧血の特徴

次に，心不全患者における貧血の特徴に関し，心不全患者における貧血患者では，血中鉄濃度が低下しているものの，正球性正色素性貧血の割合が多いと報告されている[1]．また，進行した末期心不全患者における貧血の種類別検討では，鉄欠乏性貧血が最も多い[2]．これらから，心不全患者では鉄欠乏性貧血を呈していることが多く，絶対的あるいは相対的な鉄欠乏状態であることが示唆される．つまり，鉄欠乏状態が存在し，これは心不全における貧血の憎悪因子となっていると考えられる．

それでは，鉄欠乏状態がどのように心機能に悪影響を及ぼすのだろうか．そのメカニズムは不明である．貧血と心不全が互いに増悪しあうという観点から，筆者らはこれまでに鉄欠乏性貧血が心機能に及ぼす分子機序を検討している．ラット鉄欠乏性貧血モデルを用いた検討からは，鉄欠乏性貧血を誘導することにより，貧血がエリスロポエチンの増加を介して心筋のSTAT（signal transducer and activator of transcription)3を活性化させ心肥大を起こすこと，そして長期間貧血が続くとエリスロポエチンが低下し，心機能が低下することを示している[3]．この系からは，鉄欠乏性貧血による心不全に対し，エリスロポエチンが心保護的に作用していることが示唆された（❷).

心不全における貧血の管理

貧血は心不全の予後規定因子であり，貧血の是正が心不全の予後を改善するのではないかと期待され，これまでにエリスロポエチン製剤や鉄剤を用いた多くの臨床研究がなされている．2000～2003年ごろに発表された少数例での検討では，エリスロポエチン製剤による貧血改善により，心不全の改善効果がみられたものが多かったが，2007年以後に発表された大規模無作為二重盲検試験の結果では，プラセボ群と比較しエリスロポエチン製剤群では貧血は改善するものの，心不全に関しては改善効果がみられなかった[4]．

鉄剤に関してはどうなのだろうか．心不全治療の最大の目的は生命予後およびQOLの改善であるが，心不全・貧血合併症例を対象とした鉄剤静脈注射の効果を検討した臨床研究結果では，鉄剤静脈注射単独による鉄補充療法が，心不全・貧血合併患者の運動耐応能やQOLを改善した，と報告されている．しかし，これらの検討も症例数が2桁の少数例での結果であった．現在，両剤ともに大規模無作為試験が進行中であり，今後結果が待たれるところである．

2006年に発表された慢性腎臓病患者を対象としたエリスロポエチンによる貧血の改善と予後を検討した2つの無作為試験（CREATE〈Cardiovascular Risk Reduction by Early Anemia Treatment with Epoetin Beta〉試験[5]，CHOIR〈Correction of Hemoglobin and Outcomes in Renal Insufficiency〉試験[6]）では，早期に貧血を改善しても心血管イベントは減少しなかった，あるいは，目標へモグロビン値の高い群（13.5 g/dL）は有害事象のリスク上昇と関連し，QOLの改善がみられなかった，としている．心不全における貧血においても，過度の積極的な貧血の改善は有害である可能性があり，現在進行中の大規模無作為試験から得られる結果をもとに，今後十分な心不全における貧血管理の検討が必要といえる．

（内藤由朗，増山　理）

◉文献

1）Adlbrecht C, et al. Chronic heart failure leads to an expanded plasma volume and pseudoanaemia, but does not lead to a reduction in the body's red cell volume. *Eur Heart J* 2008; 29: 2343-2350.

2）Nanas JN, et al. Etiology of anemia in patients with advanced heart failure. *J Am Coll Cardiol* 2006; 48: 2485-2489.

3）Naito Y, et al. Adaptive response of the heart to long term anemia induced by iron deficiency. *Am J Physiol Heart Circ Physiol* 2009; 296: H585-H593.

4）Ghali JK, et al. Randomized double-blind trial of darbepoetin alfa in patients with symptomatic heart failure and anemia. *Circulation* 2008; 117: 526-535.

5）Drüeke TB, et al. Normalization of hemoglobin level in patients with chronic kidney disease and anemia. *N Engl J Med* 2006; 355: 2071-2084.

6）Singh AK, et al. Correction of anemia with epoetin alfa in chronic kidney disease. *N Engl J Med* 2006; 355: 2085-2098.

脳卒中

Point

- CKDは脳卒中の独立した危険因子であり，GFRが低下するほど脳卒中のリスクは高まる．
- CKD患者は高血圧，糖尿病，脂質異常症，メタボリックシンドロームを合併しやすく，特有の合併症として貧血，カルシウム・リン代謝異常，ホモシステイン血症を合併することが多いことと，炎症，RAA系活性化，酸化ストレス，内皮傷害，動脈硬化，血液凝固異常などの病態が脳卒中の発症機序に関与していると考えられる．
- CKD患者の脳卒中予防には，生活習慣の改善（禁煙，減塩，肥満の改善，節酒）と血圧の管理（目標値130/80 mmHg未満）が必要であり，降圧薬はRA系抑制薬が推奨され，糖尿病患者では血糖とHbA_{1c}の厳格な管理が必要である．
- 末期CKD（透析）患者では初期CKD患者より出血性脳卒中のリスクが高まるので，血栓溶解療法や抗血栓療法の適応は慎重に判断する必要がある．

CKD患者の脳卒中リスク

- 日本人の一般住民におけるCKDと心血管病の関係を検討した久山町研究によれば，男性ではCKDのある群ではない群より虚血性心疾患の相対危険度は有意に高いのに対して，脳梗塞は両群間で差がないが，女性では逆に虚血性心疾患の相対リスクは両群間で差がないのに対して，脳梗塞の相対リスクはCKDがあると有意に1.9倍高まる，という成績が示されている[1)]．
- 慢性冠動脈疾患6,685例を4.8～8.1年間観察した海外の研究では，糸球体濾過量（GFR）を5分位に分けると，GFRが低いほど虚血性脳卒中および一過性脳虚血発作（TIA）の危険度は高まると報告されている（❶）[2)]．
- 日本人の健診者91,414例以上を10年間観察したきわめて大規模なコホート研究によれば，GFR 60 mL/min/1.73 m^2未満の脳卒中リスクは，男性1.98倍，女性1.85倍と有意に高かったが，冠動脈疾患のリスクは，男性1.08倍，女性1.13倍で高くなかったという（❷）[3)]．
- 一般日本人住民における初発脳卒中の危険因子としての腎機能障害を検討した大迫研究によれば，1,977例近くの症例を平均7.76年観察した結

Key word
TIA
transient ischemic attackの略称で，一過性脳虚血発作と和訳されている．24時間以内に消失する局所的な脳虚血症状と定義され，脳梗塞の前兆として重要であり，TIA発症直後ほど脳梗塞を発症しやすい．

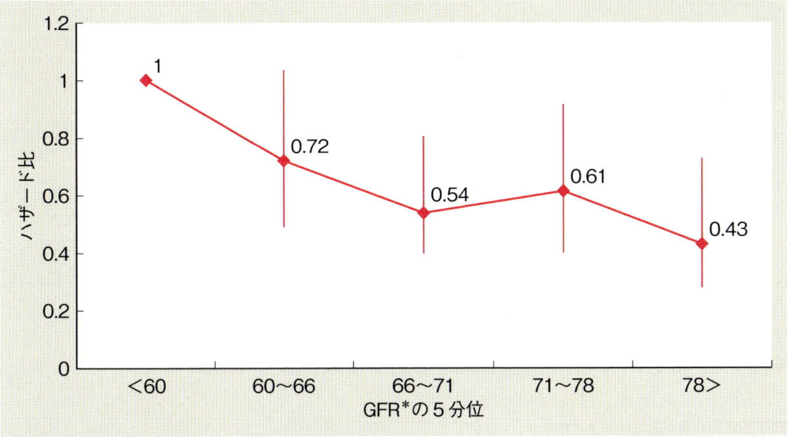

❶ CKDと虚血性脳卒中・TIAのリスク

慢性冠動脈疾患6,685例，観察期間4.8～8.1年.

*Cockroft-Gaultの換算式により算出（mL/min/1.73 m^2）.

年齢，性，BMI，NYHAクラス，中性脂肪，%HDL，抗血小板薬，脂質代謝改善薬で補正したハザード比（95% CI）.

（Koren-Morag R, et al. *Neurology* 2006[2] より）

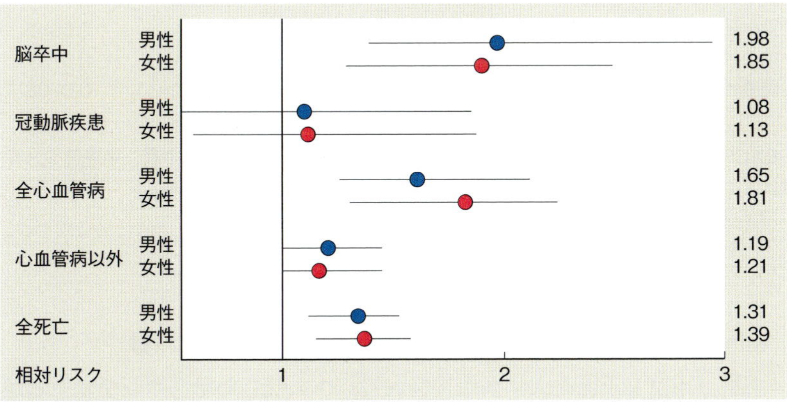

❷ GFR＜60 mL/min/1.73 m^{2}の心血管リスク

健診者91,414名の前向きコホート研究（40～79歳，男性30,746名，女性60,668名，観察期間10年）.

補正：年齢，高血圧，喫煙，飲酒，糖尿病，TC，HDL-C，BMI，尿蛋白.

（Irie F, et al. *Kidney Int* 2006[3] より）

果，クレアチニンクリアランスが70 mL/分以上の脳卒中リスクを1とすると，40～70 mL/分で1.9倍，40 mL/分未満で3.1倍に高まるという成績が示されている（❸）[4].

- アテローム血栓症（虚血性脳血管障害，冠動脈疾患，閉塞性末梢動脈疾患）の既往を有するか，これらの危険因子を3つ以上有する患者の国際観察研究（REACH Registry）に登録された日本人患者5,197例において，平均約2年間観察したデータを解析したところ，脳卒中発症率は，eGFR 60 mL/min/1.73 m^2 未満の群では4.43 %であり，eGFR 60 mL/

Key word

アテローム血栓症

粥腫破綻を契機に形成される動脈の閉塞という発症機序を共有する虚血性脳血管障害，冠動脈疾患，閉塞性末梢動脈疾患の総称であり，世界の死因の3割を占める.

Key word

REACH Registry

REACHはReduction of Atherothrombosis for Continued Healthの略称であり，アテローム血栓症（虚血性脳血管障害，冠動脈疾患，閉塞性末梢動脈疾患）の既往を有するか，これらの危険因子を3つ以上有する患者の大規模な国際観察研究で，日本も参加して行われている.

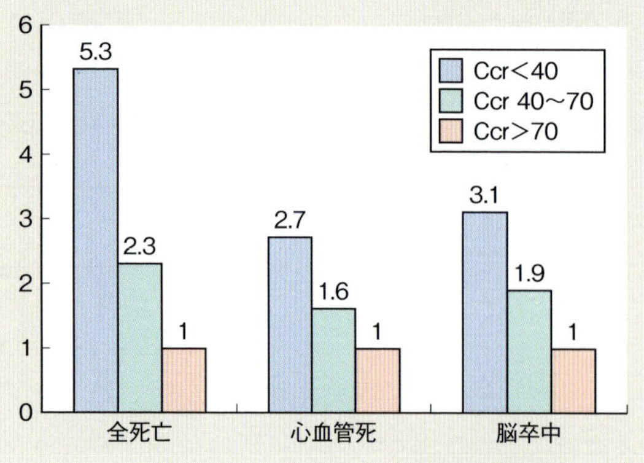

❸ 一般日本人住民における初発脳卒中の危険因子としての腎機能障害：大迫研究

1,977例（平均観察期間7.76年）.

（Nakayama M, et al. *Nephrol Dial Transplant* 2007[4] より）

❹ CKDの脳卒中リスク

要因	症例数	YES	NO	p値*
男性≧65歳，女性≧70歳	5,072	3.18％	0.68％	0.0001
現在喫煙15本/日以上	5,072	3.06％	2.34％	0.4017
治療中の1型・2型糖尿病	5,072	1.51％	0.54％	0.6538
糖尿病性腎症	3,759	2.44％	2.00％	0.1790
降圧治療下の高血圧	5,073	2.52％	2.39％	0.2922
高コレステロール血症	5,072	1.78％	2.98％	0.0297
冠動脈疾患	5,072	1.94％	2.85％	0.6955
虚血性脳血管障害	5,072	3.53％	1.69％	0.0191
閉塞性末梢動脈疾患	5,072	3.74％	2.25％	0.0708
CKD（eGFR＜60）	4,434	4.43％	0.89％	＜0.0001

REACH Registry 日本人登録患者の追跡調査（平均観察期間2.1±4か月，中央値2.3か月）.

*ログランク検定.

（内山真一郎ほか．日内会誌 2008[5] より）

min/1.73 m^2 以上の群での0.89％よりはるかに高かった（❹）[5].

- 当科（東京女子医科大学病院神経内科）へ入院した急性期脳梗塞患者連続256例と，性と年齢をマッチさせた脳梗塞以外の入院患者連続256例において，GFRが75 mL/min/1.73 m^2 以上の脳梗塞のオッズ比を1とすると，60〜75 mL/min/1.73 m^2 未満で脳梗塞のオッズ比は1.96倍となり，60 mL/min/1.73 m^2 未満では4倍以上に上昇した[6].
- Toyodaらの報告によれば，1997〜2002年に透析患者に発症した脳卒中の病型比率は，脳梗塞68％，脳出血29％，くも膜下出血3％であり，非透析患者の脳卒中病型比率と比べると，透析患者ではくも膜下出血の比率がやや低く，脳出血の比率がやや高いが，1980〜1996年には脳梗塞41％，脳出血52％，くも膜下出血7％であったことから，近年は一般住民における脳卒中病型の変遷と同様に，透析患者でも脳出血の比率は著しく減少し，脳梗塞の比率が高まっているといえる（❺）[7].

❺ 透析患者と非透析患者の脳卒中病型

	合計	HD-groups HD-A (～1996)	HD-B (1997～)	*p* HD-A vs HD-B	Non-HD group	*p* HD-B vs Non-HD
症例数	151	61	90		1,017	
脳卒中の病型 (%)				＜0.005		＜0.07
脳梗塞	57	41	68		64	
脳出血	38	52	29		26	
くも膜下出血	5	7	3		10	
脳梗塞の病型 (%)				＜0.09		NS
アテローム血栓性	27	12	33	＜0.05	37	
心原性	25	28	24		22	
ラクナ	48	60	43		41	

HD：血液透析, NS：not significant.
(Toyoda K, et al. *Am J Kidney Dis* 2005[7] より)

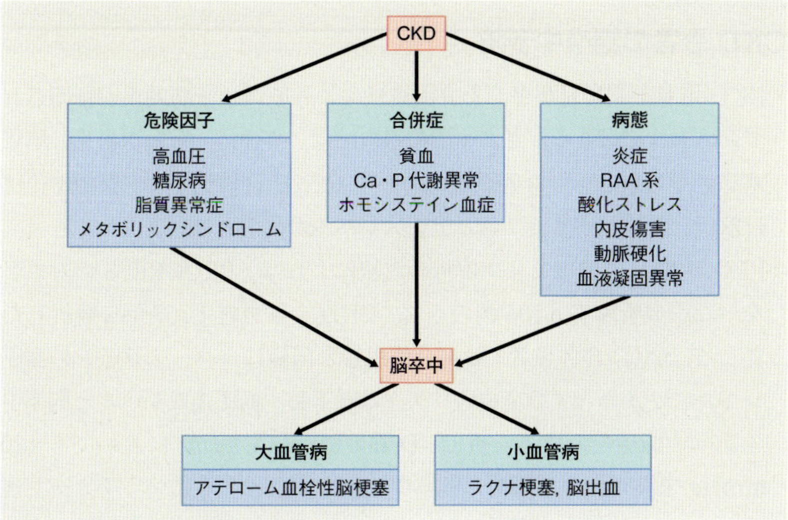

❻ CKD患者の脳卒中発症メカニズム
(内山真一郎ほか. 日内会誌 2008[5] より)

CKD 患者の脳卒中発症メカニズム

- CKD患者は脳卒中の一般的な危険因子となる高血圧, 糖尿病, 脂質異常症, メタボリックシンドロームを合併しやすく, CKDに特有の合併症として, 貧血, カルシウム・リン代謝異常, ホモシステイン血症を合併することが多く, 炎症, レニン・アンジオテンシン・アルドステロン (RAA) 系活性化, 酸化ストレス, 内皮傷害, 動脈硬化, 血液凝固異常などの病態が関与して, 脳卒中の危険因子になると考えられる (❻)[5].
- 脳卒中の病態は心筋梗塞より多様であり, 心筋梗塞と共通点が多い大血管病であるアテローム血栓性脳梗塞のみならず, 小血管病であるラクナ梗塞や脳出血も含まれるため, これらの危険因子, 合併症, 病態は, こ

Key word
ホモシステイン血症
腎機能低下は後天的なホモシステイン血症の原因となり, 血中ホモシステインの増加は血管傷害や血液凝固亢進を招き, 脳卒中や心筋梗塞の危険因子になることが知られている.

Key word
アテローム血栓性脳梗塞
皮質を含むか 15 mm 以上の皮質下の脳梗塞で, 頭蓋内外の主幹動脈に 50 %以上の狭窄を有する脳梗塞.

Key word
ラクナ梗塞
穿通枝の細動脈硬化に起因する皮質下深部の 15 mm 未満の小梗塞.

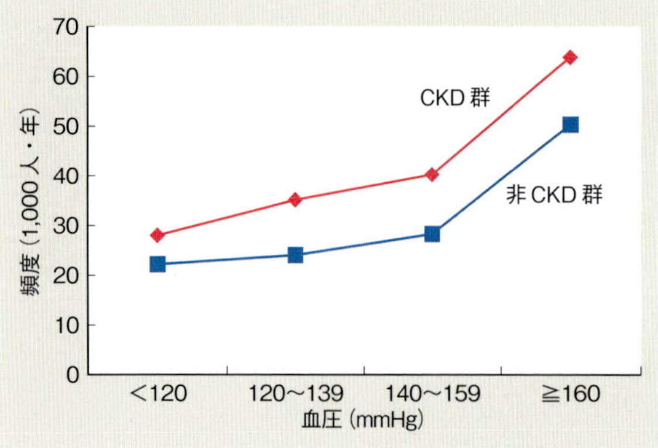

❼ 血圧達成レベルと脳卒中発症率
PROGRESS試験：脳血管障害6,105例におけるCKD 1,757例のサブ解析.
（Ninomiya T, et al. *Kidney Int* 2008[8]より）

れらの病型への関与の度合いが異なる可能性がある（❻）[5].

CKD患者の脳卒中予防

- CKD患者を直接対象とした介入試験により脳卒中予防効果が証明されているわけではなく，これまでの報告では，高血圧，冠動脈疾患，糖尿病患者を対象とした介入試験のなかで，CKD合併例をサブ解析や後付け解析した成績が多く，エビデンスレベルが高いとはいえない.
- PROGRESSにおけるサブ解析の成績によれば，PROGRESSの対象となった脳血管障害6,105例のうち，CKD合併患者1,757例を解析したところ，CKD合併患者では非合併患者と同様に，ベースラインの血圧レベルにかかわらず脳卒中のリスクは低下し，血圧達成レベルと脳卒中発症率の関係をみても，非CKD群と同様にCKD群においても120 mmHg未満の血圧下降でも脳卒中発症率が上昇するというJカーブ現象は示されていない（❼）[8].
- Management of Elevated Cholesterol in the Primary Prevention Group of Adult Japanese（MEGA）Studyの後付け解析[9]によれば，高コレステロール血症を伴ったCKD患者では，プラバスタチンの投与により脳卒中は73％（$p < 0.01$）減少したという.
- Atherosclerosis Risk in Communities（ARIC）研究[10]によれば，クレアチニンクリアランスが60 mL/分未満の群では，貧血を合併していると貧血を合併していない場合に比べて脳卒中のリスクが著しく高まるという成績が示されているが，貧血の治療により脳卒中の発症率が低下するというエビデンスは報告されていない.
- CKD患者の脳卒中予防には，CKDに並存する高血圧，糖尿病，脂質異常症，メタボリックシンドロームに同時に対処するトータルリスクマネジメントが必要であり，CKDに特有の合併症である貧血，Ca・P代謝異常，ホモシステイン血症に対する対策も必要となる.

Key word
PROGRESS
Perindopril Protection Against Recurrent Stroke Studyの略称．ACE阻害薬を中心とした降圧療法による脳卒中の再発予防効果を検討した介入試験で，日本も参加して行われた.

Key word
Jカーブ現象
脳卒中の発症率は降圧療法により血圧が下がるほど低下するが，一定レベル以上に血圧が下がりすぎると脳卒中の発症率がかえって上昇してしまうという現象.

❽ 脳卒中治療ガイドライン2009

3. 脳卒中一般の発症予防
3-2. 脳卒中一般の危険因子の管理 (3) 慢性腎臓病（CKD）
推奨 1. CKDは脳卒中の危険因子であり，生活習慣の改善（禁煙，減塩，肥満の改善，節酒）と血圧の管理が推奨される（グレードA） 2. 血圧の管理目標は，130/80 mmHg未満であり，緩徐に降圧することを原則にする（グレードC1） 3. 2型糖尿病患者を有する場合は，CKDの進行抑制に厳格な血糖コントロールが重要であるが，それによる脳卒中予防効果は明らかではない（グレードC1） 4. 降圧薬はアンジオテンシン変換酵素（ACE）阻害薬やアンジオテンシンⅡ受容体拮抗薬（ARB）が推奨される（グレードB）
グレードA：行うよう強く勧められる グレードB：行うよう勧められる グレードC1：行うことを考慮してもよいが，十分な科学的根拠がない

（脳卒中治療ガイドライン2009[11]より）

❾ Kidney Disease Outcomes Quality Initiative（K/DOQI）の脳血管障害に関するガイドライン

1. 高血圧はJNC Ⅶに従って適切に管理することを推奨するが，非透析患者に比べると透析患者では降圧目標が確定していない
2. 心房細動合併例の抗凝固療法については出血のリスクが高いので，慎重なモニターが必要である
3. 透析患者が脳卒中を発症したら，抗凝固療法に伴う出血のリスクが高いので早急に画像検査を施行して脳梗塞なのか脳出血なのかを診断することが重要である
4. 一過性脳虚血発作（TIA）や脳卒中の治療は非透析患者と同様であるが，抗血栓療法は出血のリスクが高いので，あらかじめ注意が必要である
5. 血栓溶解療法は48時間前までにヘパリンを使用している透析患者には禁忌であり，大多数の透析患者は血栓溶解療法の適応がなく，透析患者への血栓溶解療法の適応は個々の症例に基づいて考慮する必要がある

（*Am J Kidney Dis* 2005[12]より）

- 脳卒中治療ガイドライン2009[11]では，脳卒中の危険因子として新たにCKDを取り上げ，CKD患者の脳卒中予防に❽のような推奨内容を記載している．

CKD患者の脳卒中治療

- アメリカのKidney Disease Outcomes Quality Initiative（K/DOQI）の脳血管障害に関するガイドライン[12]によれば，❾のようなアメリカ心臓協会（AHA）のガイドラインからの改変を推奨している．
- 初期のCKD患者では，出血性脳卒中より虚血性脳卒中が圧倒的に多く，これらの患者における虚血性脳卒中の急性期治療は通常の治療に準じる[13]．

（内山真一郎）

◉ 文献

1) Ninomiya T, et al. Chronic kidney disease and cardiovascular disease in a general Japanese population: The Hisayama Study. *Kidney Int* 2005; 68: 228-236.
2) Koren-Morag R, et al. Renal dysfunction and risk of ischemic stroke or TIA in patients with cardiovascular disease. *Neurology* 2006; 67: 224-228.
3) Irie F, et al. The relationship of proteinuria, serum creatinine, glomerular filtration rate with cardiovascular disease mortality in Japanese general population. *Kidney Int* 2006; 69: 1264-1271.
4) Nakayama M, et al. Kidney dysfunction as a risk factor for first symptomatic stroke events in a general Japanese population—the Ohasama study. *Nephrol Dial Transplant* 2007; 22: 1910-1915.
5) 内山真一郎ほか．脳疾患と腎機能．シンポジウム：心血管イベント危険因子としての慢性腎臓病（CKD）．日内会誌 2008；97：2137-2141.
6) 丸山健二ほか．第48回日本神経学会総会発表．名古屋．2007.
7) Toyoda K, et al. Stroke in patients on maintenance hemodialysis: A 22-year single-center study. *Am J Kidney Dis* 2005; 45: 1058-1066.
8) Ninomiya T, et al. Lower blood pressure and risk of recurrent stroke in patients with chronic kidney disease: PROGRESS trial. *Kidney Int* 2008; 73: 963-970.
9) Nakamura H, et al. Pravastatin and cardiovascular risk in moderate chronic kidney disease. *Atherosclerosis* 2009; 206: 512-517.
10) Abramson JL, et al. Chronic kidney disease, anemia, and incident stroke in a middle-aged, community-based population: The ARIC Study. *Kidney Int* 2003; 64: 610-615.
11) 脳卒中合同ガイドライン委員会．脳卒中治療ガイドライン 2009．日本脳卒中学会ほか（編）．2009.
12) K/DOQI clinical practice guidelines for cardiovascular disease in dialysis patients: Guideline 9 cerebrovascular disease. *Am J Kidney Dis* 2005; 45 (Suppl 3): 18-21.
13) Notaro LA, et al. Secondary prevention in concurrent coronary artery, cerebrovascular, and chronic kidney disease: focus on pharmacological therapy. *Cardiovasc Ther* 2009; 27: 199-215.

維持透析

Point

- 心血管疾患は維持透析患者の死因の第 1 位である.
- 透析導入時に心・脳・末梢血管疾患を合併している例が多い.
- 左室肥大は虚血性心疾患，不整脈，拡張障害の原因となる.
- リンは心血管疾患と関連する.

維持透析患者の数と死因

- 2008 年末のわが国の慢性維持透析患者数は 28 万人を超え，年々増加している (❶).
- 維持透析患者の死因第 1 位は心血管疾患である (❷).
- 1997 年のアメリカ腎臓財団（NKF）の報告によると，透析患者の心血管疾患の死亡率は一般人口と比べ 10 ～ 30 倍高い[1].
- CKD は心血管疾患の独立した危険因子である．GFR の低下に伴い，心血管死，再発心筋梗塞，心不全の発症率が上昇する[2].
- 2006 年の透析導入患者の調査では，心筋梗塞の既往 8.0 %，うっ血性心不全の既往 28.9 %，末梢動脈疾患・大動脈瘤の合併 5.7 %，脳梗塞の既往・一過性脳虚血発作（TIA）の存在 15 %と，半数以上の患者が心血管疾患の既往・合併を有している[3].
- 慢性維持透析患者の心腎連関の管理，治療が緊急の課題となっている.

> **Memo**
> わが国で慢性透析療法を実施している患者数は 2008 年末で 282,622 人であり，これは前年より 7,503 人の増加であった.

心合併症が多い理由

① 透析患者は CKD の末期像を呈し，CKD 保存期から心・脳・末梢血管疾患を合併している例が多い (❸)

- 透析導入時に無症候性冠動脈疾患や左室肥大の合併率が高い.

> **Key word**
> **無症候性冠動脈疾患**
> 透析導入時の冠動脈スクリーニングを検討した日本の報告では，透析導入時に無症候性の冠動脈疾患を有する割合は 42 %で，透析開始後 2 年間で半数が急性冠症候群を発症した．この報告によると，CKD 保存期の段階から冠動脈狭窄病変が存在し，透析導入後早期から増悪する可能性が示唆されている[4].

② 血液透析自体が心不全の悪化因子である

- 透析療法中は ST 低下で示されるように，心筋虚血に陥り，心筋機能や形態の変化を惹起する．このような透析中の無症候性心筋虚血は，最終的に収縮障害や心不全の原因となることが US renal data system で報告されている.

> **Memo**
> 血液透析は無症候性の心筋虚血を惹起し，潜在的には心不全を進展させている可能性がある.

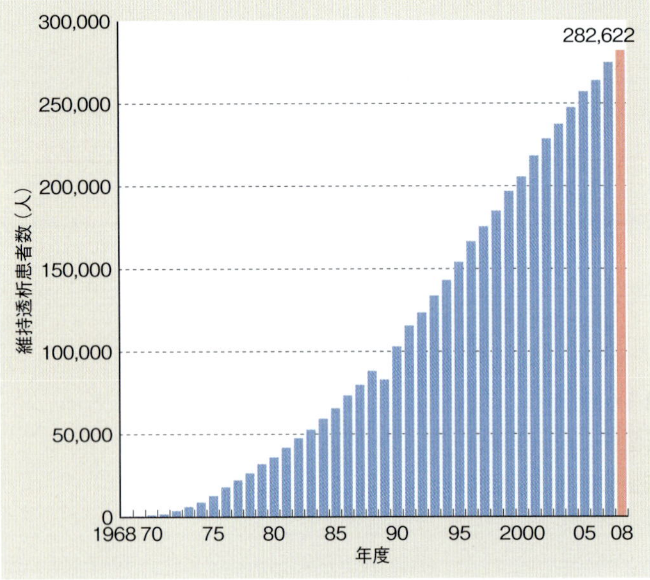

❶ 維持透析患者数の推移

図中の横軸は1968年と1969年は4月，他は12月のデータである．

（日本透析医学会〈編〉．わが国の慢性透析療法の現況〈2008年12月31日現在〉[3] より）

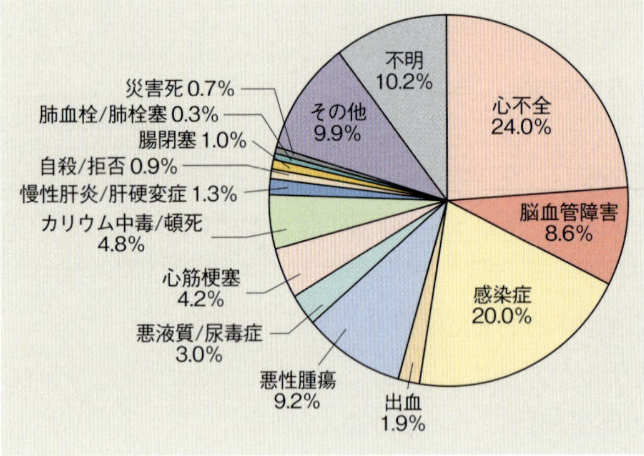

❷ 2008年死亡患者の死亡原因分類

2008年には26,901人が死亡し，2007年と比較して1,664人（6.6％）の増加であった．2008年の死亡原因は，心不全（24.0％），感染症（20.0％），不明（10.2％），その他（9.9％），悪性腫瘍（9.2％），脳血管障害（8.6％）の順であった．心不全，脳血管障害，心筋梗塞をまとめて検討すると，女性では39.4％，男性では35.3％を占め，一般人口の心血管疾患による死亡28％（2004年）に比べ，明らかな高値を示している．

（日本透析医学会〈編〉．わが国の慢性透析療法の現況〈2008年12月31日現在〉[3] より）

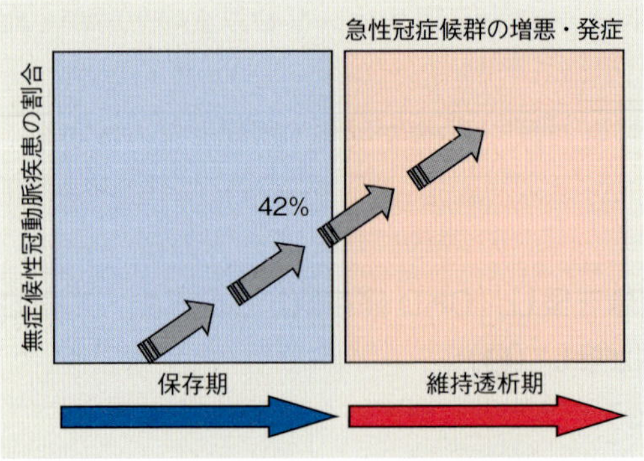

❸ CKD保存期から存在する冠動脈狭窄病変

- 透析ごとに心筋は虚血状態を反復する．
- 透析で起こる局所の左室壁運動異常は，部分的な心筋血流の低下に一致する[5]．

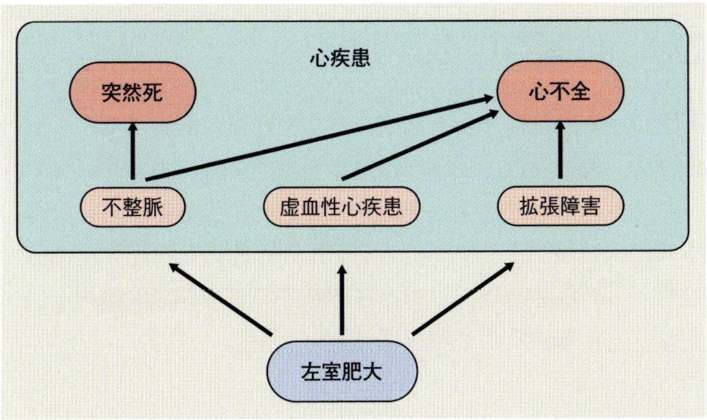

❹ 左室肥大は心疾患のリスク病態

左室肥大は不整脈，虚血性心疾患，拡張障害を合併し，心不全をきたすリスク病態である．

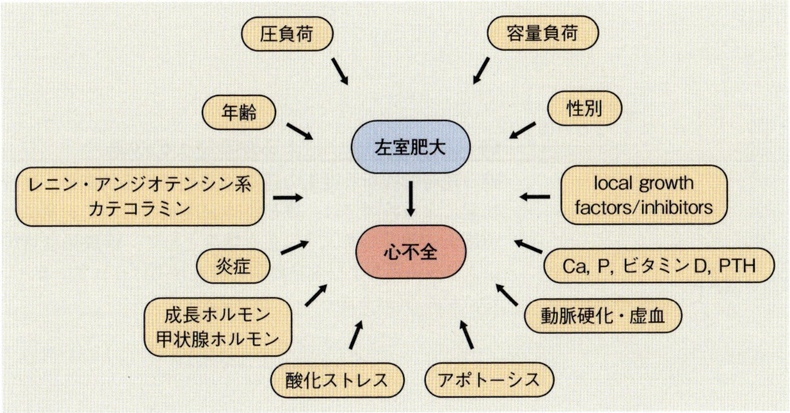

❺ 左室肥大の発症から心不全に関与する因子

左室肥大にかかわるその他の要因として，体重，血圧，人種（アフリカンアメリカン），塩分摂取量，糖尿病，肥満，高コレステロール血症など，多岐の因子が知られている．

左室肥大の病的意義（❹）

- 透析導入患者の 75 %は左室肥大を有している．左室肥大では冠動脈血流が減少し，心筋/毛細血管ミスマッチによる相対的な低酸素状態に陥ることから，虚血性心疾患や不整脈の発症リスクが高まる[6)]．
- 一方で，末梢動脈のコンプライアンスを低下させ，微小循環を障害することから，維持透析患者では心血管死の頻度が高くなる．
- 維持透析患者に高率に合併する左室肥大は，心血管疾患の危険因子として生命予後を規定する．
- 左室肥大の臨床的な指標としては LV mass index（LVMI）が頻用されている．末期腎不全患者を対象とした研究によると，LVMI が＜ 125（g/m^2）では 5 年生存率は 50 %であるのに対し，LVMI が＞ 125（g/m^2）では 20 %に低下することが示され，左室肥大が予後を決定する独立した重要な因子であることが報告されている[7)]．
- 左室肥大の発症と進展：圧負荷および容量負荷が主因であるが，左室肥大の発症から心不全への過程には，❺に示したようにさまざまな因子が関与している．
- 左室肥大の退縮：降圧治療により左室肥大は改善し，心血管病リスクを

Memo

左室肥大は心筋のストレスを正常化するための代償反応であり，結果的に心筋細胞の肥大や心間質細胞の増殖および血管壁の肥厚を特徴とするリモデリングを構築する．進行すると線維化のため心筋の弾力性が失われ，拡張期障害から心不全に至る．

Memo

左室肥大は心合併症から心不全に至るリスク病態であるため，CKD 保存期からの左室肥大の発症予防や進展を防止する管理が重要となる．

COLUMN 左室肥大の発症にリンはどのように関与しているか？

左室肥大の発症には，血管石灰化に起因した不可逆的な経路以外に，リンの直接的な心筋細胞への作用や可逆的な血管反応がかかわると推測される．つまり，リンのコントロールは，血管内皮や血管平滑筋細胞の phenotype を変化させ，血管の反応性や内皮機能を改善し，結果的に全身的な血管抵抗を減弱させ左室肥大を是正できる可能性が示唆される．

尿毒症ラットを高リン食と低リン食飼育により比較すると，副甲状腺ホルモンの影響によらず，リン自体が左室肥大を増加させたという報告がある．興味深いことに，このモデルでは血管石灰化は認められなかった，リンと左室肥大の直接的な関連を示した報告として重要である[11]．

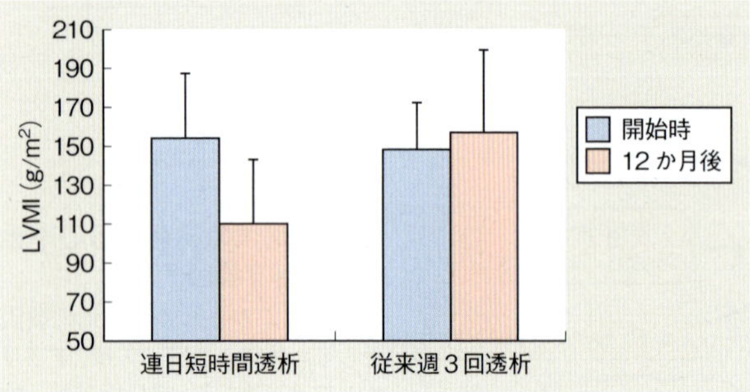

❻ 透析療法の違いによる左室肥大の改善
連日短時間透析と従来の週 3 回透析による前向き，比較試験による検討では，連日短時間透析において有意に左室肥大が改善した．その主な機序として，治療頻度増加による圧負荷および容量負荷の軽減があげられている．
(Ayus JC, et al. *J Am Soc Nephrol* 2005[8] より)

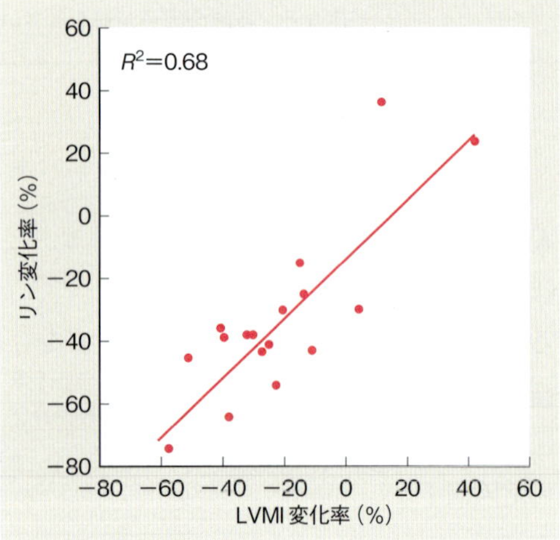

❼ LVMI変化率と血清リン変化率の関係
❻と同じ研究で，1 年間の観察期間内の血圧に変化がみられなかったこと，さらに，リンの変化率と LVMI の変化率が相関していたことより，容量負荷改善以外の潜在的な因子として，リンの上昇が血管のコンプライアンスを低下させ左室肥大の発症に関与していることが示唆された．
(Ayus JC, et al. *J Am Soc Nephrol* 2005[8] より)

下げることが知られている．

リンと左室肥大の関係

- 維持透析患者では腎機能が低下または廃絶しているため，リンの排泄障害からリンが蓄積されやすい．
- 血清カルシウム・リン積の上昇もまた，血管石灰化，左室肥大の原因となる．
- 連日短時間透析は左室肥大を改善する (❻, ❼)[8]．

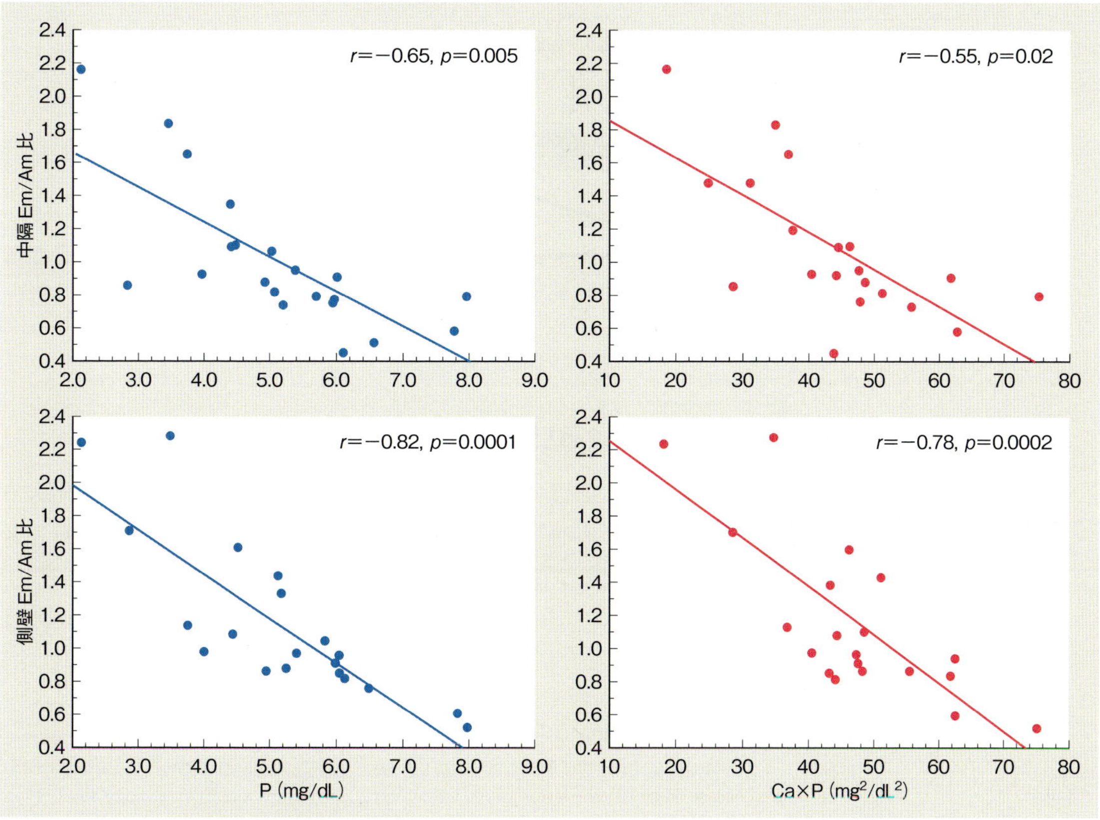

❽ カルシウム・リン濃度と拡張障害の関係
(Galetta F, et al. *J Intern Med* 2005[10] より)

- 血圧正常な維持透析患者においてもリンと LVMI は関連する[9].
- 心エコーを用いた研究では，高リンおよび高カルシウム・リン積と心拡張期障害に有意な関連が示された（❽）[10].

リンと心血管疾患罹患率の関係

- 一般人口を対象に行われた研究では，基準値内であっても血清リン濃度が高くなると，心血管疾患罹患率の上昇がみられた．リンが 3.5 mg/dL 以上では，2.8 mg/dL 以下と比べハザード比が 1.55 倍高くなるという[12].
- リンは左室肥大の危険因子である．地域住民の若年成人を対象としたコホートでの 5 年間の前向き研究では，リン濃度上昇は左室肥大*1 の危険因子となる可能性が示された[13].
- リン濃度は動脈硬化と関連する．
- 住民対象研究では，リンが 4 mg/dL 以上で足関節上腕血圧比（ABI）の低下と関連があった．

*1 男性 LVMI ＞ 131 g/m², 女性 LVMI ＞ 100 g/m² を左室肥大と定義．

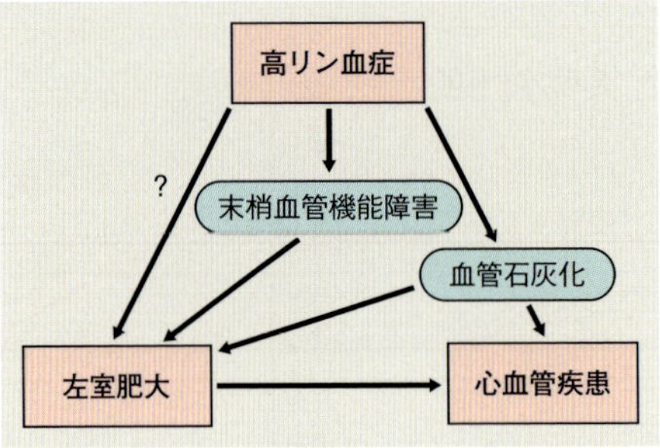

❾高リン血症と左室肥大・心血管疾患の関係

透析患者におけるリンの管理

- 高リン血症は，血管石灰化の危険因子となるだけではなく，左室肥大や心筋拡張障害，心血管疾患との関連性が報告されているため，透析患者においては特にリンの管理が重要である（❾）．

（中村裕紀，秋澤忠男）

◉文献

1）Sarnak MJ, et al. Kidney disease as a risk factor for development of cardiovascular disease: A statement from the American Heart Association Councils on Kidney in Cardiovascular Disease, High Blood Pressure Research, Clinical Cardiology, and Epidemiology and Prevention. *Circulation* 2003; 108: 2154–2169.

2）Anavekar NS, et al. Relation between renal dysfunction and cardiovascular outcomes after myocardial infarction. *N Engl J Med* 2004; 351: 1285–1295.

3）日本透析医学会（編）．わが国の慢性透析療法の現況（2008 年 12 月 31 日現在）．http://docs. jsdt.or.jp/overview/

4）Hase H, et al. Risk factors for de novo acute cardiac events in patients initiating hemodialysis with no previous cardiac symptom. *Kidney Int* 2006; 70: 1142–1148.

5）McIntyre CW, et al. Hemodialysis-induced cardiac dysfunction is associated with an acute reduction in global and segmental myocardial blood flow. *Clin J Am Soc Nephrol* 2008; 3: 19–26.

6）Levin A, et al. Left ventricular mass index increase in early renal disease: Impact of decline in hemoglobin. *Am J Kidney Dis* 1999; 34: 125–134.

7）Silberberg JS, et al. Impact of left ventricular hypertrophy on survival in end-stage renal disease. *Kidney Int* 1989; 36: 286–290.

8）Ayus JC, et al. Effects of short daily versus conventional hemodialysis on left ventricular hypertrophy and inflammatory markers: A prospective, controlled study. *J Am Soc Nephrol* 2005; 16: 2778–2788.

9）Strózecki P, et al. Parathormon, calcium, phosphorus, and left ventricular structure and function in normotensive hemodialysis patients. *Ren Fail* 2001; 23: 115–126.

10）Galetta F, et al. Left ventricular function and calcium phosphate plasma levels in uraemic patients. *J Intern Med* 2005; 258: 378–384.

11）Neves KR, et al. Adverse effects of hyperphosphatemia on myocardial hypertrophy, renal function, and bone in rats with renal failure. *Kidney Int* 2004; 66: 2237–2244.

12）Dhingra R, et al. Relations of serum phosphorus and calcium levels to the incidence of cardiovascular disease in the community. *Arch Intern Med* 2007; 167: 879–885.

13）Foley RN, et al. Serum phosphate and left ventricular hypertrophy in young adults: The coronary artery risk development in young adults study. *Kidney Blood Press Res* 2009; 32: 37–44.

貧血

Point

- 貧血は慢性心不全発症および腎機能障害進展のリスクファクターである.
- 貧血，CKD，心不全は相互に病態を増悪させ，死亡リスクを急激に増加させる.
- 腎性貧血は早期（eGFR＜60 mL/min/1.73 m^2）から発現する.
- 腎性貧血の治療目標は，保存期慢性腎臓病および腹膜透析患者で Hb 11 g/dL 以上，血液透析患者では 10 g/dL 以上である.

CKD，心血管病のリスクファクターとしての貧血

- Framingham study において，貧血は慢性心不全の発症における独立した危険因子であると報告された[1].
- CKD 患者では，貧血の存在によって虚血性心疾患発症リスクが急激に増大する（❶）[2].
- 貧血は糖尿病性腎症および非糖尿病性腎疾患における腎障害進展のリスクファクターであり，透析導入リスクを高める.

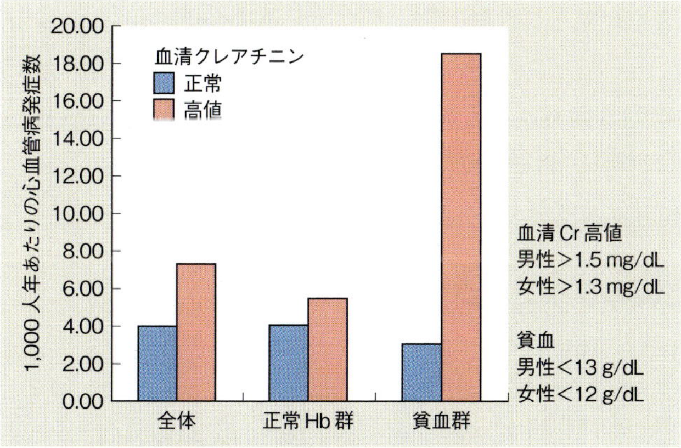

❶ CKD患者における貧血の虚血性心疾患に与える影響

13,329 人の腎機能低下患者における虚血性心疾患イベントを 9 年間追跡調査した ARIC（Atherosclerosis Risk in Community）study にて，貧血のある腎機能低下患者では，心疾患イベントのリスクが著しく上昇したことが報告された.

（Jurkovitz CT, et al. *J Am Soc Nephrol* 2003[2] より）

Key word

腎性貧血の発症機序

腎性貧血の発症には，慢性炎症，鉄欠乏，赤血球半減期の短縮などのメカニズムがかかわっているが，その主原因はエリスロポエチンの不足にある．腎障害が進むと間質の線維芽細胞様細胞（エリスロポエチン産生細胞）が障害されるため，エリスロポエチンの産生が低下し，腎性貧血が起こる.

Key word

MIA syndrome

CKD 患者では，栄養障害（malnutrition）および炎症（inflammation）が高率に存在し，動脈硬化（atherosclerosis）性の心血管系事故や死亡に関与することが，malnutrition, inflammation and atherosclerosis（MIA）syndrome として Stenvinkel らによって提唱され，炎症と栄養障害の重要性が CKD に持ち込まれた．また，それぞれの病態と貧血の関連も非常に密接である.

COLUMN cardio-renal-anemia syndromeとは？

近年，cardio-renal-anemia syndrome（心腎貧血症候群）という概念が注目されている（1）[4]．これは心不全と貧血に，さらに腎疾患が加わって相互に悪影響を及ぼすというものであり，その病態は以下のように考えられている．

心機能障害が進行すると，心不全の原因によらず組織の血液灌流が障害される．腎臓は虚血に対して元来脆弱な臓器であり，心不全に伴う有効循環血流の低下によって腎機能障害が進行し，さらに腎機能低下に伴い腎性貧血が顕在化する．腎性貧血は，酸素供給の不足に伴う心筋虚血や酸化ストレスの増加，末梢血管抵抗の減弱による心拍出量の増加，糸球体濾過量の低下に伴う腎での体液貯留，レニン・アンジオテンシン（RA）系の活性化による左室肥大などが複雑に関係し，心機能障害をさらに増悪させる．

心不全，腎機能障害，貧血はそれぞれ，単独でも死亡リスクを上昇させるが，これらの病態が重なることで，さらに死亡リスクは増大し（2），これらのリスクを何ももたないものに比べ，3つの病態をもち合わせた患者では約6倍総死亡リスクが上がると報告された*1．

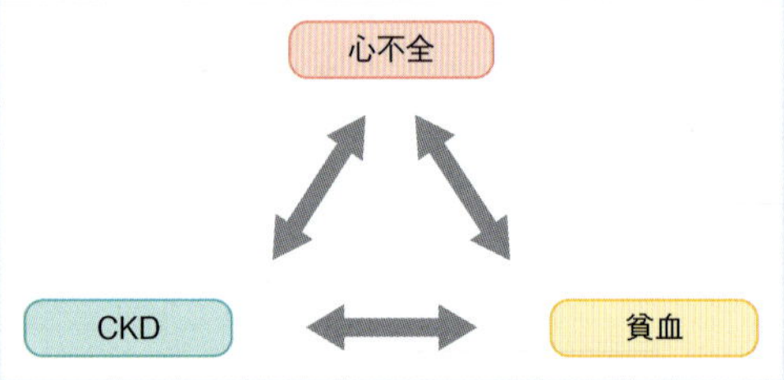

1 cardio-renal-anemia syndromeの相関図

(Silverberg D, et al. *Nephrol Dial Transplant* 2003[4] より改変)

2 リスクファクター別の総死亡率

	2年死亡率（%）	リスクなしを1とした時の死亡率比
いずれのリスクもなし	7.7	1.00
心不全のみ	26.1	3.38
貧血のみ	16.6	2.16
CKDのみ	16.4	2.13
心不全と貧血	34.6	4.49
心不全とCKD	38.4	4.98
貧血とCKD	27.3	3.55
心不全，CKD，貧血	45.6	5.92

- 2型糖尿病患者を対象としたRENAAL（Reduction of End Points in NIDDM with the Angiotensin Ⅱ Antagonist Losartan）研究（1,513例の3.4年の前向き観察研究）のサブ解析では，ヘモグロビン（Hb）1 g/dLの低下に伴い，11 %の末期腎疾患（end-stage renal disease：ESRD）への相対危険度が上昇したと報告された[3]．

腎性貧血の出現のタイミング

- 貧血はESRDでは一般的であり，CKDの早い段階から貧血が進行する（2）[5]．
- 最近のCKDステージ2～5を対象とした1,038例の前向きの疫学調査にて，eGFR（推算糸球体濾過量）<60 mL/min/1.73 m^2（CKDステージ3以上）で貧血が出現することが報告された[6]．

*1『脳血管障害，腎機能障害，末梢血管障害を合併した心疾患の管理に関するガイドライン』〈JCS 2008〉．

Memo
eGFR 60 mL/min/1.73 m^{2}の目安は，『CKD診療ガイド2009』（日本腎臓学会〈編〉）で示された換算式を基にすると，男性では20歳でCr 1.4 mg/dL，50歳でCr 1.1 mg/dL，80歳でCr 1.0 mg/dL程度，女性では20歳でCr 1.1 mg/dL，50歳でCr 0.8 mg/dL，80歳でCr 0.7 mg/dL程度となる．

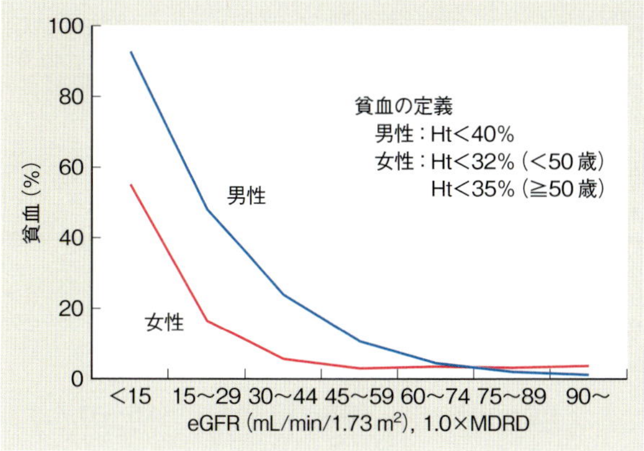

❷貧血とeGFRの関係

わが国での疫学調査にて貧血の有病率がeGFRの低下に伴い著明に増加していることが示されている．

Ht：ヘマトクリット，MDRD：modification of diet in renal disease.

（Iseki K, et al. *Kidney Int* 2007[5]より）

❸ESA療法低反応性の有力な原因

出血・失血 消化管や性器からの慢性失血，ダイアライザの残血
造血阻害，造血器基質の欠乏 感染症（血液・腹膜アクセス感染），炎症，外科的感染症，結核症 AIDS，自己免疫疾患 移植腎の慢性拒絶反応 高度の副甲状腺機能亢進症（線維性骨炎） アルミニウム中毒症 葉酸，ビタミンB_{12}欠乏
造血器腫瘍，血液疾患 多発性骨髄腫 その他の悪性腫瘍 溶血，異常ヘモグロビン症（α，βサラセミア），鎌状赤血球性貧血
脾機能亢進症
抗EPO抗体の出現

EPO：エリスロポエチン.

（椿原美治ほか．日本透析医学会雑誌 2008[7]より）

Key word

ESA療法低反応性

血液透析患者ではエスポー®またはエポジン®1回3,000単位を週3回（週あたり9,000単位）静注で使用，ネスプ®60 mgを週1回静注使用しても貧血の改善が得られず，目標Hb値が達成できない場合をESA療法低反応性と判断する[7]．

Memo

血液透析患者では，回路やダイアライザへの残血と血液検査などの失血を加えると，年間1g以上の鉄を喪失する．

腎性貧血とその他の貧血の鑑別診断

- 腎性貧血の診断は基本的には除外診断であり，腎障害に伴う腎でのエリスロポエチン産生の低下以外の貧血の原因疾患が否定されていなければならない．
- 腎性貧血は正球性または大球性貧血に属する．
- 透析患者での腎性貧血の診断において，血液中のエリスロポエチン濃度の測定は意義が少ない．
- 保存期CKD患者ではGFRとは関係なく，貧血がある程度進行したにもかかわらず（Hb値＜10 g/dL），血中エリスロポエチン濃度が50 mU/mL以下の場合には腎性貧血の可能性が高い．
- エリスロポエチン製剤（erythropoiesis stimulating agent：ESA）投与にても貧血の改善が得にくい症例では，その他の貧血を疑う（❸）[7]．

	元のHb値 (g/dL)	目標Hb値 (g/dL)		達成したHb値 (g/dL)	
		高値群	低値群	高値群	低値群
Besarab, et al	9.0〜11.0	14.0	10.0	12.7〜13.3	10.0
Foley, et al	9.0〜11.0	13.0〜14.0	9.5〜10.5	12.3	10.4
Furuland, et al	9.0〜12.0	14.5〜16.0 (M) 13.5〜15.0 (F)	9.0〜12.0	14.3	11.3
Roger, et al	11.0〜13.0 (M) 10.0〜12.0 (F)	12.0〜13.0	9.0〜12.0	12.1	10.8
Parfrey, et al	8.0〜12.0	13.5〜14.5	9.5〜11.5	13.1	10.8
Levin, et al	11.0〜13.5	12.0〜14.0	9.0〜10.5	12.6〜13.0	11.5〜11.7
Rossert, et al	<13.0 (M) <12.5 (F)	13.0〜15.0	11.0〜12.0	NA	NA
Singh, et al	<11.0	13.5	11.3	12.6	11.3
Drueke, et al	11.0〜12.5	13.0〜15.0	10.5〜11.5	NA	NA

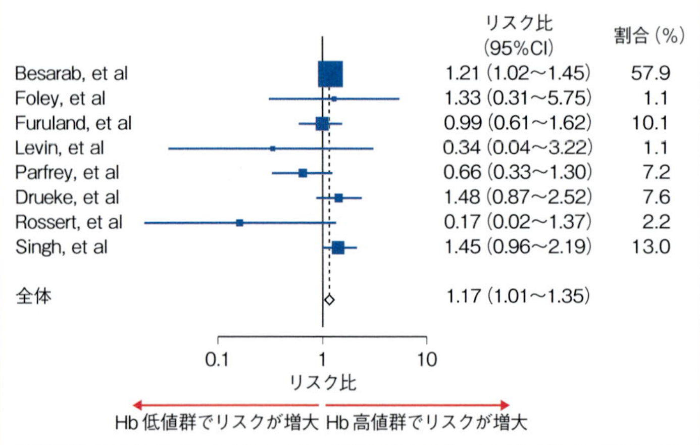

❹ CKD患者の貧血の治療目標を2群に分け（Hb高値群とHb低値群），総死亡などのアウトカムを比較した9つのRCTをメタ解析した結果

上：それぞれのRCTのstudy背景．
下：メタ解析の結果，Hb高値群で死亡リスクが増大することが判明し，腎性貧血の治療目標として，Hbの下限だけではなく，上限も設定するべきと考えられた．
(Phrommintikul A, et al. *Lancet* 2007[8] より)

ESA療法にて改善が乏しい症例では，CKD患者にて頻度の高い，❸に示すような原因を検索する必要がある．透析患者では消化管出血，悪性腫瘍，感染症などの頻度が高い．

腎性貧血の治療

- 貧血の評価はCKDステージ3では6か月ごと，ステージ4では3か月ごと，ステージ5では毎月貧血のチェックを行う．
- 治療目標は保存期慢性腎臓病および腹膜透析患者でHb 11 g/dL以上，血液透析患者では10 g/dL以上である．
- ESA投与により相対的な鉄欠乏となるため，ESA使用時には鉄欠乏対策は重要である．鉄の投与経路は経口を原則とするが，経口投与で改善が十分でない場合や消化器症状で経口投与が困難な場合には，静脈投与が用いられる．

COLUMN ヘモグロビンサイクリング

透析患者ではHb値の変動（hemoglobin cycling），特にHb値の急激に低下する変動が，心血管系合併症の発症に大きな影響を与えることが最近注目されている（3）．これは，ESAの急激な減量・休薬やESA不応性が出現したときに，イベント発症が多いことを示していると考えられる．

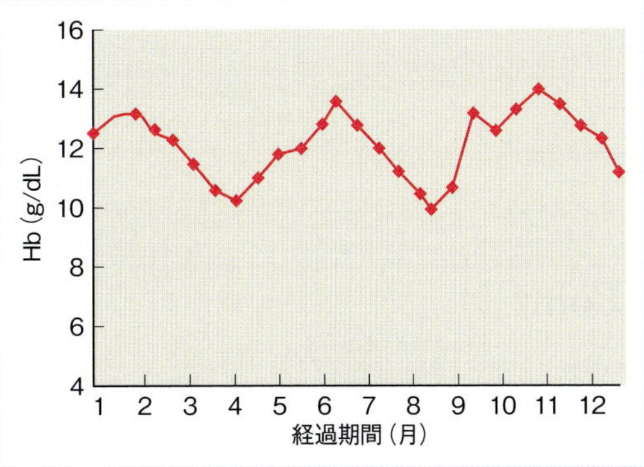

3 ヘモグロビンサイクリング

個々の患者におけるHb濃度の周期的変動の模式図．Hbの変動は，CKD患者における貧血管理を難しくするだけではなく，透析患者の死亡率の上昇にも関与している可能性が考えられている．

(Fishbane S, et al. *Kidney Int* 2005[9] より改変)

- 透析患者および保存期慢性腎不全患者を対象とした9つの無作為化比較試験（RCT；Hb高値群とHb低値群での予後調査）をメタ解析した研究にて，Hb高値群の総死亡が多く，高血圧のコントロールが不良で，シャントの閉塞率が高いと報告され（4）[8]，Hbは正常値まで改善する必要はないと考えられるようになった．

（井上　剛，南学正臣）

文献

1）Kannel W. Epidemiology and prevention of cardiac failure: Framingham Study insights. *Eur Heart J* 1987; 8 (Suppl F): 23-26.

2）Jurkovitz CT, et al. Association of High Serum Creatinine and Anemia Increases the Risk of Coronary Events: Results from the Prospective Community-Based Atherosclerosis Risk in Communities (ARIC) Study. *J Am Soc Nephrol* 2003; 14: 2919-2925.

3）Mohanram A, et al. Anemia and end-stage renal disease in patients with type 2 diabetes and nephropathy. *Kidney Int* 2004; 66: 1131-1138.

4）Silverberg D, et al. The cardio-renal anaemia syndrome: Does it exist? *Nephrol Dial Transplant* 2003; 18 (Suppl 8): viii7-12.

5）Iseki K, Kohagura K. Anemia as a risk factor for chronic kidney disease. *Kidney Int* 2007; 72: S4-S9.

6）Moranne O, et al. Timing of onset of CKD-related metabolic complications. *J Am Soc Nephrol* 2009; 20: 164-171.

7）椿原美治ほか．2008年版日本透析医学会「慢性腎臓病患者における腎性貧血治療のガイドライン」．日本透析医学会雑誌 2008；41：661-716.

8）Phrommintikul A, et al. Mortality and target haemoglobin concentrations in anaemic patients with chronic kidney disease treated with erythropoietin: A meta-analysis. *Lancet* 2007: 369: 381-388.

9）Fishbane S, Berns FS. Hemoglobin cycling in hemodialysis patients treated with recombinant human erythropoietin. *Kidney Int* 2005; 68: 1337-1343.

高尿酸血症

Point

- 高尿酸血症は体内の尿酸の全体量（尿酸プール）が，尿酸の産生過剰，排泄低下あるいはその両者の合併によって増加することにより生じる．
- 高尿酸血症の定義は性・年齢を問わず血清尿酸値 7.0 mg/dL 以上とされている．
- 心血管疾患に伴う高尿酸血症の管理は，臓器障害のリスク減少を目的とした「高尿酸血症・痛風の治療ガイドライン」の 6・7・8 の原則（❶）に沿う．

尿酸の心血管イベントに関するエビデンス

- 被検診者を対象にした疫学調査では，NHANES（National Health and Nutrition Examination Survey）I study[1] で，血清尿酸値は男性で 7.0 mg/dL 以上，女性で 5.6 mg/dL 以上で心血管事故死亡の独立した危険因子と報告されている．
- 国内の検討では，富田ら[2] や箱田ら[3] の研究で，血清尿酸値の上昇は虚血性心疾患発症の相対リスクを高めると報告されている．
- 高血圧患者を対象とした疫学調査では，Worksite study[4]，PIUMA study[5] などで，降圧薬にて血圧を適正にコントロールした後でも，血清尿酸値は心血管事故の独立した危険因子であると報告されている．
- さらに PIUMA study では，血清尿酸値が男性で 4.5 mg/dL 以下，女性で 3.2 mg/dL 以下の場合も，かえって心血管事故発症リスクが高くなる J カーブ現象が存在することをつけ加えている．
- LIFE study[6] では，ロサルタンとアテノロール投与患者の間で血清尿酸値と心血管事故発生を比較しているが，ロサルタンはアテノロールに比較して血清尿酸値の上昇を有意に抑制するのみならず，ロサルタンの血清尿酸値低下作用が女性の予後改善効果の 29 %に貢献したと報告している．
- 血清尿酸値は，中等症から重症心不全患者における予後予測因子であるとも報告されている（❷）[7]．
- 心不全患者が高尿酸血症を呈する機序については，いくつかの仮説が提唱されており，心不全患者では，利尿薬の使用や腎機能とは無関係にキ

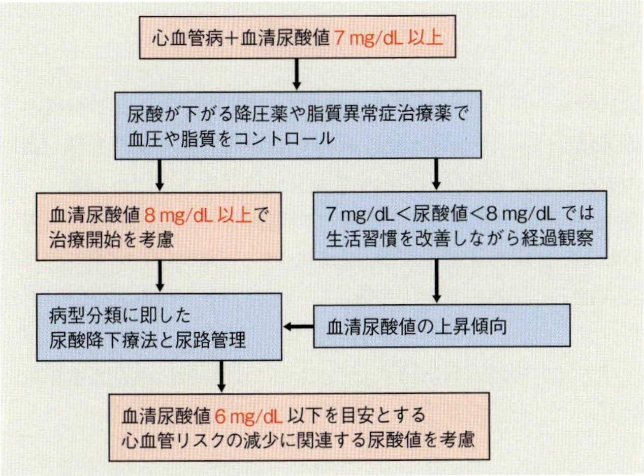

❶「高尿酸血症・痛風の治療ガイドライン」の6・7・8の原則

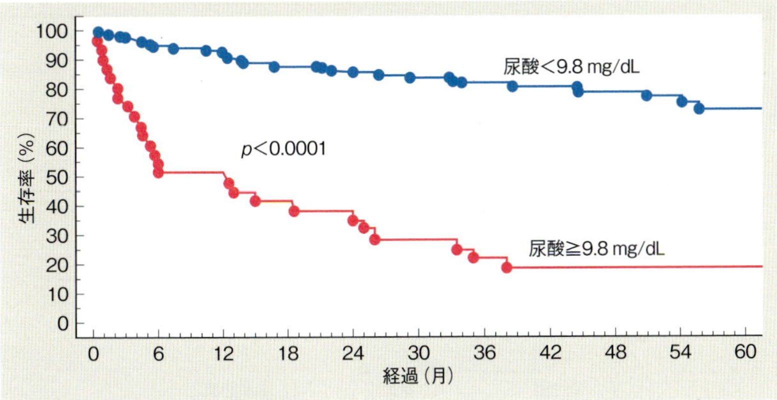

❷ 慢性心不全患者の生存曲線
（Anker SD, et al. *Circulation* 2003[7] より）

サンチンオキシダーゼ（XO）活性が亢進していると報告されている[8]．心拍出量の低下に伴う末梢循環不全による XO 基質の増加に加え，XO およびその活性の増加が高尿酸血症の原因と考えられている．

腎不全リスクとしての高尿酸血症と心腎連関

- 高尿酸血症は CKD の発症や腎不全の発症に有意に関連する．
- 血清尿酸値 7.0 mg/dL 以上で IgA 腎症の腎不全リスクに，健常者では 8.0 mg/dL 以上で腎不全のリスクとなるという観察研究がある．
- 一方で，軽症～中等症腎不全を有する CKD では，尿酸コントロールは腎機能を改善するという介入研究があり，CKD ならびに心腎連関障害予防の観点から尿酸コントロールが推奨される．

COLUMN 尿酸トランスポータ：URAT1

腎臓における有機酸と薬物の排泄は，尿細管に発現する輸送体によって行われる．この輸送体の実体は，尿細管に発現するOAT（organic anion transporter）ファミリーをはじめとしたさまざまなトランスポータ分子であることが，近年明らかにされてきている．Enomotoら[9]は，遺伝子*SLC22A12*によってコードされる尿酸のトランスポータURAT1（urate transporter 1）を同定した．URAT1は近位尿細管上皮細胞の刷子縁膜に発現し，クロライドイオン（Cl^-）や乳酸などを交換基質として尿細管管腔の尿酸を再吸収することにより，血清尿酸値の調節に重要な役割を担っている（1）．

近年，このURAT1が腎臓の尿細管以外の血管内皮，血管平滑筋，脂肪細胞にも発現していることが報告された．今後，プロベネシド，ベンズブロマロン，ロサルタンなどの薬物によってURAT1での尿酸輸送を阻害することにより，尿酸による血管障害を予防することが可能になるかもしれない．

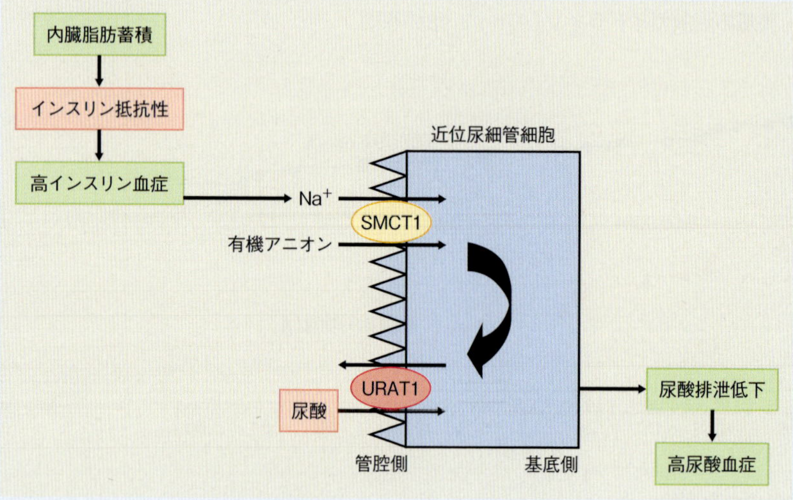

1 トランスポータURAT1の役割
SMCT1：ナトリウム/モノカルボン酸共輸送体，URAT1：尿酸トランスポータ．
（藤森　新．医薬の門 2007[10]より）

治療開始の目安

- 「高尿酸血症・痛風の治療ガイドライン」（日本痛風・核酸代謝学会〈編〉）では，合併疾患のない場合には血清尿酸値が9.0 mg/dLを超えた段階で尿酸コントロールを考慮することを推奨している．
- 高尿酸血症は複数の生活習慣病が重積しやすい疾患であり，痛風性関節炎や腎障害のみならず，心血管事故が高頻度に合併する．とりわけ高血圧に合併する高尿酸血症は，心血管事故の危険因子の可能性がある．
- 心血管事故を予防する観点から，生活習慣病を合併した高尿酸血症の診療の取り扱いは，単独のそれと異なり，血清尿酸値が8.0 mg/dLを超えた段階で生活習慣の修正を含めて尿酸コントロールを考慮することを推奨している．

❸ 高尿酸血症の病型分類

①24時間尿

尿酸クリアランス	尿中尿酸排泄量	
	10 mg/kg/日未満	10 mg/kg/日以上
6.2 mL/分　未満	排泄低下型	混合型
6.2 mL/分　以上	正常排泄型	産生過剰型

②簡便法

尿中（随時尿）尿酸濃度/尿中クレアチニン濃度	左記の比が 0.5以下のとき→尿酸排泄低下型 0.5を超えるとき→尿酸産生過剰型

治療の実際

- 無症候性高尿酸血症では，❸の病型分類に従って尿酸産生阻害薬か尿酸排泄促進薬を維持量の半量から開始することで，最少量の薬剤で十分な尿酸コントロールを達成できる．
- アロプリノール（商品名ザイロリック®）は，XOを阻害して尿酸の生成を抑制する．副作用として，肝機能障害，無顆粒球症，Stevens-Johnson症候群があり，腎機能低下症例では少量より注意して投与する．
- ベンズブロマロン（商品名ユリノーム®）は，尿細管における尿酸の再吸収を特異的に阻害し，尿酸排泄を促進させる．副作用として，劇症肝炎などの重篤な肝障害が投与開始6か月以内に発現することがあるため，投与開始後6か月間は定期的な肝機能検査が推奨される．あらかじめ患者に肝機能障害発現の可能性について説明する必要がある．
- 痛風関節炎を伴った症例は，まず予防薬のコルヒチンや消炎鎮痛薬による痛風発作の緩和を優先し，炎症が消失した後に高尿酸血症の治療を行う．発作時の性急な尿酸降下薬の使用は，体内の尿酸プールの急激な変動をもたらし，かえって関節炎の遷延化，再燃をきたす原因となる．
- 高血圧症合併の場合は，尿酸排泄作用を兼ねるロサルタン（商品名ニューロタン®）を使用する．ニューロタン®の尿酸排泄作用は，他のアンジオテンシン受容体拮抗薬には認められない作用である．
- 高トリグリセリド血症合併の場合も，尿酸排泄作用を兼ねるフェノフィブラート（商品名リピディル®）を使用する．
- メタボリックシンドローム（Mets）では，男性で血清尿酸値7.0 mg/dL以上，女性で5.5 mg/dL以上から臓器障害を合併する高リスク群ととらえ，血清尿酸値を上昇させないよう生活習慣の改善が推奨される．
- まずは尿酸代謝に好ましいとされている薬物（ロサルタン，フェノフィブラート，ピオグリタゾン，メルビル）を積極的に投与し，Metsの主要コンポーネントを治療する．またMetsには酸性尿が合併し，尿路結

Memo
尿酸降下薬としては尿酸産生阻害薬と尿酸排泄促進薬がある．また，尿中の尿酸溶解度を高め，尿路結石などの発症を予防する尿アルカリ化薬がある．
尿酸産生阻害薬としてアロプリノール（商品名ザイロリック®），尿酸排泄促進薬としてベンズブロマロン（商品名ユリノーム®）やプロベネシド（商品名ベネシッド®）がある．尿アルカリ化薬としてクエン酸カリウム・クエン酸ナトリウム（商品名ウラリットU®）がある．

石や腎不全の原因となりやすいため，尿アルカリ化薬を併用するとよい．

治療目標

- 血清尿酸値 6.0 mg/dL 以下を目指す．
- 血清尿酸値が 7.0 ～ 8.0 mg/dL にある症例では，食事療法や運動療法の併用により生活習慣の改善をはかり，高尿酸血症を是正する．

（加藤雅彦，久留一郎）

文献

1）Fang J, Alderman MH. Serum uric acid cardiovascular mortality: The NHANES I epidemiologic follow-up study. *JAMA* 2000; 283: 2404-2410.
2）富田真佐子ほか．血清尿酸値の変動が生命予後に及ぼす影響―固定集団の長期追跡調査．プリン・ピリミジン代謝 1998；22：133-139.
3）箱田雅之ほか．心血管疾患リスクファクターとしての尿酸値の意義：原爆被爆者の長期追跡調査による解析．痛風と核酸代謝 2000；24：61.
4）Alderman MH, et al. Serum uric acid and cardiovascular events in successfully treated hypertensive patients. *Hypertension* 1999; 34: 144-150.
5）Verdecchia P, et al. Relation between serum uric acid and risk of cardiovascular disease in essential hypertension: The PIUMA study. *Hypertension* 2000; 36: 1072-1078.
6）Hoieggen A, et al. The impact of serum uric acid on cardiovascular outcomes in the LIFE study. *Kidney Int* 2004; 65: 1041-1049.
7）Anker SD, et al. Uric acid and survival in chronic heart failure: Validation and application in metabolic, functional, and hemodynamic staging. *Circulation* 2003; 107: 1991-1997.
8）Leyva F, et al. Serum uric acid as an index of impaired oxidative metabolism in chronic heart failure. *Eur Heart J* 1997; 18: 858-865.
9）Enomoto A, et al. Molecular identification of a renal urate anion exchanger that regulates blood urate levels. *Nature* 2002; 417: 447-452.
10）藤森　新．高尿酸血症の薬物治療．医薬の門 2007；47：44-50.

5章

心腎保護を目指した治療戦略を理解する

利尿薬

Point

- 利尿薬を用いた心腎保護に関するさまざまな大規模試験のエビデンスがある.
- 利尿薬には，ループ利尿薬，サイアザイド系利尿薬，抗アルドステロン薬などがあり，それぞれに特徴がある.
- 利尿薬の種類により，作用部位も異なる.
- 単独投与だけでなく，いくつかの利尿薬の併用が有効な場合も多い.

- 利尿薬は心不全治療薬に対する基礎薬として，すでに地位が確立されており，これまでの心不全治療薬の大規模試験において利尿薬の併用割合はきわめて高い.
- 高血圧についても，2003年に発表されたアメリカ合同委員会第7次勧告（JNC7）では，サイアザイド系利尿薬を降圧薬として優先的に使用するよう推奨している（❶）[1].

心腎保護に関する利尿薬のエビデンス

- 心保護に関する最近のエビデンスとして以下のようなものがある.

RALES試験（1999年）：スピロノラクトン（抗アルドステロン薬）

- 駆出率（EF）35％以下の心不全患者に対して，ACE阻害薬，ループ利尿薬，ジゴキシンなどの治療がすでにされている対象に，スピロノラクトンとプラセボを割り付けたところ，スピロノラクトン群で心原性の死亡/入院を有意に減少させた（❷）[2].

INSIGHT試験（2000年）：ヒドロクロロチアジド（サイアザイド），アミロライド（K保持性利尿薬）

- 高血圧患者に対してニフェジピン（Ca拮抗薬）とヒドロクロロチアジド＋アミロライドを割り付けたところ，両群で心血管疾患の予防効果に差はなかった.

ALLHAT試験（2002年）：クロルサリドン（サイアザイド）

- 高血圧患者で冠動脈疾患のリスクファクターも1つ以上もっている対象で，アムロジピン（Ca拮抗薬）とリシノプリル（ACE阻害薬）とクロルサリドンの各群間で，一次エンドポイント（致死的冠動脈疾患，非致

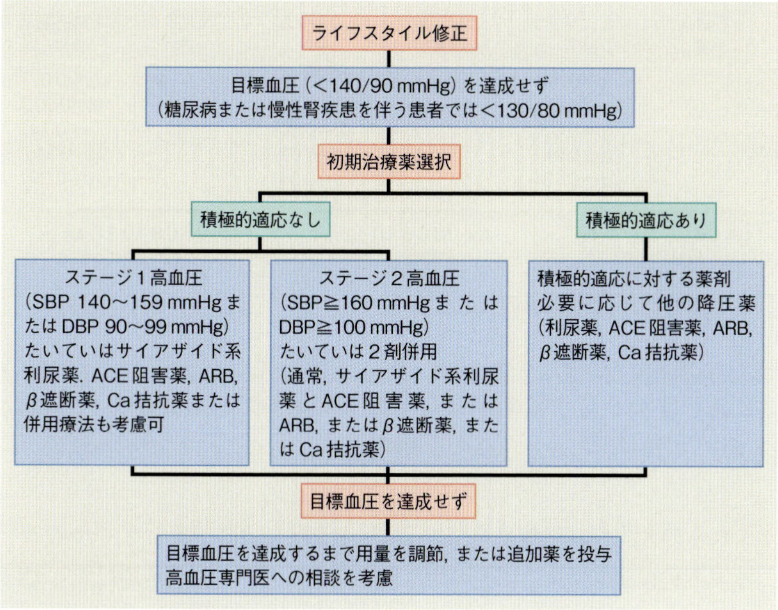

❶高血圧治療の手順

（Chobanian AV, et al. *Hypertension* 2003[1] より）

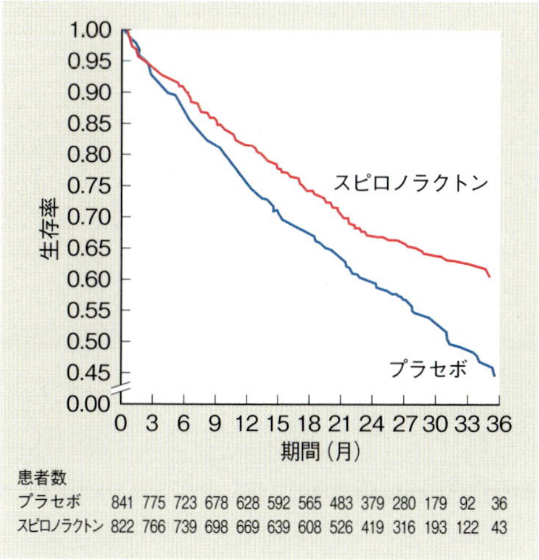

❷スピロノラクトンの効果（RALES試験）

スピロノラクトン群で30％の死亡率減少を認めた（$p<0.001$）.

（Pitt B, et al. *N Engl J Med* 1999[2] より）

死的心筋梗塞）に差が認められなかった.

EPHESUS試験（2003年）：エプレレノン（抗アルドステロン薬）

- EF 40％以下で心不全のある急性心筋梗塞患者に対して，ACE阻害薬，β遮断薬，利尿薬などの治療がすでにされている対象に，エプレレノンとプラセボを割り付けたところ，エプレレノン群で心原性の死亡/入院を有意に減少させた.

meta-analysis（2003年）：クロルサリドン，ヒドロクロロチアジド（サイアザイド）

- 降圧薬の第1選択薬としては，低用量利尿薬が心血管疾患の死亡率およ

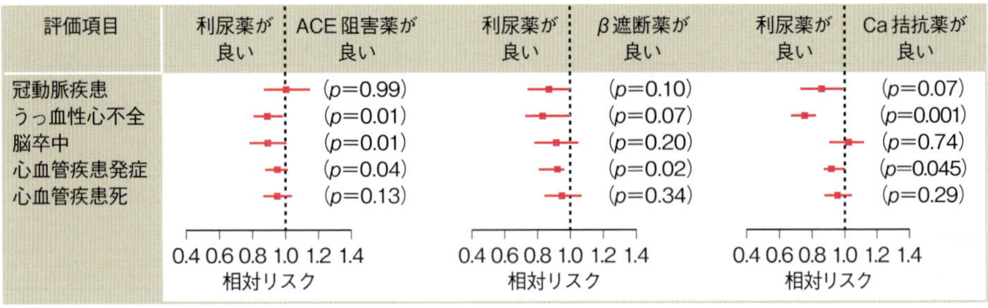

❸ メタアナリシスからみた低用量利尿薬の有用性

(Psaty BM, et al. *JAMA* 2003[3] より)

び罹患率を予防する薬剤として最も効果的であることが示された(❸)[3].

- これらの大規模試験結果を踏まえて，JCN7では降圧薬としてサイアザイド系利尿薬を優先的に使用することを勧告し，心不全治療に関しては従来から頻用されているループ利尿薬に加えて，K保持性の利尿薬の併用の重要性が認識された.
- 腎保護に関するエビデンスも集積しつつあり，以下に示すようなものがある.

NESTOR 試験（2004年）：インダパミド（サイアザイド）

- 2型糖尿病患者に対して，エナラプリル（ACE阻害薬）とインダパミドを割り付けたところ，蛋白尿の抑制効果が両群で同等であることが示された.

GUARD 試験（2008年）：ヒドロクロロチアジド（サイアザイド）

- 高血圧を合併した2型糖尿病患者に対して，ベナザプリル（ACE阻害薬）をベースとして，アムロジピン（Ca拮抗薬）とヒドロクロロチアジドを割り付けたところ，ヒドロクロロチアジド併用群のほうが蛋白尿は抑制され，微量アルブミン尿の消失率も高まった.

- 糖尿病患者の蛋白尿抑制効果がすでに確立されているRA系抑制薬と同等で，Ca拮抗薬よりも抑制効果が強いことは，サイアザイド系利尿薬の優れた腎保護効果を示唆するものである.

利尿薬の作用機序

- 尿細管の各部位における Na^+ 再吸収の割合と各利尿薬の作用部位を❹に示した.
- 近位尿細管で濾過量の約60％が再吸収され，利尿薬は残りの40％の部分に作用する．30％を占めるHenle係蹄にはループ利尿薬，7％を占める遠位尿細管にはサイアザイド，2～3％を占める集合管にはK

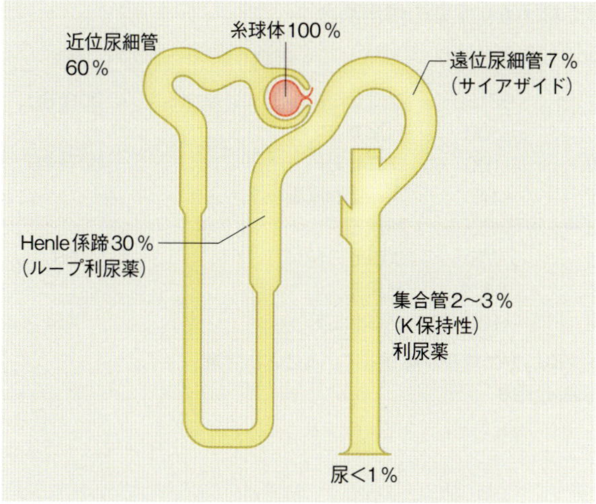

❹腎尿細管におけるNa^+再吸収と利尿薬の作用
（木村玄次郎．呼吸と循環 2006[4] より）

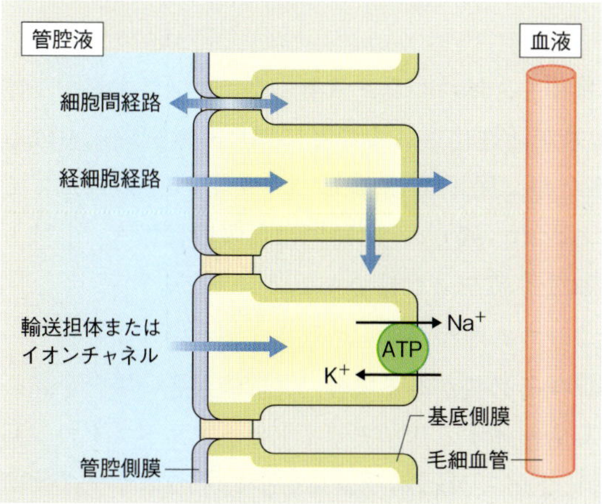

❺尿細管におけるNa^+再吸収の細胞機序
（木村玄次郎．呼吸と循環 2006[4] より）

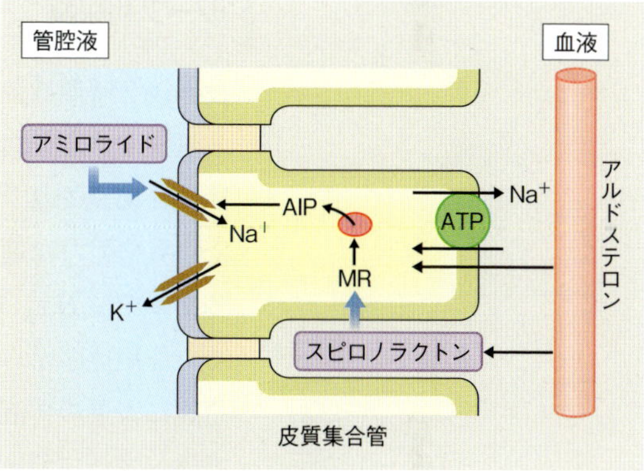

❻K保持性利尿薬の作用機序
（木村玄次郎．呼吸と循環 2006[4] より）

保持性利尿薬が作用する．

- ループ利尿薬はHenle係蹄のNa^+-K^+-$2Cl^-$共輸送担体，サイアザイドは遠位尿細管のNa^+-Cl^-共輸送担体を管腔側から阻害する（❺）．
- アミロライドは皮質集合管のNa^+チャネルを管腔側から阻害する．一方，抗アルドステロン薬は血液側細胞膜を通って細胞内に入り，アルドステロンの受容体への結合を阻止することによってNa^+チャネルの活性化を阻害し，皮質集合管でのNa^+再吸収を抑制する（❻）．

❼ 心不全治療薬の大規模臨床試験における利尿薬の併用割合

試験名	NYHA	利尿薬（%）	種類	用量
CONSENSUS 1987	Ⅳ	98/50	フロセミド/スピロノラクトン	200/80
PRAISE	Ⅲ/Ⅳ	100	利尿薬	
RALES	Ⅱ～Ⅳ	100	フロセミド	60～85
US Carvedilol 1996	Ⅱ～Ⅲ	95	ループ利尿薬	
DIG 1997	Ⅰ～Ⅲ	82	利尿薬	
MDC 1993	Ⅱ～Ⅲ	75	フロセミド	60
SOLVD Treatment 1991	Ⅱ～Ⅲ	85/9	利尿薬	
Can En vs Dig 1991	Ⅱ～Ⅲ	100	フロセミド	45

心不全の重症度が強くなるにつれ，利尿薬処方の割合が高まっていることに注意．
（Krammer BK, et al. *Nephrol Dial Transplant* 1999[5] より）

各利尿薬の特徴

ループ利尿薬

- 投与後2時間は強力に作用し，Na^+バランスをネガティブにするが，体液量減少によってRA系が活性化されることに加え，緻密斑におけるNa-Cl輸送を阻害するため，尿細管–糸球体フィードバックを介してRA系を強力に刺激するため，残りの22時間は再吸収に傾き，1日トータルではNa^+バランスをネガティブにできない．
- また作用機序から，低カリウム血症が惹起されやすいという面もある．
- 急速に大量の体液を解除する必要がある場合，腎機能が悪い場合を除いては，ループ利尿薬よりも後述するサイアザイドや抗アルドステロン薬のほうが，腎臓を保護しながらNa^+バランスを少しずつネガティブにしていくことができる．
- しかしながら，過去の心不全治療に関する大規模臨床試験において，心不全の程度が強ければほぼ100％近くに利尿薬が使用されており，またその大部分がループ利尿薬で予後改善効果もあったと報告されている（❼）[5]．

サイアザイド系利尿薬

- 低用量で降圧効果が十分発揮されるのに対し，低カリウム血症を含めた副作用が用量依存性に増加する．
- SHEP（Systolic Hypertension in the Elderly Program，2000年）試験では，血清K値が3.5 mEq/L以上を維持さえすれば，著明な心血管イベント抑制効果が認められることが証明されており，サイアザイドは低用量として単独療法ではなく，むしろ各種降圧薬との併用療法が推奨されている．

Key word
SHEP試験
60歳以上の高血圧患者に対して，クロルサリドン（サイアザイド）とプラセボを割り付けたところ，クロルサリドン群で致死的/非致死的心不全の発症が有意に抑制された．

- サイアザイドが作用する遠位尿細管は，糸球体で濾過された Na^+ の7％程度しか再吸収しないため，腎機能が低下して糸球体濾過量が低下した場合には，ほとんど利尿効果は得られない．しかしループ利尿薬を投与すると，遠位尿細管に存在するサイアザイド感受性の Na^+ 輸送担体の発現亢進や，遠位尿細管の肥大が出現するため，腎機能低下時にはループ利尿薬とサイアザイド利尿薬の併用が有効である．

抗アルドステロン薬

- ループ利尿薬によって発現亢進するサイアザイド感受性の Na^+ 輸送担体は，アルドステロン誘導蛋白そのものである．そのため，ループ利尿薬に抗アルドステロン薬を併用すると，サイアザイド感受性 Na^+ 輸送担体と集合管の Na^+ チャネルの両方を追加阻害することができる．
- RALES や EPHESUS 試験で，RA 系抑制薬とループ利尿薬がすでに投与されている症例に，抗アルドステロン薬をさらに追加して有効性が認められた背景には，そのような機序が考えられる．
- ループ利尿薬と抗アルドステロン薬の併用は，作用的にも K 値を相殺できる面においても，非常に有効な手段であると考えられる．
- またエプレレノンはアルドステロン受容体を直接阻害する作用もあり，降圧利尿薬，抗アルドステロン薬としてのメカニズムを併せもつと考えられ，高血圧への単独投与にも興味がもたれるところである．

実際の使用法

- 降圧薬としてサイアザイド系利尿薬を用いる場合，用量依存性に低カリウム血症や耐糖能低下などの副作用が生じるため，低用量での使用が基本となり，それで降圧が不十分な場合には他の薬剤との併用が望ましいと考えられる．
- 組み合わせる薬剤については，❽の併用アルゴリズムを参照し，他剤との併用などにより K 値を適正に保つことが重要である．
- 心不全治療薬としては，RA 系抑制薬や β 遮断薬が治療薬として確立しており，利尿薬はそれらの薬剤の併用薬剤の位置づけにあると考えられる．
- ❾のごとく，ACE 阻害薬と ARB のいずれも，心不全，脳卒中では利尿薬がほとんどの試験で併用薬として使用されており，むしろ RA 系抑制薬単独というよりは，利尿薬の併用でこそ達成されたエビデンスとも考えられる．この両者では互いに副作用を相殺し，降圧効果を増強しあう利点も想定されている．
- 利尿薬の併用については RALES や EPHESUS 試験で，ループ利尿薬にさらに抗アルドステロン薬を上乗せすることの効果が証明されてお

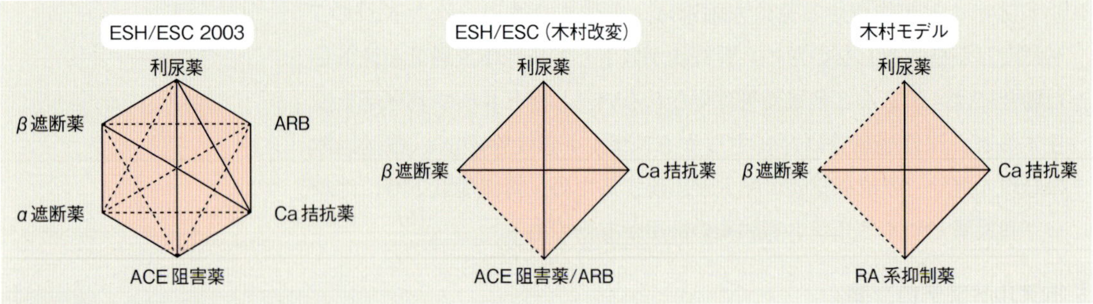

❽ 降圧薬の併用アルゴリズム

ESH/ESC 2003の併用アルゴリズムを基礎に改変．α遮断薬は第1選択薬として用いられることはほとんどないので削除，ついでACE阻害薬とARBをRA系抑制薬として統合．

臓器血流と糖代謝の両面で相乗的に悪影響が懸念される利尿薬とβ遮断薬の併用を好ましくないと改変．利尿薬に注目して，この併用アルゴリズムを眺めると，RA系抑制薬かCa拮抗薬に限られることが再認識できる．いずれも血管拡張作用のある薬剤であり，臓器血流を維持すると同時に，輸入細動脈抵抗を減弱させ，利尿薬の降圧効果を増強していると考えられる．

（木村玄次郎．呼吸と循環 2006[4]より）

❾ JCN7で採用されたRA系抑制薬のエビデンスにおける利尿薬の併用率

	保護効果	研究	ACE阻害薬	利尿薬	注目点
ACE阻害薬	心不全	SOLVD AIRE TRACE	エナラプリル ラミプリル トランドラプリル	86％ 58％ 64％	開始時利尿薬（－）では有意な効果なし
	心筋梗塞後	SAVE	カプトプリル	35％	
	冠動脈疾患高リスク	HOPE ANBP2 EUROPA	ラミプリル エナラプリル ペリンドプリル	15％ 0 9％	vsプラセボ vs利尿薬ヒドロクロロチアジド vsプラセボ
	腎不全	Captopril Trial REIN AASK	カプトプリル ラミプリル ラミプリル	74～85％ NA 63％	
	脳卒中再発	PROGRESS	ペリンドプリル	58％	インダパミド併用群でのみ効果
ARB	心不全	ValHEFT CHARM	バルサルタン カンデサルタン	86％ 85％	25％はスピロノラクトン
	冠動脈疾患高リスク	LIFE	ロサルタン	44％	vsアテノロール
	腎不全	RENAAL IDNT	ロサルタン イルベサルタン	84％ NA	平均3剤の薬剤をさらに併用

筆者が文献から抜粋したものであり，正確性については確認されていない．NA：文献に記載がない．LIFE試験は，その後72％に利尿薬が併用されていたことが報告された．

（木村玄次郎．呼吸と循環 2006[4]より）

り，作用機序からは腎機能低下時にはループ利尿薬とサイアザイド系利尿薬の併用が有用であると考えられる．

- 最後に腎保護の観点からすると，利尿薬によるGFRの低下は，腎機能の組織傷害を意味するのではなく，糸球体血圧が下がることによって機能的に腎への負荷が軽減されたことを反映していると考えられる．
- したがって，治療初期には悪化したようにみえても，長期的にはむしろ予後を改善させる腎保護作用があるのではないかと思われる．

- ALLHAT や INSIGHT 試験では，利尿薬投与群で GFR の低下が確認されており，RA 系抑制薬と同等の蛋白尿減少効果が，前述の GUARD や NESTOR 試験で証明されている．

（浅田　馨，木村玄次郎）

Memo

LIFE 試験において，ARB 群と β 遮断薬群で同等の降圧が認められたにもかかわらず，心血管系イベントの抑制効果は ARB 群で有意に優れていた．その後，2004 年の再解析で，同試験では両群ともそれぞれ 70 %程度利尿薬が併用されていたことが明らかになった．β 遮断薬と利尿薬は，いずれも心拍出量を抑制する薬理作用を有している．したがって，この併用では，臓器血流が著明に減少したために脳卒中などのイベントが増えた可能性が示唆されている．

◉文献

1）Chobanian AV, et al. JNC 7: Complete report. Seventh report of the Joint National Committee on prevention, detection, evaluation, and treatment of high blood pressure. *Hypertension* 2003; 42: 1206–1252.
2）Pitt B, et al. The effect of spironolactone on morbidity and mortality in patients with severe heart failure. *N Engl J Med* 1999; 341: 709–717.
3）Psaty BM, et al. Health outcomes associated with various antihypertensive therapies used as first-line agents. *JAMA* 2003; 289: 2534–2544.
4）木村玄次郎．高血圧治療と利尿薬．呼吸と循環 2006；54：71–80.
5）Krammer BK, et al. Diuretic therapy and diuretic resistance in cardiac failure. *Nephrol Dial Transplant* 1999; 14(Suppl.4): 39–42.

Advice From Expert

利尿薬抵抗性の対策

利尿薬抵抗性は，利尿薬を適切に用いても必要なだけの利尿が得られない状態と定義できる．特に，心不全において問題となることが多いので，ここでは心不全における利尿薬抵抗性について言及する．利尿薬抵抗性は心不全の予後規定因子でもあることが知られており，その予防と対策を講じなければならない．その機序を腎外性と腎性に分けて考える．

腎外性機序

腎外性とは，腎を取り巻く環境により利尿薬抵抗性を生じる場合と定義する．

酸素化

急性心不全は，発症から肺うっ血の程度に応じて低酸素状態が生じる．この時間が長ければ長いほど，腎組織の酸素分圧は低くなり，腎障害，特に尿細管障害が進行する．したがって，できるだけ早期に酸素化を改善することが大切である．一方，慢性心不全においては，夜間無呼吸が大きな問題となる．慢性心不全患者の多くは，程度の差はあっても夜間無呼吸があるといわれており，必ずその診断および治療が必要である．

血圧・中心静脈圧

腎灌流圧が糸球体濾過量を規定する重要な因子であることはよく知られた事実であり，血圧の維持・改善が利尿薬抵抗性の予防・対策には必須である．そして，収縮期血圧は一回拍出量と動脈スティフネスで規定されている．このことからも，腎血流および糸球体濾過量を維持するためには，心拍出量の改善と血管拡張を適切に行うことが重要である．利尿薬抵抗性を惹起しないためには，適切な強心薬や血管拡張薬の使用が必要である．少なくとも，不用意に血管収縮薬を用いて血圧を維持しようとすることは，利尿薬抵抗性という観点から適切な対応とはいいがたい．

動脈圧のみならず，中心静脈圧も重要である．これが高くなれば，腎濾過圧が低くなり利尿は障害される．したがって，中心静脈圧あるいはそれに関与する腹圧にも最近，注目が集まりつつあり，このような観点から，利尿薬抵抗性の対策に血管拡張薬を適切に使い，これらの圧を適正化することが重要である．

薬物動態

心不全において，利尿薬の反応曲線は右にシフトし，しかも最大反応は，低下していることが知られている（❶）．したがって，利尿薬がより効果的に働くためには，上記の2点（酸素化および血圧・中心静脈圧）について考慮し，「効く環境を整える」ことが重要である．間違っても急性心不全治療＝利尿薬と考え，直ちに利尿薬を投与するという構図は捨て去ってほしい．利尿薬がより効きやすい環境を整えてから，投与しても決して遅くはないし，それが利尿薬抵抗性を惹起しない重要なポイントである．

環境を整えたにもかかわらず，利尿薬，特にフロセミドの反応が思わしくない場合，単回投与で単に増量するのではなく，持続投与あるいは単回

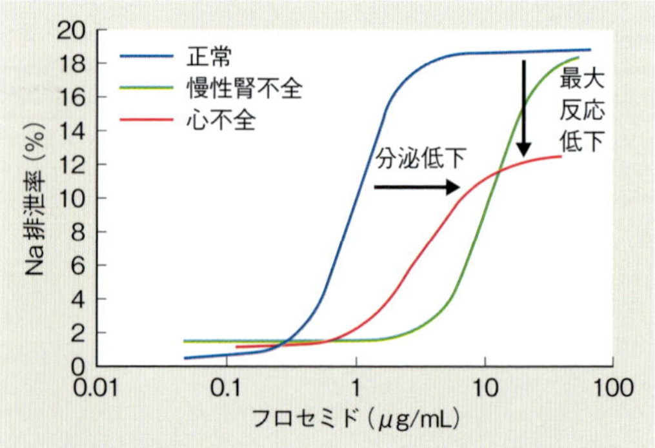

❶ 心不全におけるループ利尿薬の用量反応曲線
（Ellison DH. *Cardiology* 2001[1] より改変）

＋持続投与に切り替えることも大切であり，実際，そのほうが効果的であることも示されている．さらに，カルペリチド，ドパミンとの併用療法も，適切な利尿を図る重要な治療戦略となりうるが，この点については臨床においてさらなる検討を要する．

経口投与における利尿薬抵抗性に関しては，チェックすべき重要な点がいくつかある．まず，生物学的利用度である．ブメタニドあるいはトラセミドは，フロセミドより約1.5倍程度生物学的利用度が高く，変更することで利尿を改善できる場合もある．両心不全で消化管浮腫を伴う場合は，経口薬の効果は減弱する．さらに，併用薬にも注意する．高齢者で腰痛などにより，非ステロイド性抗炎症薬を常用していることも少なくない．このような場合，疼痛コントロールを整形外科医と相談したうえで，できるだけ局所療法に切り替えてもらうことも考慮すべきである，

次に，レニン・アンジオテンシン・アルドステロン系抑制が確実にされているかを確認することも大切である．この系の過剰な亢進は，ナトリウム貯留を助長し利尿薬の反応性を低下させる．この系の抑制薬をできるだけ多く使用し，慢性投与の場合，利尿薬投与量が少ないほうが，予後が良好であることも知られているからである．さらに，電解質にも注意する．低ナトリウム血症，低カリウム血症の予防・対策を怠ってはならない．

最後に，患者のコンプライアンスを必ず確認することである．服薬が意外に守られていないことがある．また，利尿薬抵抗性が食事摂取に起因する場合があることも知られており，予想する効果が得られない場合，空腹時の内服を試してみることも必要かもしれない．

腎性機序

腎形態

腎臓の形態的変化は必ず検査しておくべきである．萎縮の程度，あるいは腎動脈狭窄の有無は必ず調べる．前立腺肥大があり，腎後性機序により水腎症をきたしていることもある．解除できる問題点は可能なかぎり行う．

腎疾患

糖尿病性腎症，腎硬化症，ネフローゼ症候群などの腎疾患の原因あるいは重症度を，尿蛋白を含む詳細な検査で把握し，基礎疾患に対する治療を可能なかぎり行うことも，利尿薬抵抗性に対する重要な対策である．

これ以外にも，腎性機序を考慮すべきことが多々あるので，腎臓専門医と密に連携をとりつつ利尿薬抵抗性に対処したいものである．医師側の心腎連関も大切である．

おわりに

このように，利尿薬抵抗性と引き起こす要因を認識して対処することは，取りも直さず全身を管理することである．決して容易ではないが，それを可能なかぎり行うことが，心不全患者の再入院予防や予後改善には重要なことである．

（佐藤直樹）

◉文献

1）Ellison DH. Diuretic therapy and resistance in congestive heart failure. *Cardiology* 2001; 96: 132-143.

RA系抑制薬（循環器から）

Point

- RA系抑制薬には心保護作用があることが，多くの大規模試験で証明されている．
- しかし，多くの大規模試験では腎機能障害例が除外されていた．
- 腎機能障害を合併している心不全の治療におけるRA系抑制薬，特にACE阻害薬の使用頻度は低くなっている．
- 透析症例におけるRA系抑制薬のエビデンスは不足している．

はじめに

- 昨今「心腎連関」が注目されている．
- 循環器医にとっても，腎臓内科医にとっても，心機能と腎機能が密接な関係にあることは，実臨床上よく頭では理解されていた．腎機能障害を合併した心不全は治療に難渋すること，あるいは，腎不全症例ではよくうっ血性心不全に陥り，救急搬送されてくること，などである．
- さらに，最近，蛋白尿が心血管イベントの独立した危険因子であること，さらには，一般集団においても，ハイリスク症例においても，糸球体濾過量（GFR）も規定因子であることも証明され，腎機能と心機能あるいは心血管イベントの関連が再注目されている．
- 以前より，心不全の予後を決定する最も重要な因子は心機能であると信じられていた．しかし，脳性ナトリウム利尿ペプチド（BNP）などの心血管ホルモンも予後規定因子であることが証明され，さらに，腎機能がより重要な予後規定因子であることが証明された．
- 2003年にNational Kidney Foundationが臨床的ガイドラインであるCKDの定義を提唱した．この定義に従うと，その病因にかかわらず，3か月以上形態的あるいは顕性蛋白尿が持続する症例か，GFR 60 mL/min/1.73 m^2 以下の症例は，CKDと定義されることになった．
- また，ほぼ同時にGFRを年齢や血清クレアチニン値から推定する推算式がアメリカ，日本から発表され，eGFRとして，疫学や大規模臨床試験，さらには実臨床に広く利用されるようになった．
- このCKDの基準，eGFRを実際のわが国の慢性心不全症例に当てはめ

Key word

わが国のGFR推算式が以下のように2009年に改訂された．

eGFR（mL/min/1.73 m^2）
$=194\times Cr^{-1.094}\times Age^{-0.287}$
$\times 0.739$（if female）

この式は日本腎臓学会が中心になり，全国の757例からイヌリンクリアランスを正確に求め算出された．この3つの変数から求められるeGFRは，過去の推算式よりも日本人においては正確である．

ると，JCARE-CARD研究では71％，CHART研究では42％の症例がCKDを合併していることが報告されている．

- また，筆者らの施設で，主病因が心臓病でCCUに緊急搬送された症例を対象にしても，50％以上がCKDを合併していた．
- 高齢化とともに腎機能は一定の速度で低下していくこと，慢性心不全症例の高齢化が進むことを考え合わせると，心不全治療において，心臓と腎臓双方の臓器保護作用に常に留意することが，今後ますます必要となることは自明である．
- 心腎保護作用を考えるうえで重要なレニン・アンジオテンシン（RA）系抑制薬のエビデンスに関して，循環器の立場から概説する．これまでにすばらしい総説がいくつか発表されているので参考にしていただきたい[1-4]．

Key word
JCARE-CARD研究
北海道大学の筒井教授が代表研究者である全国規模の心不全の観察研究．全国164施設から2,676例が登録され，現在までに，CKDと心不全の関係，貧血と心不全の関係など重要な解析を発表している．

Key word
CHART研究
東北大学循環器内科が中心となって調べられている心不全の前向き観察研究．1,154例が登録されている．腎機能と心不全との関係，貧血と心不全との関係など重要な発表をしている．

CKD合併心不全におけるRA系抑制薬の使用実態

- 心不全症例，あるいはCCU収容症例に占めるCKDの割合は予想以上に高く，eGFRが最も重要な予後規定因子の一つであることに疑問を投げかける循環器医はいないと思われる．
- 慢性心不全の急性増悪時，腎機能障害に伴う肺水腫時，あるいはアフターロードミスマッチによる肺うっ血時などに，利尿薬やニトロ製剤を使用することは当然であるが，慢性心不全治療の基礎薬としてのRA系抑制薬あるいはβ遮断薬の位置づけはゆるぎないものと思われる．
- 歴史的にACE阻害薬のエビデンスが最初に確立したことや，β遮断薬は肺うっ血の顕著なときに使用しにくいとの理由から，β遮断薬よりRA系抑制薬を第1選択として使用する循環器医が多いと思われる．
- RA系抑制薬を使用するにあたって，多くの医師が留意している点が，RA系抑制薬による腎機能の悪化である．
- RA系抑制薬による血清クレアチニン値の上昇は，一過性であることもあるが，一過性でないことも少なからずあり，RA系抑制薬の使用を中止せざるをえない場合もある．
- 高齢化に伴い，両側腎動脈狭窄の症例にも遭遇する機会も増え，RA系抑制薬の使用の初期には，特により慎重な観察が必要となっている．
- また，長い経過でRA系抑制薬を使用しているときに，血清クレアチニン値の上昇が，RA系抑制薬によるものか，基礎にあるCKDそのものの悪化であるのかを判断することが容易でないことも多い．
- 一方で，腎不全から透析への移行を遅らせることが可能な薬剤としては，現在のところRA系抑制薬はエビデンスが多く，CKD合併心不全を治療するとき，RA系抑制薬のジレンマに悩まされることが多い．
- 実際にCKD合併心不全でのRA系抑制薬の現状は，欧米やわが国から

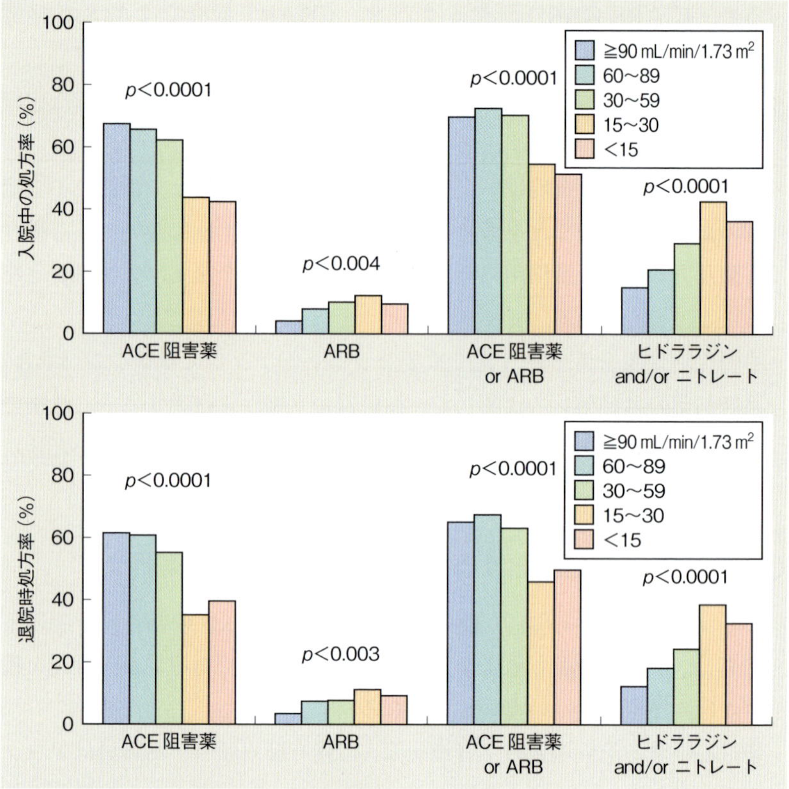

❶ **ACE阻害薬，ARBのGFR別使用頻度**

(Berger AK, et al. *Am Heart J* 2007[5] より)

報告されている．

- JCARE-CARDのCKDに関する報告では，eGFRにより2,013例の心不全登録症例を3群（eGFR ≧ 60〈単位：mL/min/1.73 m^2〉，eGFR 30～59，eGFR < 30もしくは透析症例）に分けているが，ACE阻害薬の各グループでの使用割合は，それぞれ，45.6 %，37.4 %，21.3 %と腎機能の悪化に比例して有意に減少していた．しかし，ARBは，それぞれ，44.3 %，47.9 %，44.0 %とまったく減少していなかった．ACE阻害薬とARBの双方を使用している症例もあるかと思われるが，RA系抑制薬としては全体では腎機能の悪化に伴って減少していることが明らかとなった．しかし，エビデンスが乏しい（後述）eGFR < 30の症例でも，ACE阻害薬かARBが半数以上の症例に使用されていることは注目される．
- 一方，アメリカのミネソタ，セントポール地区に心不全で入院した症例による登録研究では，2,317名の心不全症例中，1,154例がいわゆるCKDステージ3より重症の腎機能障害を合併していた[5]．これらの症例のCKD分類ごとのACE阻害薬とARBの使用割合は❶のとおりであり，JCARE-CARDと比べACE阻害薬の使用頻度が高く，ARBの

Memo

アンジオテンシンⅡ（AⅡ）の糸球体に対する作用

AⅡは糸球体輸入細動脈と輸出細動脈の双方を収縮するが，輸出細動脈をより強く収縮するので，濾過圧が上昇しGFRは保たれる．したがってACE阻害薬やARBでは輸出細動脈が拡張し一時的にGFRが低下する．

使用頻度が大幅に低いことが示されている．ACE阻害薬はCKDステージ4，5で使用頻度が減少しているが，ARBはむしろ増加しているようにみてとれる．ACE阻害薬あるいはARBを投与されている症例の割合は，心不全症例の入院中で7割弱，退院時で6割強であろう．

- わが国ではARBの頻度がきわめて高いのが特徴である．
- 参考までにβ遮断薬の使用割合は，JCARE-CARDでeGFR≧60，30～59，＜30でそれぞれ，54.4％，45.4％，44.3％であり，腎機能の悪化に伴い減少はしているものの，その現象の程度はACE阻害薬よりは小さい．
- ミネソタの研究でのβ遮断薬の使用割合は，CKDのステージにかかわらず46％から51％の間で，腎機能の低下と使用頻度に関係は認められなかった．
- わが国でのβ遮断薬の使用頻度は以前は少ない印象があったが，最近では半数の症例で使用されており，アメリカのそれと大きな差が認められないところまで増加してきている．

CKD合併心不全症例へのRA系抑制薬の有効性

- RA系抑制薬による心不全症例の予後改善作用，また，ハイリスク症例における，脳心血管イベント抑制作用，心不全入院抑制作用，透析への移行率の低下作用など，脳心腎の臓器保護作用は多くのエビデンスによって確立されている．
- しかし，これまでのRA系抑制薬の臓器保護作用に関してエポックメイキングなエビデンスを提供してきた大規模ランダム化比較試験（randomized control trial：RCT）では，重症の腎機能障害を合併している症例を除外していることが多く，そういった意味で，これまでのエビデンスも対象症例の腎機能をよく考慮して再検討する必要がある．
- ただ，これまでの多くの試験では，eGFRで除外条件を決定しているのではなく，血清クレアチニン値が3.4 mg/dL（300 μmol/L），2.3 mg/dL（200 μmol/L），2.0 mg/dL（175 μmol/L）をカットオフポイントにしている場合が多い（❷）．
- さらに，1990年代に発表になった大規模臨床試験では，登録時の血清クレアチニン値が記載されていない研究もあり，これらの研究が計画された当時1980年代には，まだ腎機能への注目度が低かったことがうかがわれる．
- しかしながら，対象例の平均の血清クレアチニン値は1.1～1.4 mg/dLぐらいの研究が多く，対象の年齢を考えると，平均eGFRは40～50 mL/min/1.73 m^2ぐらいの症例が組み入れられていることになる（❷）．

❷ 心不全症例でACE阻害薬，ARBの有用性を示した過去の臨床試験

	試験名	文献	対象薬（目標量）	対照	対象症例	腎除外基準	登録時腎機能	平均年齢	相対危険度（95％CI）	
									全死亡	心不全による入院
ACE阻害薬	CONSENSUS	a	エナラプリル（2.5～40 mg）	プラセボ	NYHA Ⅳ	Scr＞3.4	1.4	70	0.73	記載なし
	SAVE	b	カプトプリル（75～150 mg）	プラセボ	EF≦40	Scr＞2.5	1.3	59.5	0.78（0.63～0.96）	0.78（0.63～0.96）
	SOLVD Treatment	c	エナラプリル（2.5～20 mg）	プラセボ	NYHA Ⅱ，Ⅲ	Scr＞2.0	1.2	61	0.84（0.74～0.95）	0.74（0.66～0.72）
	SOLVD Prevention	d	エナラプリル（2.5～20 mg）	プラセボ	EF≦35	Scr＞2.0	1.2	59	0.92（0.79～1.08）	0.80（0.70～0.91）
	TRACE	e	トランドラプリル（4 mg）	プラセボ	EF≦35 AMI後	Scr＞2.3	記載なし	67.7	0.71（0.56～0.89）	0.71（0.56～0.89）
ARB	Val-Heft	f	バルサルタン（320 mg）	プラセボ	NYHA Ⅱ，Ⅲ，Ⅳ	Scr＞2.5	記載なし	62.4	1.02（0.88～1.18）	0.87（0.77～0.97）
	CHARM alternative	g	カンデサルタン（32 mg）	プラセボ	NYHA Ⅱ，Ⅲ，Ⅳ or EF≦40	記載なし	記載なし	66.3	0.80（0.66～0.96）	0.61（0.51～0.73）

a) Taylor HR, et al. *N Engl J Med* 1987; 316: 1429-1433, b) Pfeffer MA, et al. *N Engl J Med* 1992; 327: 669-677, c) The SOLVD investigators. *N Engl J Med* 1991; 325: 293-302, d) The SOLVD investigators. *N Engl J Med* 1992; 327: 685-691, e) Køber L, et al. *N Engl J Med* 1995; 333: 1670-1676, f) Cohn JN, et al. *N Engl J Med* 2001; 345: 1667-1675, g) Granger CB, et al. *Lancet* 2003; 362: 772-776.

- したがって，これまでのRA系抑制薬のエビデンスは，腎機能が重度に障害されている症例は多くの試験で含まれていないが，いわゆるCKDステージ3程度の症例が多く含まれた群でのエビデンスということになる．したがって，CKDステージ1～3ぐらいの症例では，おおむねこれまでのエビデンスをあてはめることが可能と想像される．
- 実際，CONSENSUS試験では，血清クレアチニン値3.4 mg/dL以上を除外しているが，対象症例の平均の血清クレアチニン値は1.4 mg/dLであり，eGFRも平均45 mL/min/1.73 m^2で，多くのCKD症例を含んでいる．
- 血清クレアチニン値の平均値の上下で2群に分けて検討したサブ解析によると，エナラプリルの効果は血清クレアチニン値の低下群でも，低下していない群と比べ同等であったと報告している．
- 先にも紹介したミネソタの登録研究では，CKDステージ3，4，5の各症例で，ACE阻害薬あるいはARBを使用していた症例と，使用していなかった症例の結果を比較しているが，ACE阻害薬あるいはARBを使用していた症例では，高血圧症，糖尿病，脂質異常症，冠動脈疾患の合併率は高く，さらに，冠動脈再建術を施行されている割合も多いにもかかわらず，入院30日後，1年後の死亡率は，ACE阻害薬あるいはARBを使用していた症例のほうが使用していない症例より有意に低いことが示された（❸）[5]．
- ACE阻害薬の使用頻度が腎機能の低下に伴い低下していたが，この低下とは独立してACE阻害薬とARBの使用が予後と関連しているとい

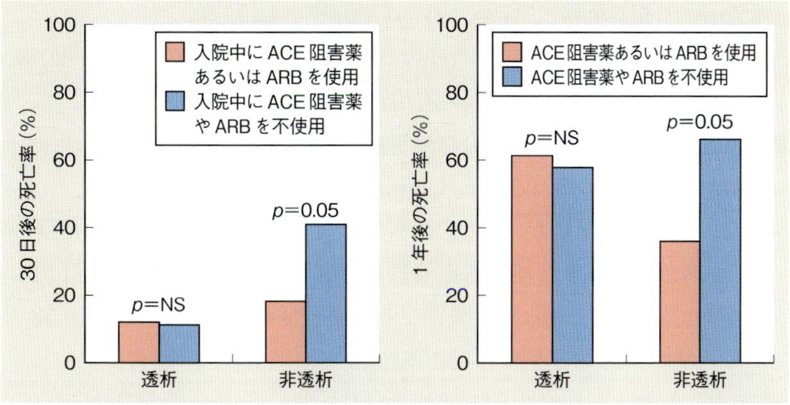

❸ ACE 阻害薬あるいは ARB の予後改善作用の CKD ステージ 5 で透析，非透析症例での比較

（Berger AK, et al. *Am Heart J* 2007[5] より）

う結果であった．

- これらのことから，透析に至っていない症例では，RA 系抑制薬の有用性が期待できることが示されている．
- しかし，CKD ステージ 4，5 の症例を対象にした大規模臨床試験はまだ施行されておらず，さらなる検討が必要である．

透析症例での RA 系抑制薬の使用

- 血液透析や腹膜透析症例は，これまでの大規模臨床試験には含まれることが少なく，心臓疾患がこれらの症例の死因の第 1 位であることを考えると，透析症例での RA 系抑制薬の使い方に関しても情報がほしいところである．しかし，残念なことにそのエビデンスはまだ構築されていないのが現状である．
- ACE 阻害薬を血液透析症例に使用する際，PAN（ポリアクリロニトリル）透析膜を使用している症例では ACE 阻害薬にてアナフィラキシーを起こすことがあるため，ACE 阻害薬は禁忌となっていることも重要である．この機序は，ACE 阻害薬によるブラジキニンの血中濃度が上昇することが関係しているといわれている．
- したがって，ARB はこのような透析症例にも使用可能であるが，ARB の透析症例におけるエビデンスはまったく報告されていない．
- ACE 阻害薬の有用性を心不全合併透析症例で検討した RCT は報告されていないが，唯一 fosinopril（わが国では未発売）を使用したもので心肥大を合併した血液透析症例 397 例を対象に 2 年間フォローした研究が報告されている．この研究の複合エンドポイントは，心臓死，心筋梗塞，狭心症，脳卒中，冠動脈再建術，心不全による入院であったが，fosinopril の治療によりこれらのイベントを有意に減少することはできなかった（相対危険度 0.795，95 % CI 0.59 〜 1.10）[4]．

- Dialysis Morbidity and Mortality Studies（DMMS）の7つの研究では，どれ一つとして ACE 阻害薬の有用性を示すことはできなかった．
- DMMS 以外の観察研究でも，透析症例における ACE 阻害薬の生命予後改善作用は認められないとする研究のほうが多い．
- 少数の研究ではあるが（ACE 阻害薬による治療群 60 例，非治療群 66 例），高血圧を合併している血液透析症例で ACE 阻害薬を使用していた症例では，血圧の低下に関係なく心臓合併症の相対危険度が 0.52 であり，65 歳以下の症例では死亡率が 79 %も低下したと報告している．
- 146,765 名よりなる急性心筋梗塞（AMI）の Cooperative Cardiovascular Project Database から血液透析あるいは腹膜透析症例 1,025 例を選んで，これら症例の 30 日生存率を検討すると，ACE 阻害薬使用群では ACE 阻害薬を使用していなかった症例と比べ有意に生存率が高いと報告されている．
- 以上の報告をまとめると，透析症例心不全の治療に RA 系抑制薬の有用性を検討した介入研究はなく，透析症例の観察研究では，心血管イベントに対して ACE 阻害薬にイベントを減少させる効果は認められないという報告が多いものの，透析症例に AMI が発症した場合，その症例に対する ACE 阻害薬の短期の予後改善効果は期待できるものであった．

Memo
Cooperative Cardiovascular Project（CCP）
1994 年から 1995 年にアメリカ保険財政庁を中心に，急性心筋梗塞で入院したメディケア（アメリカにおける公的高齢者医療保障制度）全受益者約 20 万人に関するデータベース．

CKD 症例における RA 系抑制薬使用時の注意

- CKD 症例での RA 系抑制薬の使用状況は，先にも述べたように，ACE 阻害薬は腎機能の低下に比例して減少しており，ARB ではそのような減少が観察されていない．
- CKD 症例で実際に ACE 阻害薬の使用頻度が減少している理由は，正確にはわからないが，ACE 阻害薬を使用することによる腎機能の悪化（血清クレアチニン値の上昇）のために，使用を控える，あるいは中止してしまうことが多いのではないかと想像される．
- 実際，メタ解析によると，過去の ACE 阻害薬を使用した RCT では，軽度ながら ACE 阻害薬群で血清クレアチニン値の上昇が観察されている．
- しかし，血清クレアチニン値が 1.4 mg/dL 以上の症例に ACE 阻害薬を使用したときには，腎機能が正常の症例に使用したときと比べて，その後の腎機能の悪化を抑制する効果が大きいことが示されている．つまり，血清クレアチニン値が開始後の 2 か月以内に改善する 30 %以下の一過性の上昇と，長期の腎機能保護との間には強い相関が認められており，これはベースラインの血清クレアチニン値が 1.4 mg/dL 以上のときでも観察されるのである.

- ただ，ACE 阻害薬を開始したときに 30 %を超えて持続的に悪化するのは，腎機能が単に低下している症例よりも，脱水症例，両側腎動脈狭窄症例，心不全合併症例でより高頻度に観察されているとの報告もあり，心不全症例で ACE 阻害薬を開始するときには注意を要する[4].
- 心不全症例で ACE 阻害薬による腎機能の悪化は，最初の 2 週間以内に生じることが多いので，ACE 阻害薬を使用するときには，少なくとも 1 ～ 2 週間以内に血清クレアチニンを再検し，30 %以上の上昇が生じていないかを確認することが重要である.
- そして，30 %以上の上昇が観察されても，すぐに中止するのではなく，投与量を半量にして，脱水になっていないか，ボリューム状態を把握し，両側腎動脈狭窄がないかなどに注意を払うことが重要である.

まとめ

- RA 系抑制薬の心保護作用は，1980 年代後半から相次いで発表された多くの RCT によって確立されたが，多くの試験では血清クレアチニン値が 2.0 から 3.4 mg/dL 以上の症例は除外されている.
- しかし，登録症例の血清クレアチニン値の平均値や年齢を考慮すると，CKD ステージ 3，4，5 の症例は比較的多く組み入れられていると考えられ，これらの症例の心保護効果は大いに期待できると思われる.
- しかし，透析症例における RA 系抑制薬の有用性はエビデンスに乏しく，これらを対象にした試験が今後必要である.

（斎藤能彦）

文献

1）工藤陽子，小室一成．レニン・アンジオテンシン系阻害薬の使い方．松崎益德，伊藤貞嘉（編）．心腎連関を識る—心から腎を，腎から心を診る．東京：文光堂；2008．pp.114-117.
2）Saltzman HE, et al. Renal dysfunction in heart failure patients. What is the evidence? *Heart Fail Rev* 2007; 12: 37-47.
3）Wetmore JB, Shireman TI. The ABCs of cardioprotection in dialysis patients: A systematic review. *Am J Kidney Dis* 2009; 53: 457-466.
4）Bakris CL, Weir MR. Angiotensin-converting enzyme inhibitor-associated elevation in serum creatinine. *Arch Intern Med* 2000; 160: 685-693.
5）Berger AK, et al. Angiotensin-converting enzyme inhibitors and angiotensin receptor blockers in patients with congestive heart failure and chronic kediney disease. *Am Heart J* 2007; 153: 1064-1073.

RA系抑制薬(腎臓から)

Point

- CKDにおいては腎疾患の進行抑制とともに心血管疾患の発症抑制を目指す.
- 血圧は130/80 mmHg未満(尿蛋白1 g/日以上では125/75 mmHg未満)を治療目標とする.
- CKDの進展および心血管疾患の発症は尿蛋白量と相関するため,十分な降圧とともに尿蛋白を減少させる努力をする.
- そのためには尿蛋白減少効果に優れるACE阻害薬/ARBを第1選択薬にして,降圧効果が不十分なときには利尿薬(体液過剰/食塩感受性の場合)またはCa拮抗薬(心血管疾患の高リスクの場合)を併用する.
- ACE阻害薬とARBの腎保護効果には差がないと考えられている.これらの併用では,尿蛋白は減少させるものの腎障害の進行を促進する可能性が示されている.
- 尿蛋白陰性の場合には,RA系抑制薬は必ずしも第1選択薬とはならない.

高血圧治療はCKDの進展抑制と心血管疾患抑制のかなめ(❶)

- CKDは高血圧の原因となり,既存の高血圧を悪化させる.また,高血圧はCKDの原因(高血圧性腎硬化症)となり,既存のCKDを悪化させる.ここにCKDと高血圧の間には悪循環の関係が成立する.
- CKDは心血管疾患(CVD)発症の危険因子であり,その危険はCKDが進展し糸球体濾過量が低下するほど大きくなる.
- 高血圧はCVDの最大の危険因子である.
- 糖尿病は糖尿病性腎症というCKDの原因となり,さらに直接,CVDの危険を増大させる.
- CKDとCVDの共通の危険因子として,糖尿病以外に加齢,喫煙,脂質異常症,肥満,耐糖能異常,メタボリックシンドローム,貧血,CVDの若年発症の家族歴などがある.
- CKDにおける高血圧治療の目標は,CKDの進展とCVDの発症を抑制することにある.そのためには,❶に示した関係を念頭におきながら,さまざまな要因に対する集学的な治療を行わなければならない.

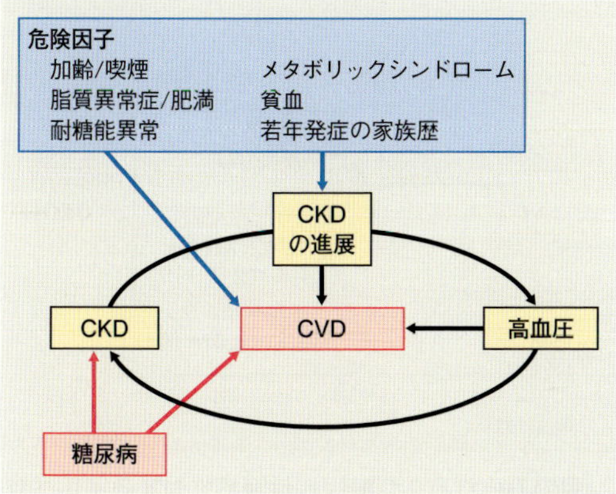

❶ CKDと心血管疾患（CVD）および高血圧の関係

CKDの進展とCVDの発症を抑制するためには高血圧治療がかなめとなる．しかし，高血圧に対する介入のみならず，CKDとCVDの共通の危険因子に対する集学的な管理治療が必須である．

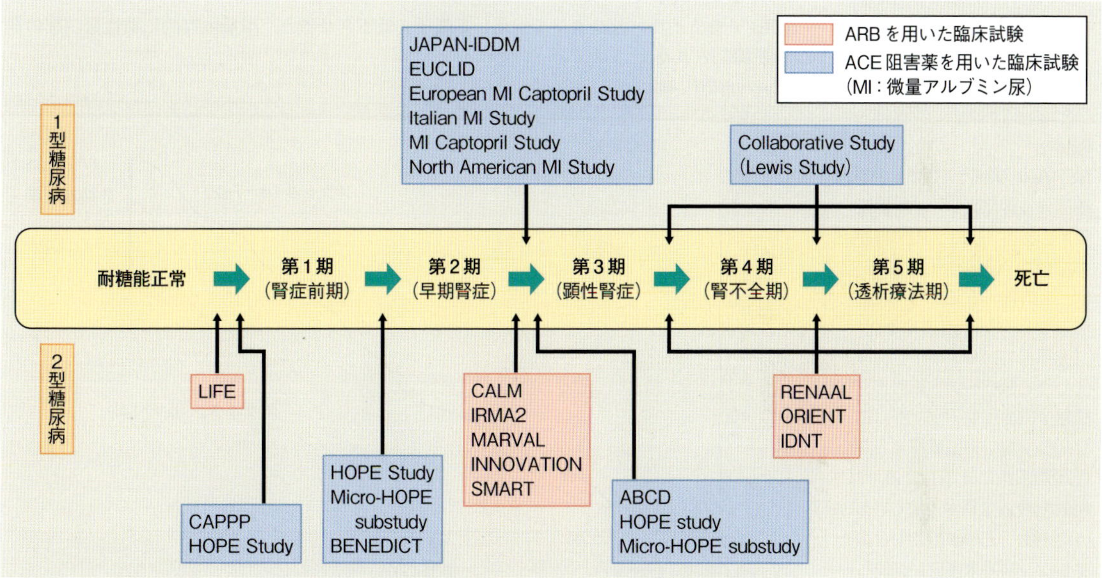

❷ 糖尿病性腎症におけるRA系抑制薬の腎保護効果を証明した大規模臨床試験

上段に1型糖尿病性腎症に対する介入試験，下段に2型糖尿病性腎症に対する介入試験を示す．

糖尿病性腎症における明らかなRA系抑制薬の有用性

- 糖尿病性腎症の各病期におけるアンジオテンシン変換酵素（ACE）阻害薬/アンジオテンシンⅡ受容体拮抗薬（ARB）を用いた臨床研究が多数行われている（❷）．すべての臨床研究で，ACE阻害薬/ARBを用いて血圧を下げると，病期の進行が抑制されることが示されている．
- RENAAL研究では，その他いくつかの重要な点が明らかになっている．
  - ① ロサルタン群で腎疾患の進行が抑制されていたが，到達した血圧が低いほど，腎機能の低下が抑制されていた．拡張期血圧が90 mmHg以上では，ロサルタンの腎保護効果がみられなかった．
  - ② 尿蛋白の減少と腎疾患の進行抑制が相関することが示された．研究が始まって6か月の時点での尿蛋白で層別化すると，ロサルタン群

Memo
IRMA2試験では，微量アルブミン尿のみられる2型糖尿病患者を，対照群，イルベサルタン150 mg，イルベサルタン300 mgの3群に分けて血圧を低下させた．3群とも同程度に血圧を低下させたにもかかわらず，イルベサルタン群のみで尿中微量アルブミンは低下し，また，イルベサルタン群では対照群よりも顕性蛋白尿発現率が低かった（❸）[1]．しかも，イルベサルタンのこれらの効果は用量依存的だった．

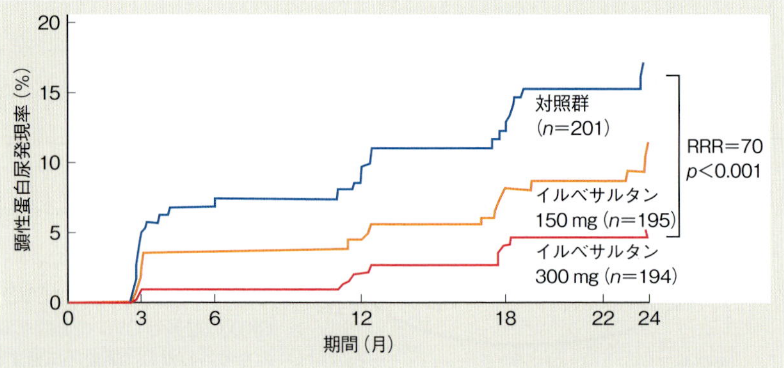

❸ IRMA2試験：微量アルブミン尿のみられる2型糖尿病性腎症に対するイルベサルタンの効果

ARBであるイルベサルタンを使用して血圧を低下させると，用量依存的に顕性蛋白尿の発現が抑制された．

（Parving HH, et al. *N Engl J Med* 2001[1] より）

Memo
RENAAL研究[2]では，2型糖尿病性腎症ですでに腎機能障害のある1,523人の患者が参加して，通常治療（利尿薬，Ca拮抗薬，β遮断薬など）にロサルタンを追加するか，プラセボを追加するかで2群にわけて観察した．両群とも同程度に血圧を下げたが，ロサルタン群で末期腎不全の割合が明らかに低下しており，相対危険減少率は28％であった（❹）．この試験でも，ロサルタン群で尿蛋白が減少していたが，プラセボ群では尿蛋白は減少しておらず，ARBの尿蛋白減少作用が明らかであった（❺）．

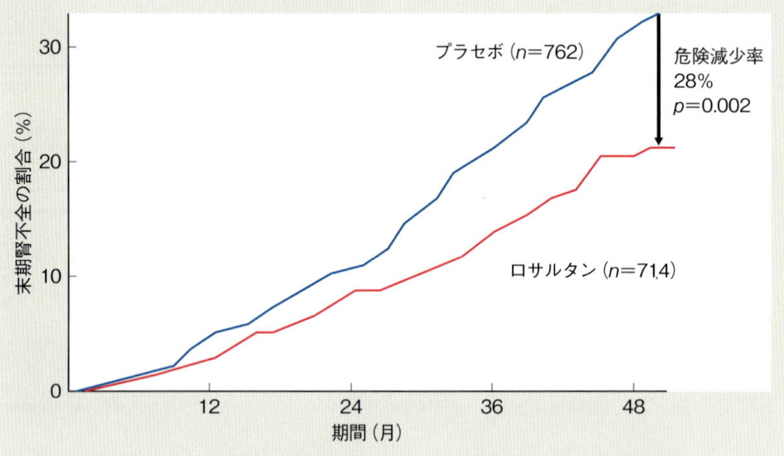

❹ RENAAL研究：2型糖尿病性腎症の進行に対するロサルタンの効果

ロサルタン投与群では明らかに腎不全の進行が抑制された．この試験は国際研究であり，日本も参加していた．この結果をうけて，ロサルタンは2型糖尿病性腎症に適応を取得した．

（Brenner BM, et al. *N Engl J Med* 2001[2] より）

もプラセボ群も腎疾患の進行に関しては一致してしまう．すなわち，ロサルタンの腎疾患進行抑制効果は，尿蛋白減少効果に依存するということが示された．言い換えれば，ロサルタンを投与していても尿蛋白が減少しないと腎疾患は進行するし，プラセボ投与でも尿蛋白が減少していれば腎疾患は進行しないということである（❻）[3]．

③ 尿蛋白の減少とCVDの発症抑制とは相関する．尿蛋白自体がCVDの危険因子であることは，さまざまな臨床研究の示すところであるが，RENAAL研究では，尿蛋白が減少すればするほどCVDの発症が抑制され，逆に，尿蛋白が増加すればCVDの発症が促進されるこ

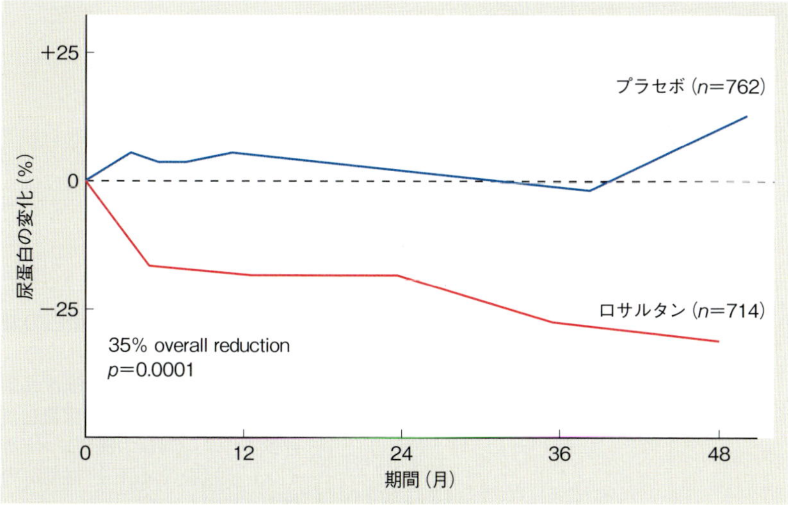

❺ RENAAL研究：ロサルタンの尿蛋白減少効果

同程度に血圧を下げたにもかかわらず，ロサルタン投与群で尿蛋白は減少したが，プラセボ投与群では尿蛋白は減少していなかった．

(Brenner BM, et al. *N Engl J Med* 2001[2] より)

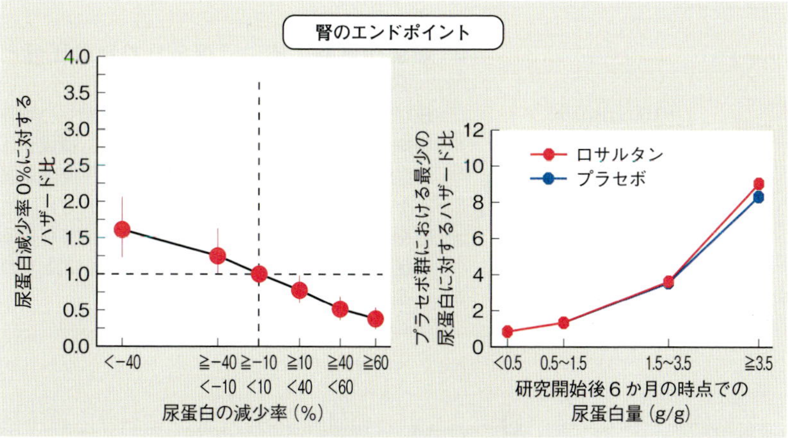

❻ RENAAL研究：尿蛋白の減少と腎疾患の進行の関係

尿蛋白の減少と腎疾患の進行抑制は相関し（左図），さらにロサルタンの腎疾患進行抑制はもっぱら尿蛋白の減少効果に依存する（右図）ことが示された．

(de Zeeuw D, et al. *Kidney Int* 2004[3] より)

とが示されている（❼）[4]．

ガイドラインの目標は十分な降圧と尿蛋白の減少

- CVD の発症・進展は降圧度に応じて抑制されることは，多くの臨床研究やそれらのメタ解析が示している．
- 腎疾患においても十分に血圧を下げることにより，その進行が抑制されることが示されている．Bakris らのメタ解析では，十分血圧を下げることに成功した臨床研究で，糸球体濾過量の低下速度が遅くなっている

Memo

尿蛋白は腎疾患の結果みられる症候であるが，腎疾患を悪化させる要因でもあることが明らかになっている．その機序として，糸球体から蛋白が漏出するときに，同時に脂質や補体も漏出する．近位尿細管はこれらの物質をエンドサイトーシスにより細胞内に取り込む．蛋白はリソソームで加水分解され，脂肪酸はミトコンドリアやペルオキシソームでβ酸化を受ける．しかし，脂肪酸の負荷が亢進して十分に処理しきれなくなれば，脂肪酸は過酸化を受けて，細胞内で炎症惹起物質を産生し，間質尿細管障害を発症・進展させることになる．補体も活性化されることにより，尿細管間質障害を起こすことが明らかにされている．

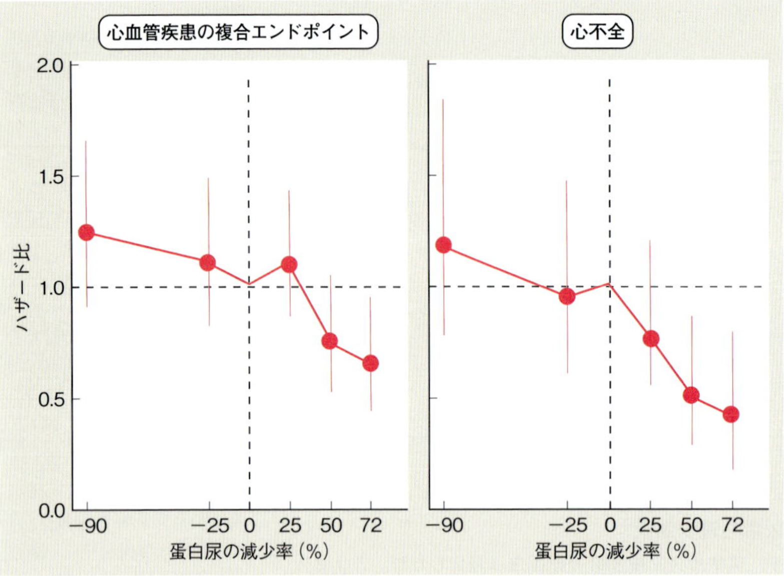

❼RENAAL研究：尿蛋白の減少とCVD発症抑制

尿蛋白の減少とCVDの発症抑制の関係が示されている．尿蛋白が減少すれば，CVDの複合エンドポイント（左図）と心不全（右図）の発症が抑制される．

（de Zeeuw D, et al. *Circulation* 2004[4] より）

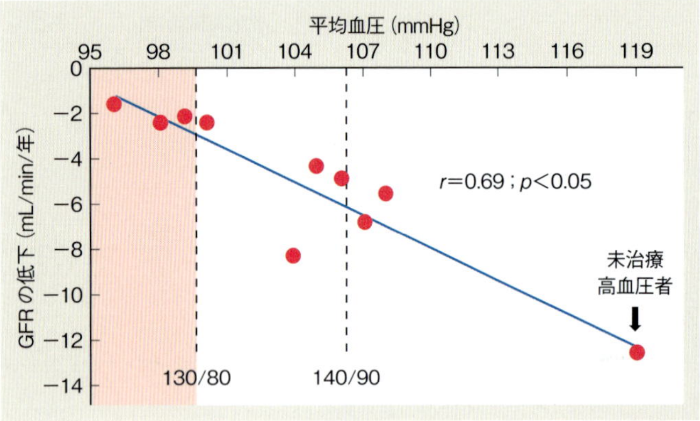

❽臨床試験において達成された血圧値とGFR低下度との関係

糖尿病性（6試験），非糖尿病性（3試験）の腎障害例を対象とした臨床試験のメタ解析．達成された血圧が低ければ低いほど，GFRの低下速度が遅くなることが示されている．この結果からは，血圧を130/80 mmHg未満にしなければ，GFRの低下速度を十分に遅くすることができないことがわかる．

（Bakris GL, et al. *Am J Kidney Dis* 2000[5] より）

ことが示されている（❽）[5]．これらの研究から，CKDにおける降圧目標は130/80 mmHg未満（尿蛋白1 g/日以上では125/75 mmHg未満）とガイドライン（JSH 2009）[6] に定められている．

- 「高血圧治療ガイドライン2009」（JSH 2009）[6] では，CKDがあれば正常高値血圧（140～130/90～85 mmHg）以上はすべてCVDの高危険群と判断される．
- 現在のガイドライン（JSH 2009[6]，「CKD診療ガイド2009」[7]，「エビデンスに基づくCKD診療ガイドライン2009」[8]）では，
  ① CKDにおける第1選択薬はACE阻害薬/ARB
  ② 降圧目標は130/80 mmHg未満（尿蛋白1 g/日以上では125/75 mmHg未満）
  ③ 降圧が不十分なときには少量の利尿薬またはCa拮抗薬を追加する
  ④ 降圧とともに尿蛋白を減少させること（糸球体腎炎では300 mg/gCr

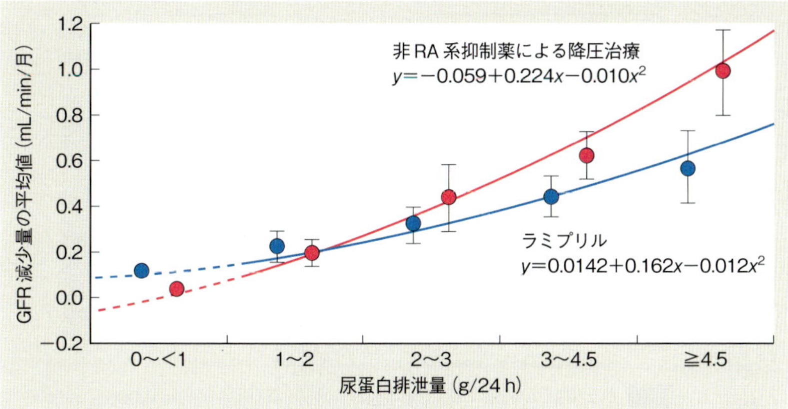

❾ 尿蛋白陰性ではACE阻害薬の腎保護効果はみられない

REIN研究ではACE阻害薬であるラミプリルの腎保護効果が，非糖尿病性腎症の患者で証明されている．その腎保護効果は尿蛋白減少効果と相関することも示されている．著者らはREIN研究のデータのサブ解析で，図に示すようにラミプリルの腎保護効果は尿蛋白が多いほど顕著で，逆に尿蛋白が少ないとその腎保護効果は少ないことを示した．

（Ruggenenti P, et al. *Nat Rev Nephrol* 2009[9] より）

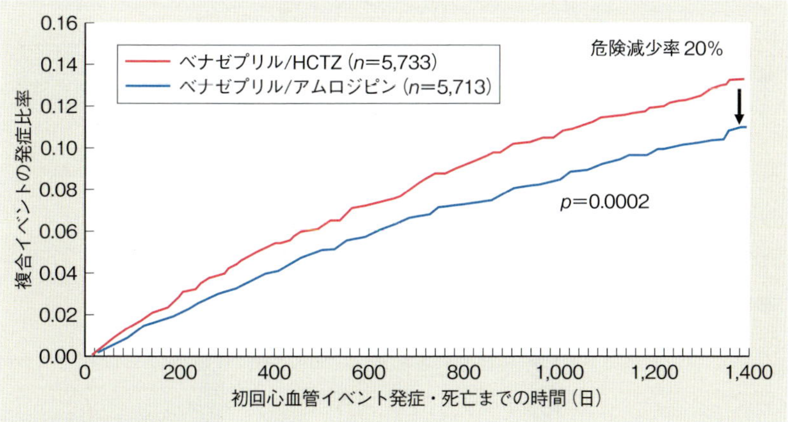

❿ ACCOMPLISH研究

心血管疾患の高危険群を，ACE阻害薬＋利尿薬群とACE阻害薬＋Ca拮抗薬群に無作為に割り付けて経過を観察した．Ca拮抗薬併用群で血圧は有意に低く，また，心血管疾患の発症率も低かった．特に冠動脈疾患の抑制が顕著であった．HCTZ：ヒドロクロロチアジド．

（Jamerson K, et al. *N Engl J Med* 2008[10] より）

Memo

尿蛋白陰性のCKDでは，ACE阻害薬/ARBが必ずしも第1選択薬にはならないことが，REIN研究のサブ解析で示されている（❾）[9]．

Memo

ACCOMPLISH研究では，心血管疾患の高リスク患者を対象に，1群5,700例強で3〜4年間観察している．血圧は両群で良好に低下したが，Ca拮抗薬併用群で1 mmHg未満であるが有意に血圧は低かった．心血管疾患の複合イベントの発症率はCa拮抗薬併用群で有意に低かった（❿）[10]．特に，冠動脈疾患の発症が抑制されていた．

未満，糖尿病性腎症では30 mg/gCr未満）が明記されている．

「ACE阻害薬＋利尿薬」対「ACE阻害薬＋Ca拮抗薬」

- 尿蛋白陽性のCKDで，末期腎不全とCVDを抑制するためには，ACE阻害薬/ARBを第1選択薬にするということはコンセンサスが得られているが，第2選択薬は利尿薬かCa拮抗薬かという議論がある．
- 2008年にACCOMPLISH研究とGUARD研究が相次いで発表された

Memo
GUARD研究では，高血圧とアルブミン尿を有する2型糖尿病患者を対象に，1群150例強で1年間観察した．血圧はCa拮抗薬併用群で有意に低かった．しかし，尿蛋白の減少は利尿薬併用群で有意に大きかった（⓫）[11]．顕性蛋白尿の出現率は両群で有意差はなかった．この研究では，糸球体濾過量が利尿薬併用群でCa拮抗薬併用群より明らかに低下していた．したがって，尿蛋白を減らす目的では利尿薬は有用であるが，糸球体濾過量を低下させるので慎重に使用すべきである．

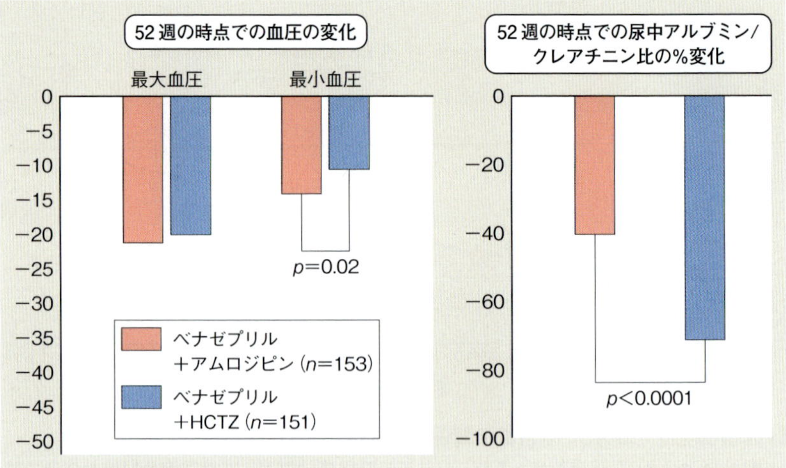

⓫ GUARD研究
尿アルブミン陽性の2型糖尿病患者を，ACE阻害薬＋利尿薬群とACE阻害薬＋Ca拮抗薬群に無作為に割り付けて経過を観察した．Ca拮抗薬併用群で血圧は有意に低かった（左図）が，尿蛋白の減少は利尿薬併用群で有意に大きかった（右図）．
（Bakris GL, et al. *Kidney Int* 2008[11] より）

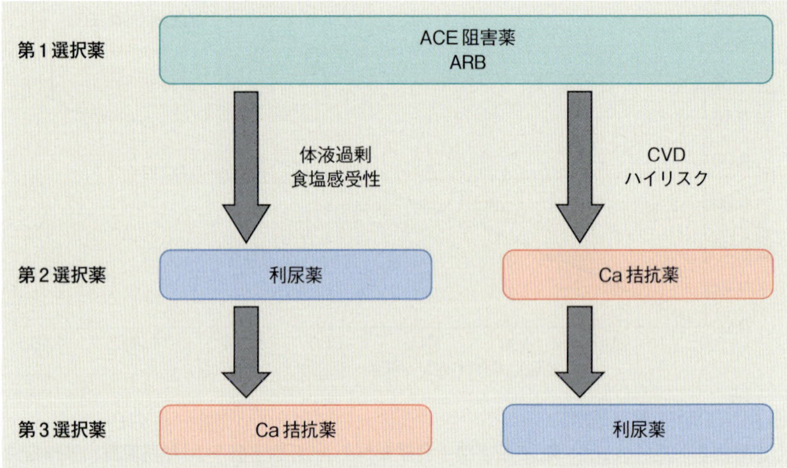

⓬ CKDにおける第2選択薬
利尿薬は1/2錠または1/4錠と少量用いる．GFR 30 mL/min/1.73 m^2 以上ではサイアザイド系利尿薬を用い，それ未満ではループ利尿薬を用いる．
（日本腎臓学会・日本高血圧学会〈編〉．CKD診療ガイド―高血圧編．2008[12] より）

が，この2研究では，無作為にベナゼプリル＋ヒドロクロロチアジド群とベナゼプリル＋アムロジピン群に割り付けて観察している．

- ACCOMPLISH研究およびGUARD研究より，第2選択薬としては，①体液過剰/食塩感受性のCKD患者では利尿薬を，②心血管疾患の高リスクのCKD患者ではCa拮抗薬を優先的に使うというガイド（「CKD診療ガイド―高血圧編」）が示されている（⓬）[12]．

ACE 阻害薬と ARB およびそれらの併用

- ACE 阻害薬と ARB の腎保護効果は同等と考えられている．DETAIL 試験では，ARB であるテルミサルタンと ACE 阻害薬であるエナラプリルを 5 年間比較して，GFR の経過に有意差がないことが示されている[13]．
- ACE 阻害薬と ARB の併用による腎保護効果の増強に関しては，さまざまな報告がある．複数の臨床研究のメタ解析では，単独よりも併用のほうが尿蛋白を減らすという結果が報告されている[14]．しかし，心血管疾患の高リスク群を対象とした ONTARGET 研究では，併用療法により，心血管疾患の発症と腎障害の進行が有意に増加していることが報告されている[15]．したがって，安易な併用療法は慎むべきである．

（木村健二郎）

Memo

ACE 阻害薬と ARB の併用療法

ACE 阻害薬と ARB の併用に関しては，さまざまな議論が行われてきた．しかし，日本から Lancet 誌上に発表された併用療法の有用性を示した COOPERATE 研究が論文の不備から取り下げになったこと，ONTARGET 研究で併用療法がかえって腎機能の経過を悪化させることが示されたことから，現在では併用療法の有効性に対しては疑問視する考えが大勢を占めている．しかし，保険診療で認められている用量では，腎保護効果が十分ではないとの考えもある．その場合，ACE 阻害薬と ARB を併用することにより，より十分な腎保護効果が得られるという利点は否定できない．いずれにしても，RA 系抑制薬を使用する場合には，慎重に用量設定を行う必要がある．

文献

1）Parving HH, et al. The effect of irbesartin on the development of diabetic nephropathy in patients with type 2 diabetes. *N Engl J Med* 2001; 345: 870-878.
2）Brenner BM, et al. Effects of losartan on renal and cardiovascular outcomes in patients with type 2 diabetes and nephropathy. *N Engl J Med* 2001; 345: 861-869.
3）de Zeeuw D, et al. Proteinuria, a target for renoprotection in patients with type 2 diabetic nephropathy: Lessons from RENAAL. *Kidney Int* 2004; 65: 2309-2320.
4）de Zeeuw D, et al. Albuminuria, a therapeutic target for cardiovascular protection in type 2 diabetic patients with nephropathy. *Circulation* 2004; 110: 921-927.
5）Bakris GL, et al. Preserving renal function in adults with hypertension and diabetes: A consensus approach. National Kidney Foundation Hypertension and Diabetes Executive Committees Working Group. *Am J Kidney Dis* 2000; 36: 646-661.
6）日本高血圧学会高血圧治療ガイドライン作成委員会（編）．高血圧治療ガイドライン 2009．日本高血圧学会，2009.
7）日本腎臓学会（編）．CKD 診療ガイド 2009．東京：東京医学社；2009.
8）日本腎臓学会（編）．エビデンスに基づく CKD 診療ガイドライン 2009．東京：東京医学社；2009.
9）Ruggenenti P, Remuzzi G. Proteinuria: Is the ONTARGET renal substudy actually off target? *Nat Rev Nephrol* 2009; 5: 436-437.
10）Jamerson K, et al. Benazepril plus amlodipine or hydrochlorothiazide for hypertention in high-risk patients. *N Engl J Med* 2008; 359: 2417-2428.
11）Bakris GL, et al. Effects of different ACE inhibitor combinations of albuminuria: Results of the GUARD study. *Kidney Int* 2008; 73: 1303-1309.
12）日本腎臓学会・日本高血圧学会（編）．CKD 診療ガイド―高血圧編．東京：東京医学社；2008.
13）Barnett AH, et al. Angiotensin-receptor blockade versus converting-enzyme inhibition in type 2 diabetes and nephropathy. *N Engl J Med* 2004; 351: 1952-1961.
14）Kunz R, et al. Meta-analysis: Effect of monotherapy and combination therapy with inhibitors of the renin angiotensin system on proteinuria in renal desease. *Ann Intern Med* 2008; 148: 30-48.
15）Mann JF, et al. Renal outcomes with telmisartan, remipril, or both, in people at high vascular risk (the ONTARGET study): A multecentre, randomized, double-blind, controlled trial. *Lancet* 2008; 372: 547-553.

hANP（循環器から）

Point

- hANP は臓器保護作用をもつ血管拡張・利尿薬である.
- 他の利尿薬と異なり，電解質バランスを崩さない.
- レニン，アルドステロン，バソプレシン，エンドセリンなどの分泌を抑制し，ホルモンバランスを是正する.
- 交感神経抑制のため，心拍上昇がみられにくい.

Key word
アルドステロン
アルドステロンはアンジオテンシンⅡタイプ1（AT_1）受容体刺激などにより，副腎皮質球状層から分泌される．ANPはこのアルドステロンの産生・分泌を抑制する．もともとNa・水分貯留ホルモンと考えられていたが，心筋リモデリング，肥大，線維化などを引き起こし，また，血管，腎などにも臓器障害的に作用する．大規模臨床試験で，アルドステロン拮抗薬は心不全患者の予後を改善することが示された.

心不全における代償機転

- 心不全時に代償機転として，交感神経系，レニン・アンジオテンシン・アルドステロン（RAA）系が活性化され，これらがむしろ臓器障害的に作用するようになる.
- 多くの大規模臨床試験で，RAA 系抑制による予後の改善が示され，RAA 系の抑制は心不全治療の第 1 選択となった.
- その一方で，心不全では，心房性ナトリウム利尿ペプチド（ANP），脳性ナトリウム利尿ペプチド（BNP）が分泌され，これが臓器保護的に作用する（❶, ❷）.
- 外因性に ANP，BNP を投与すると，心不全が改善する.
- 治療薬としては，わが国ではANPが，欧米ではBNPが用いられている.

心不全と腎機能

- 心不全患者の多くは腎機能が低下している（❸）.
- 心不全患者の予後を腎機能が規定している（❹）.
- これらから，心不全の治療において，腎機能を維持することが重要だが，実際には心不全治療薬は腎機能を低下させるものが多い.
- hANP（ヒト ANP）は腎保護作用をもつ心不全治療薬である（詳細は次項[*1] 参照）.

*1 本巻「hANP（腎臓から）」（p.238）参照.

ANP の調節

- ANP，BNP は，それぞれ主に心房筋，心室筋から分泌されるペプチド

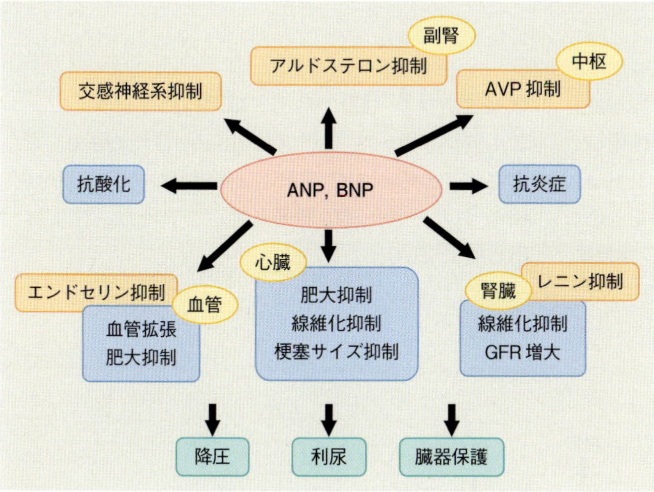

❶ ANP, BNPの作用

ANP, BNPの作用は, 降圧・利尿だけでなく, 臓器保護など多彩であり, まだ解明されていないことも多い.

AVP：アルギニンバソプレシン.

(小武海公明ほか. *Mebio* 2008[1] より)

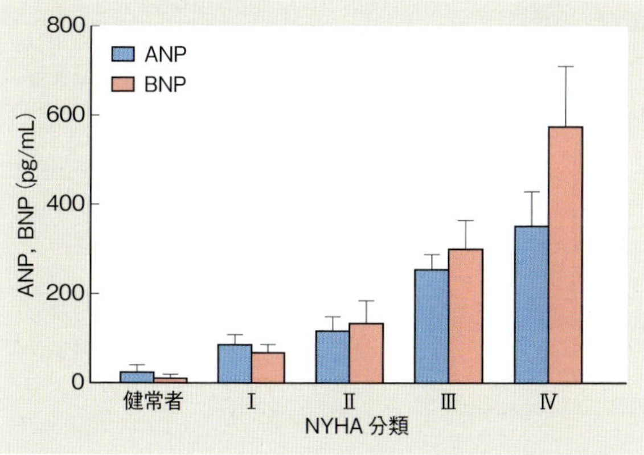

❷ NYHA分類における血漿ANP, BNP濃度

心不全が重症なほど, ANP・BNPが上昇して, 心臓を守っている.

(吉村道博. *Heart View* 2006[2] より)

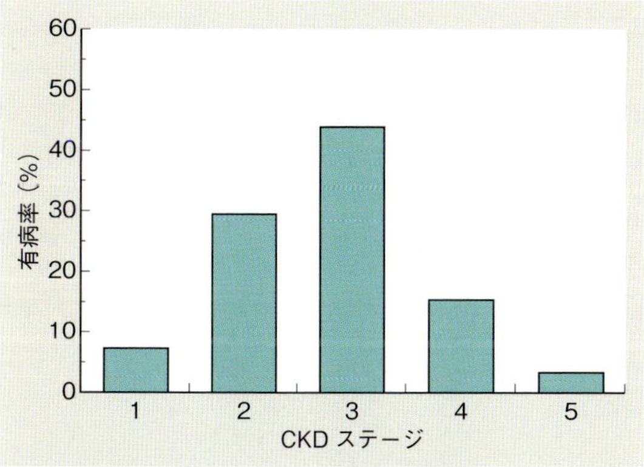

❸ 自施設における心不全入院時の腎機能

eGFR < 60 mL/min/1.73 m^2 の症例が約2/3を占める. すなわち, 入院時においてすでに腎機能が低下している.

(Komukai K, et al. *Circ J* 2008[3] より)

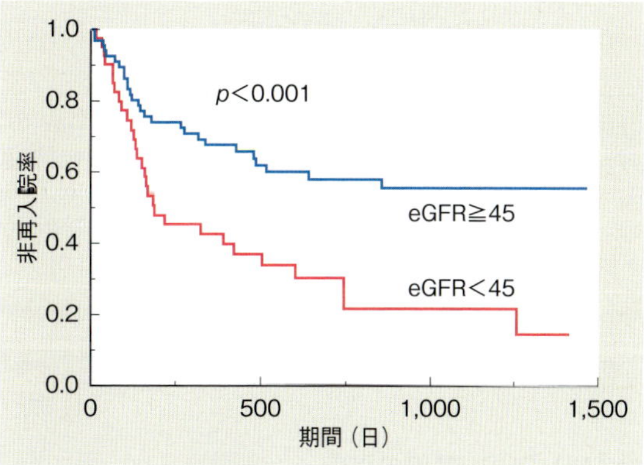

❹ eGFRと再入院頻度

eGFRが低いと, 軽快退院ののち, 再入院の頻度が高くなる.

(Komukai K, et al. *Circ J* 2008[3] より)

ホルモンである (❺).

● 心房筋では主に伸展刺激などにより血中に放出される. 心室筋では, 伸

COLUMN hANPの血管拡張作用

hANPは膜型グアニル酸シクラーゼ（particulate guanylyl cyclase）であるGC-A受容体に作用し，cGMPを増大させる．cGMPはGキナーゼ（PKG）を介して，細胞内のCa濃度上昇を抑制して，Ca依存性に血管を拡張させるとともに，ミオシン軽鎖ホスファターゼを活性化させてCa非依存性に血管を拡張させる（1）．なお，細胞質に存在するグアニル酸シクラーゼ（soluble guanylyl cyclase）を活性化するのがNOである（最近，hANPとRho/Rhoキナーゼ系との関連も推定されるが，図には示していない）．

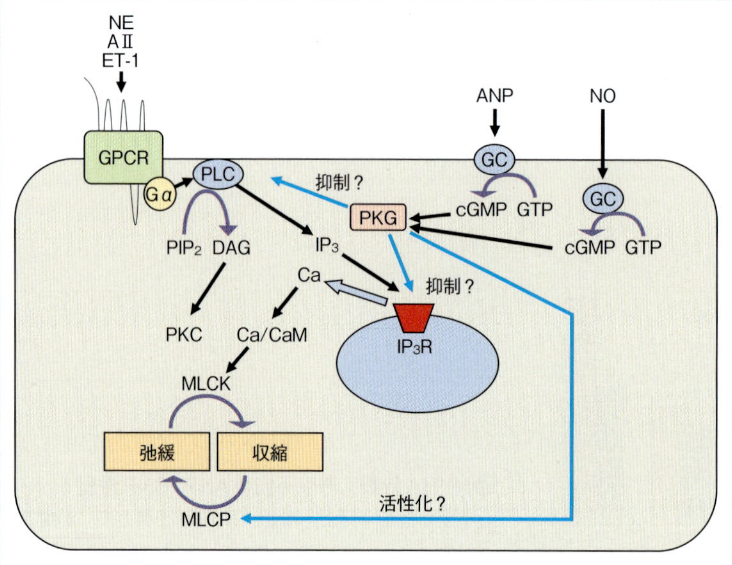

1 hNAPの血管拡張作用
NE：ノルエピネフリン，AⅡ：アンジオテンシンⅡ，ET-1：エンドセリン-1，GPCR：G蛋白共役型受容体，Gα：G蛋白αサブユニット，PLC：ホスホリパーゼC，PIP_2：ホスファチジルイノシトール二リン酸，DAG：ジアシルグリセロール，IP_3：イノシトール1，4，5-三リン酸，IP_3R：IP_3受容体，PKC：プロテインキナーゼC，MLCK：ミオシン軽鎖キナーゼ，MLCP：ミオシン軽鎖ホスファターゼ，GC：グアニル酸シクラーゼ．

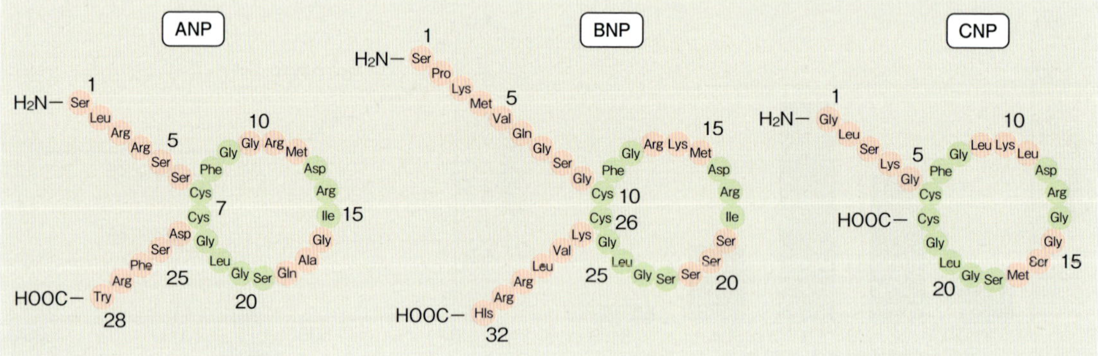

5 ANP，BNP，CNPの構造
1984年，松尾，寒川らによりANPが同定され，その後，BNP，CNPが同定された．ANP，BNPと異なり，CNPは血管内皮や脳で産生される．
（吉村道博．*Heart View* 2006[2] より）

展，圧上昇などの刺激によりmRNA発現が増え，産生が亢進する．

- そのほかに，エンドセリン-1，アンジオテンシンⅡ，ノルアドレナリンなどによる刺激や，インターロイキン6（IL-6），腫瘍壊死因子α

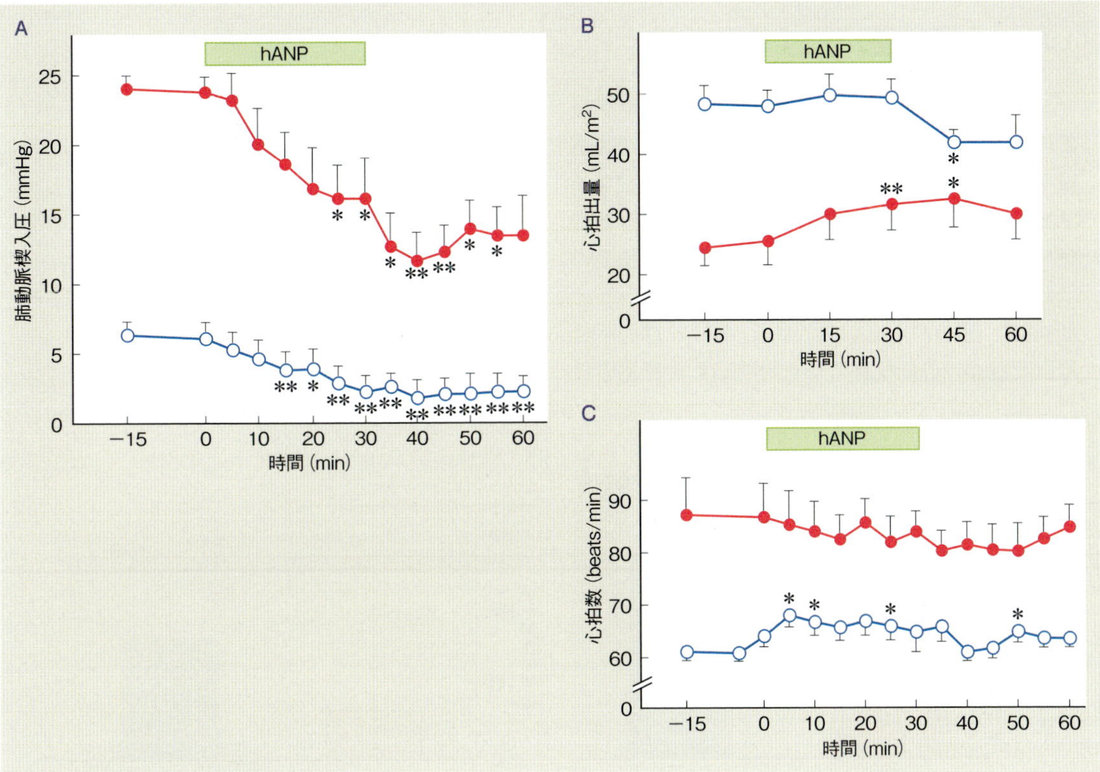

❻ 心不全患者におけるhANPの作用

うっ血性心不全患者（●）と健常者（○）にhANPを0.1 μg/kg/minで投与すると，心不全患者では肺動脈楔入圧を低下させ（A），また，末梢血管抵抗を低下させ，心拍出量を増大させた（B）．血圧はほとんど低下させず，脈拍も上昇させなかった（C）．このように，前負荷，後負荷を低下させ，心不全に有効である．

$^{*}p<0.05$ vs time 0, $^{**}p<0.01$ vs time 0.

（Saito Y, et al. *Circulation* 1987[4] より）

（TNF-α）などのサイトカインによっても産生・分泌が亢進する．

- ANP，BNPはともにGC-A受容体に作用して効果を発現する．また，両者ともクリアランス受容体で除去されたり，ニュートラルエンドペプチダーゼで分解される．

心不全患者におけるhANPの作用

- 血管拡張・利尿作用により，前負荷，後負荷を軽減する（❻）．
- 心拍数上昇を生じさせない（❻）．
- 心拍出量を増大させる．
- 電解質バランスを崩さない．

hANPの適応・禁忌と使用時の注意

- 前負荷および後負荷が増大している急性心不全の多くの症例に有効である．
- 血圧に注意しながら，0.025～0.1 μg/kg/minで用いる．最大0.2 μg/

Key word

エンドセリン-1

エンドセリン-1は血管収縮を生じるペプチドホルモンであり，ANPにより産生が抑制される．エンドセリン-1がエンドセリンA（ET_A）受容体に結合すると，ホスファチジルイノシトール（PI）レスポンスを惹起し，プロテインキナーゼCなどを介して心肥大などが生じる．また，エンドセリン-1は強力なアルドステロン産生促進因子である．心不全患者に対してエンドセリン受容体拮抗薬が臨床応用されたが，よい結果は得られなかった．

COLUMN 心筋梗塞に対する有用性

J-WINDのANP studyでは，初回急性心筋梗塞の再灌流後に，hANPを0.025μg/kg/minで持続投与することにより，プラセボ群に比して梗塞サイズを14.7％減少させ（2A），慢性期の心機能を維持し（2B），再灌流障害を抑制し（2C），長期的にも心臓死と心不全の発症の複合エンドポイントを抑制した（2D）[6]．この検討から，hANPは心不全だけでなく，心筋梗塞にも有用であると考えられる．

同様に，初回前壁心筋梗塞の再灌流後に，hANP 0.025μg/kg/minとニトログリセリンの0.4μg/kg/min持続投与を比較した試験でも，hANP群のほうが，より心機能を改善した[7]．

なお，これらはいずれもわが国における検討である．

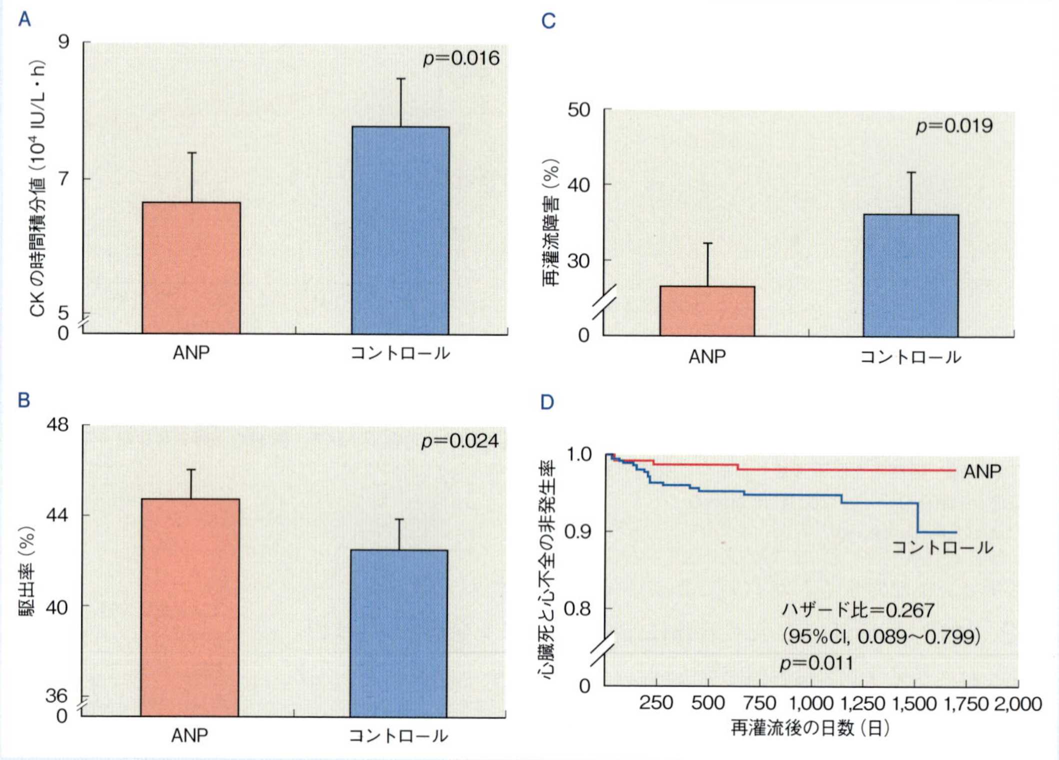

2 心筋梗塞に対するhANPの有用性
(Kitakaze M, et al. *Lancet* 2007[6] より)

> **Key word**
> **クリアランス受容体**
> ANP・BNP・C型ナトリウム利尿ペプチド（CNP）と結合し，分解する受容体である．肺や腎臓に多く分布し，結合能はANP＞CNP＞BNPの順である．

kg/minまで使用できる．

- 血管拡張作用により降圧を生じるので，重篤な低血圧，心原性ショック，右室梗塞，脱水症例では禁忌である．

GC-A受容体ノックアウトマウスから学ぶこと

- hANPの標的受容体は，膜型グアニル酸シクラーゼであるGC-A受容体である．この受容体をノックアウトすることにより，hANPおよび

GC-A 受容体の意義を検討することができる[5].

- GC-A 受容体欠損マウスは，野生型に比べて血圧が高い．容量負荷に対する利尿効果が認められない．血圧の上昇に比べて，心肥大・線維化が著明である．
- 心筋細胞のみに GC-A 受容体を発現させたマウスでは，心筋サイズは GC-A 受容体欠損マウスよりも小さい．
- これらのことから，hANP は降圧・利尿だけでなく，心肥大・線維化を抑制する効果があると考えられる．
- また，BNP 過剰発現マウスからも，ANP・BNP の臓器保護作用を知ることができる．

hANP の臓器保護作用

- hANP は心不全患者や心筋梗塞患者において，レニン，アルドステロン，エンドセリン-1，バソプレシンなどの産生，分泌を抑え，また，交感神経活性を抑制する．また，抗酸化，抗炎症作用も併せもつ．
- これらの結果として，心・血管においては，肥大，リモデリング，線維化の抑制，また，梗塞サイズの減少，心機能改善といった，心・血管保護作用を示す (腎保護作用に関しては次項[*1]参照)．
- これらの臓器保護作用は，RAA 系抑制薬ときわめて似ている．

(小武海公明，吉村道博)

文献

1) 小武海公明，吉村道博．利尿薬の有用性．*Mebio* 2008；25 (7)：38-45.
2) 吉村道博．心不全の重症度と ANP，BNP．*Heart View* 2006；10：430-437.
3) Komukai K, et al. Decrease renal function as an independent predictor of re-hospitalization for congestive heart failure. *Circ J* 2008; 72: 1152-1157.
4) Saito Y, et al. Clinical application of atrial natriuretic polypeptide in patients with congestive heart failure: Beneficial effects on left ventricular function. *Circulation* 1987; 76: 115-124.
5) Lopez MJ, et al. Salt-resistant hypertension in mice lacking the guanylyl cyclase-A receptor for atrial natriuretic peptide. *Nature* 1995; 378: 65-68.
6) Kitakaze M, et al, J-WIND investigators. Human atrial natriuretic peptide and nicorandil as adjuncts to reperfusion treatment for acute myocardial infarction (J-WIND): Two randomised trials. *Lancet* 2007; 370: 1483-1493.
7) Hayashi M, et al. Intravenous atrial natriuretic peptide prevents left ventricular remodeling in patients with first anterior acute myocardial infarction. *J Am Coll Cardiol* 2001; 37: 1820-1826.

Further reading

1) Kasama S, et al. Effect of atrial natriuretic peptide on left ventricular remodelling in patients with acute myocardial infarction. *Eur Heart J* 2008 ; 29: 1485-1494.
2) Levin ER, et al. Natriuretic peptides. *N Engl J Med* 1998; 339: 321-328.

Memo

nitrates とどう違うか

hANP は，細胞内 cGMP を増加させ，G キナーゼを介して効果を発現する．しかし，同じように cGMP を増加させるはずである NO ドナーの nitrates の効果は，必ずしも ANP と同様でない．nitrates も心不全治療にある程度有効であるが，RAA 系・交感神経系の亢進を抑制することができない．今後 particulate guanylyl cyclase と soluble guanylyl cyclase の作用の違いの検討が必要である．

Memo

GC-A 受容体作動薬の開発

心不全患者における hANP の有用性はすでに確立されたといってよいが，現在経静脈投与しかできないのが難点である．今後，経口の GC-A 受容体作動薬の開発がまたれる．

Key word

バソプレシン

バソプレシンは，下垂体後葉から分泌されるホルモンであり，アルギニンバソプレシン (AVP)，抗利尿ホルモン (ADH) とも呼ばれている．ANP により，産生が抑制される．主に V_2 受容体に作用し，アデニル酸シクラーゼの活性化を介して cAMP 濃度を上昇させ，尿細管腔側への水チャネルのエキソサイトーシスを誘導し，水の再吸収を増大させる．現在 $V_{1/2}$，あるいは V_2 受容体拮抗薬が利尿薬として臨床試験中である．

hANP（腎臓から）

Point

- ▶循環器領域での尿量低下は，腎髄質血流低下がその一因である．
- ▶hANP の血行動態に対する主な作用は，糸球体血流の増加と腎髄質血流の増加である．
- ▶レニン・アンジオテンシン・アルドステロン系抑制作用が臓器保護作用を担う．

正常での腎生理

- 腎血流量は毎分約 800 ～ 1,000 mL で心拍出量の約 20 %であり，その重量から比較すると他の臓器よりも血流は豊富である．
- 腎は❶のように腎門部から分かれて流入した数本の腎動脈が，腎皮髄境界から弓状動脈を経て葉間動脈として皮質糸球体へ流入する．皮質血流のうち，髄質へ還流する血流は 10 %にすぎない．
- 尿細管では糸球体濾過量の 99 %が再吸収され，実際の尿量は約 1 %であり約 1.5 ～ 2 L に上る．実際には 150 L 以上の原尿が糸球体で濾過されている．

腎不全時の腎生理

- 腎前性の場合，腎血流低下が起こっており，腎髄質血流も同様に低下するため，糸球体濾過量減少（GFR 減少）と髄質の血流の低下による尿細管障害が起こる．
- 腎実質性の場合も，腎炎をベースにするような状態ではなく，急性尿細管壊死かまたはその前段階では，腎前性と同様の虚血性か薬剤を中心とした腎毒性の障害が生じる．

Memo
腎毒性は抗生物質，造影剤，抗癌剤などの薬剤を中心とした外因性と，骨髄腫，ミオグロビン，結晶などの糸球体や尿細管による糸球体濾過量減少（GFR 減少）と尿細管障害を中心とした内因性のものがある．

hANP の効果

腎臓に対する作用（❷）

- 腎臓に対する作用には，以下のものがある．
  ① 糸球体に対する効果：輸入細動脈拡張作用とメサンギウム細胞弛緩作用があり，糸球体内圧を制御しながら糸球体濾過量を増加させる．

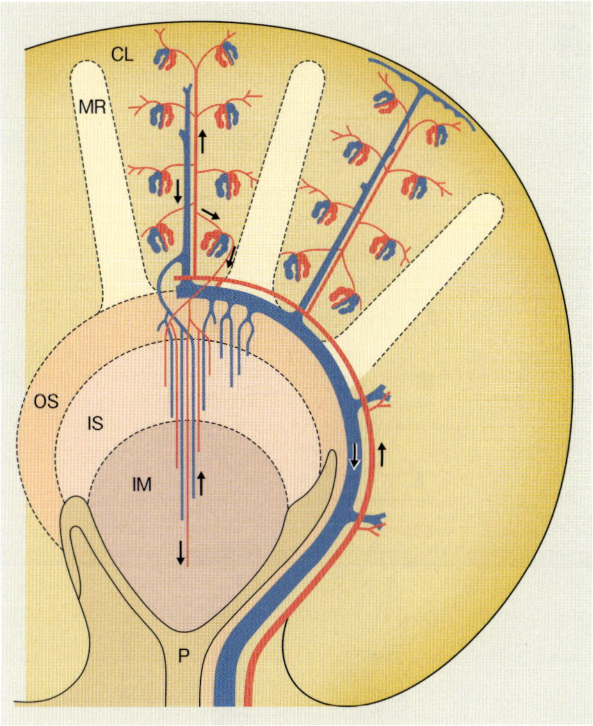

❶ 腎臓での血管系

糸球体を還流した血液は約90％が体循環に戻り，残りの10％が髄質まで還流する．これは，腎髄質の血流が相対的に低く，障害を受けやすいことを意味している．

CL：cortical labyrinth, MR：medullary rays, OS：outer stripe of outer medulla, IS：inner stripe of outer medulla, IM：inner medulla, P：papillary ducts.

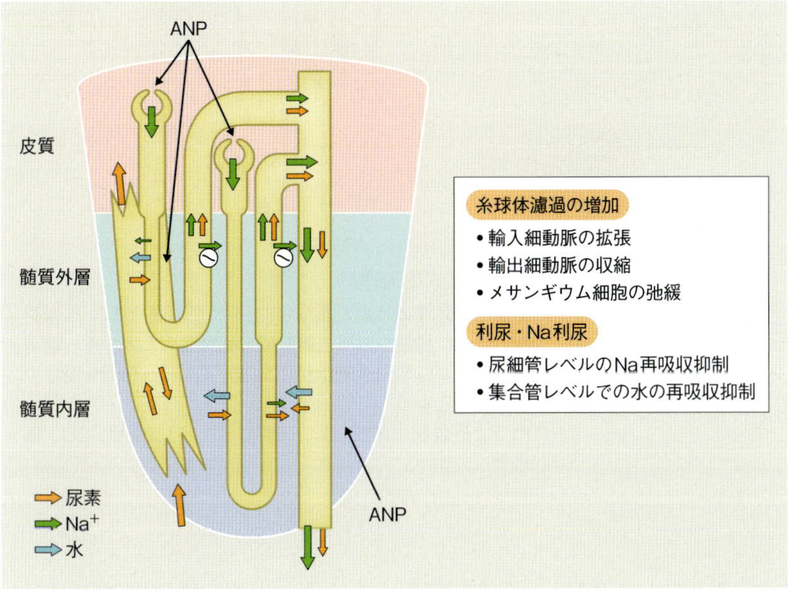

❷ hANPの腎における作用

ANPのNa^+利尿機序を示す．
左はANPのない場合，右の表はANPによる変化を示す．
矢印の大きさの変化は輸送量，流量の変化を示す．

② 尿細管に対する効果：Na再吸収抑制によるNa利尿作用，水再吸収抑制による利尿作用（利尿作用とNa利尿作用）．

③ 腎血管に対する効果：腎髄質への直血管の拡張による腎髄質外層低灌流抑制効果．

④ 腎臓内での細胞に対する効果：レニン・アンジオテンシン・アルド

COLUMN 尿細管のエネルギー消費に注目

ネフロンは複数個のセグメントに分かれていて，糸球体から集合管までを1つの機能的集団としている．そのなかで，尿細管は糸球体以上に多くの物質代謝に関与している．特に再吸収機能はダイナミックで，糸球体から濾過されたNaの99％を再吸収しているほか，蛋白，グルコース，アミノ酸，その他の電解質などの再吸収や，β_2ミクログロブリン，尿素窒素の分泌など，その仕事量は多く，エネルギー環境や構造的環境の変化の影響を受け，その他再吸収したさまざまな物質から障害を受ける．腎髄質外層では，尿細管にHenle上向脚でのNa^+-K^+-$2Cl^-$共輸送体を介したNa再吸収が盛んに行われており，エネルギー消費も大きい．ショック状態や貧血状態をはじめ，低酸素下では糸球体濾過量の低下とともに尿細管障害はより大きなものになる（**1**）[1]．

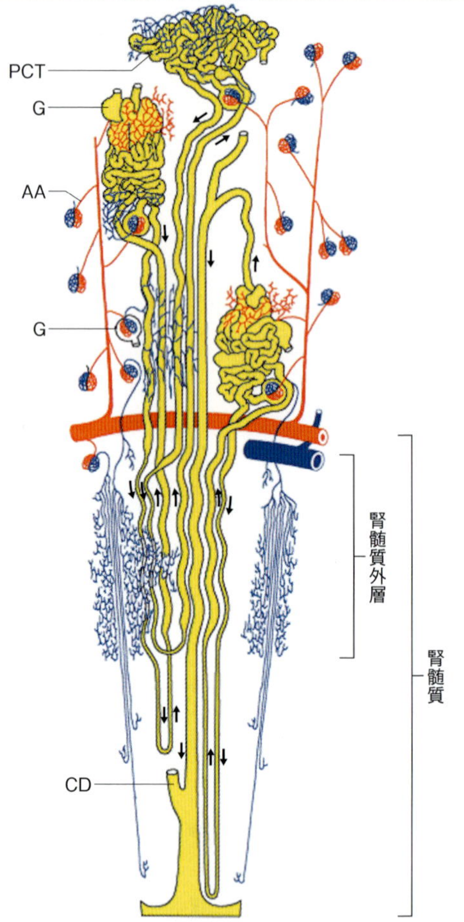

1 腎臓での尿細管

尿細管では濾過された原尿の約99％が再吸収され，1％が尿となって排泄される．再吸収には多くのエネルギーが消費されるが，髄質外層は特に血流が乏しく，障害を受けやすい構造となる．

PCT：近位曲尿細管，G：糸球体，AA：弓状動脈，CD：集合管．

ステロン（RAA）系抑制作用を中心とした細胞増殖抑制作用をもつ[2,3]．

心臓に対する作用

- 心臓に対する作用には，以下のものがある．
  ① 血管拡張による血圧低下作用，利尿効果によるうっ血改善により前負荷，後負荷軽減作用をもつ[4]．

② RAA 系の抑制作用.
③ 心臓局所での心筋肥大抑制，心筋線維化抑制作用による障害後の心筋安定化.
④ 急性心筋梗塞の左室リモデリング抑制効果.

hANP の効果を最大限に高めるために

- hANP には多彩な作用があるために，使用するときに目的をはっきりさせることが重要である.
- 心不全や急性腎不全，肺うっ血などで利尿効果を最大限に上げたいときは，以下のことを念頭に入れていただきたい.

① 低用量から開始：hANP の最大の副作用は，急激な血圧低下による二次性の腎血流低下であるため，薬剤性腎不全を誘発することになりかねない．少なくとも極端に高い用量設定は避ける必要がある.
② 血圧低下に備えて，糸球体血流増加と血流安定を考えドーパミン少量を併用する.
③ 利尿薬は少量を持続投与する（糸球体濾過が低下していれば利尿薬の効果はもちろん減少する）.
④ 酸素投与，貧血改善を積極的に行う：腎血流低下，尿量低下の原因の一つとして腎髄質低灌流があり，腎髄質低酸素を改善する.

- 利尿よりもむしろ臓器保護をイメージする場合は，どちらかというと RA 系抑制のイメージを強くもちながら治療する.

① 短時間使用は控える：腎に対しては細胞増殖・間質線維化抑制，局所サイトカイン抑制，髄質血流増加など，比較的長期間での保護効果が期待できる薬剤であり，1 週間単位での使用を考慮したい.
② 臓器特有のマーカーを選び，治療の効果判定をし，無駄な投与は控える（たとえば，尿量は必ずしも腎機能のマーカーではない．蓄尿でのクレアチニンや Na 排泄量を一つのマーカーとして増加の推移をみるのも有効である）.

（笠原正登，向山政志，中尾一和）

Memo
フロセミドの作用
フロセミドの作用点はループにある遠位尿細管上向脚の Na^+-K^+-$2Cl^-$ 共輸送体で，Na^+，K^+-ATPase により Na 再吸収抑制が行われる．エネルギー的には腎保護であるが，その半減期が短く（約 3 時間程度），効果を及ぼしている約 6 時間はその消費が低下し腎保護的に働くが，その効果が減少する時期には逆に Na 再吸収が増加するために，低用量持続投与が有効と考えられている[1].

文献

1）笠原正登ほか．急性腎障害（AKI）の保存的診療—造影剤腎症．*Intensivist* 2009；1：543-550.
2）Kasahara M, et al. Ameliorated glomerular injury in mice overexpressing brain natriuretic peptide with renal ablation. *J Am Soc Nephrol* 2000; 11: 1691-1701.
3）Suganami T, et al. Overexpression of brain natriuretic peptide in mice ameliorates immune-mediated renal injury. *J Am Soc Nephrol* 2001; 12: 2652-2663.
4）Saito Y, et al. Clinical application of natriuretic polypeptide in patients with congestive heart failure: Beneficial effects on left ventricular function. *Circulation* 1987; 76: 115-124.

抗不整脈薬

Point

- CKDでは，不整脈の頻度と心臓突然死のリスクは高い．
- しばしば心疾患を伴っており，cardiorenal syndromeを形成する．
- 抗不整脈薬の適応をよく考え，腎からの排泄障害による抗不整脈薬の蓄積と副作用を回避する．

CKD患者の不整脈の背景

- CKDの患者では，高血圧，糖尿病，脂質代謝異常の合併が多く，左室肥大，冠動脈疾患，左室機能不全を認めることが多い．
- CKD〜腎不全状態は心機能障害をきたす（cardiorenal syndrome）．
- 尿毒症物質の蓄積，血圧変動，貧血，体液量の変化，電解質異常，アシドーシス，薬物の蓄積などが不整脈発生に影響する（❶）．
- CKDの患者では，不整脈，心停止，心臓突然死のリスクが高く，透析患者では，致死的不整脈が約6〜7％に発症するとされている．

CKD例にみる不整脈

徐脈

洞不全症候群

- CKDの患者では高カリウム血症になりやすい．
- 軽度の高カリウム血症でも自動能が抑制され，洞不全症候群が顕在化する（❷）．
- 透析直前に顕在化するものがある（❸）．
- β遮断薬，Ca拮抗薬，ジギタリスも徐脈を引き起こす．

房室ブロック

- 腎不全が進行するほど完全房室ブロックの頻度は高くなる．
- 刺激伝導系における線維化，石灰化，二次性アミロイド沈着のために発生する．
- 高カリウム血症が房室結節やHis-Purkinje系の伝導を抑制し，房室ブロックの原因となる場合もある．

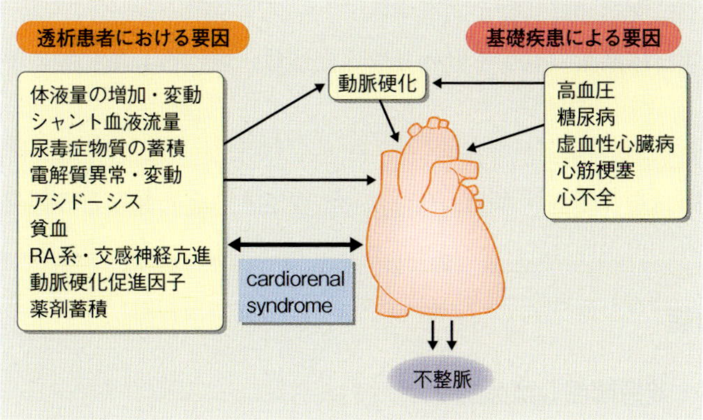

❶ 腎機能低下例の不整脈発生要因

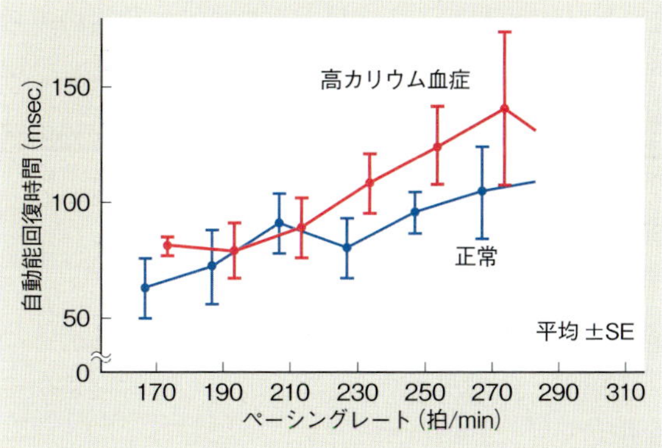

❷ 軽度の高カリウム血症による洞機能不全

イヌでカリウムを投与し 3.5±0.2 から 5.8±1.0 mEq/L と軽度の高カリウム血症を作製すると，洞結節自動能回復時間が有意に延長する．期外刺激で不整脈も出やすくなる．

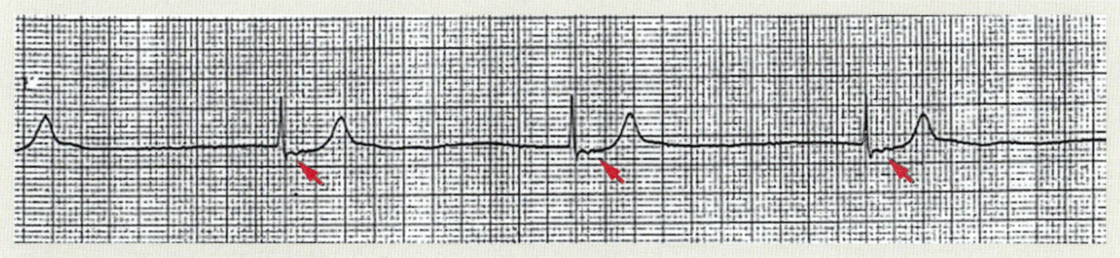

❸ 透析例における洞不全症候群

慢性透析患者で透析直前にみられた徐脈．房室結節からの毎分 26 拍の補充収縮で心房への逆伝導（矢印）がみられる．背景に洞徐脈または洞静止が考えられる．透析開始まもなく正常洞調律に移行した．

心房性不整脈

心房期外収縮

- 透析患者の 50 ～ 80 %と高頻度に出現する．
- 体液貯留など心房負荷が関与する．

心房細動，心房粗動

- 体液貯留など容量負荷による心房拡大のほか，高齢，高血圧などが影響している．
- 発症には心房の炎症や酸化ストレスが関与し，RA 系も背景にかかわる．

- 腎機能低下では交感神経活動が亢進する．
- 透析中の急激な体液量の減少や低カリウム血症は，発作性心房細動の要因となる．

その他

- 発作性上室頻拍や WPW（Wolff-Parkinson-White）症候群などの偶発例もありうる．

心室性不整脈

心室期外収縮・非持続性心室頻拍

- CKD では，腎機能が低下するほど多くなり，70 ～ 80 %にみられる．
- Lown 分類での 4A または 4B は 20 %，3 連以上ものは 6 %前後にみられる．
- 血液透析例では修了時に最も頻度が増加し，以後減少するものが多いが，他のパターンを示すものもある（❹）．

持続性心室頻拍・心室細動

- 持続性心室頻拍・心室細動は高度腎機能低下例で多くなる．
- 突然死などの生命予後に関与するため，慎重な対応が必要である．
- 背景には冠動脈疾患，心肥大，線維化などがあり，リエントリーを引き起こす不整脈基質を形成する．
- 腎機能障害例では，コントロール群に比べて QT dispersion が大きく，QT 時間が延長しているとの報告もある．
- K チャネル抑制作用を有する I 群薬の蓄積では，QT 延長と torsade de pointes に注意する（❺）．

> **Key word**
> QT dispersion
> 12 誘導心電図での最大 QT 間隔と最小 QT 間隔の差であり，心室筋の再分極時間の不均一性の指標と考えられる．心疾患の予後予測因子として注目されている．正常値は一般に 40 ～ 50 msec で，65 msec が上限とされる．

不整脈の治療

- CKD では心疾患，心不全，高血圧，神経体液性因子の異常などのため，さまざまな不整脈が合併する．
- その診断は通常の心電図およびホルター心電図などで可能であるが，持続する動悸，失神やショックを伴うものでは，入院しての精査が望まれる．
- 治療にあたり CAST 研究も念頭におく．
- 不整脈の原因や要因を検索し，あれば除去する．
- 心筋虚血の改善，血圧のコントロール，貧血のコントロール，電解質の是正，1 回の透析あたりの除水量の調整などを行う．
- 不整脈の治療には，薬物治療に拘泥せず，カテーテル治療，ペースメーカ・植込み型除細動器（ICD）の植込みなどを考慮する．
- 抗不整脈薬を用いる場合，過剰投与を避けるため，できれば肝排泄性の薬剤を選択する（❻）．

> **Key word**
> CAST 研究
> 心筋梗塞後の心機能低下例で，心室期外収縮・非持続性心室頻拍を薬剤（Na チャネル遮断薬）で抑制しても，プラセボ群に比べ予後は改善せず，むしろ突然死も増加したという報告．抗不整脈薬の催不整脈作用が想定された．以後心機能低下例では，I 群薬による長期の抗不整脈薬治療は勧められない．

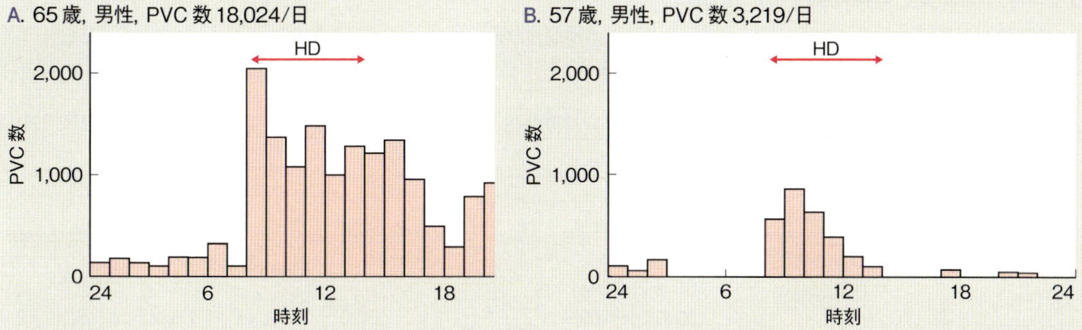

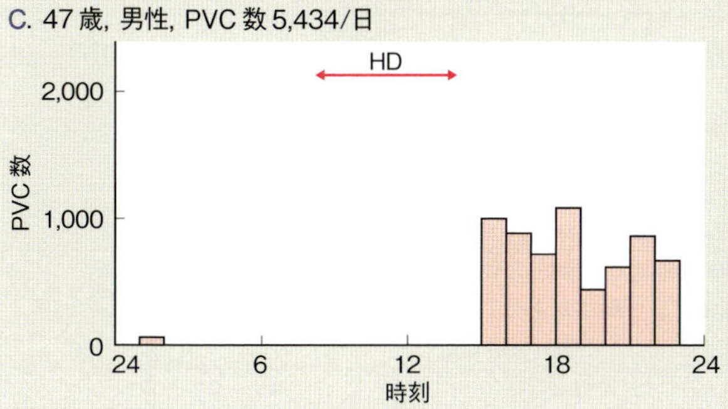

❹ 血液透析と心室期外収縮

透析患者では透析（HD）終了にかけて心室期外収縮（PVC）が多発する例が多い．これは体液除去による血圧の低下，交感神経活動の亢進，電解質の変動などが関与する．透析開始から終了後に認めたり（A），透析中にのみや（B），透析後に頻発するものがある（C）．

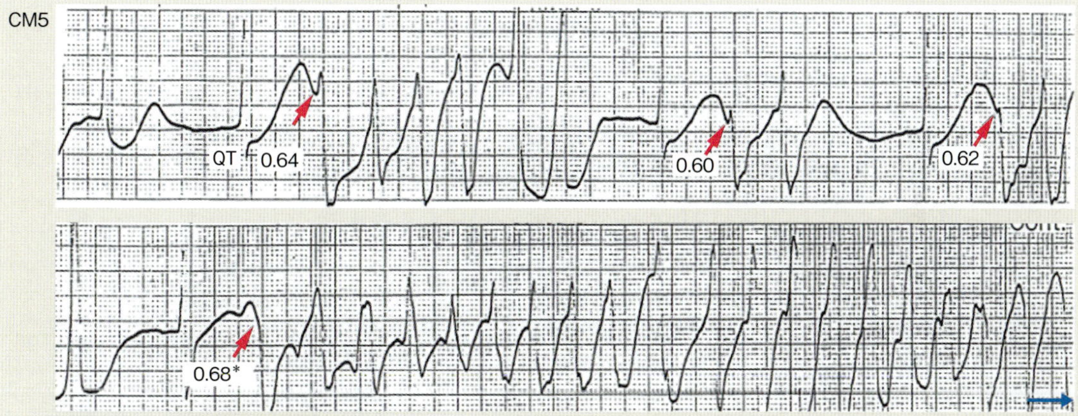

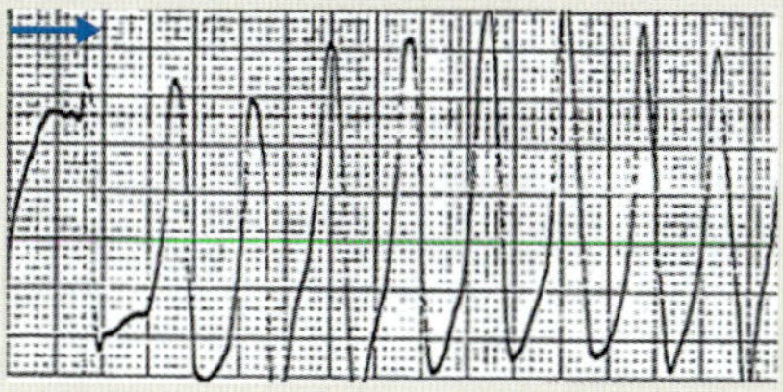

❺ 腎不全例におけるQT延長とそれによるtorsade de pointes

心室期外収縮に対してジソピラミドが数日間投与された．QT間隔は0.68秒と延長し，特徴的な多形性心室頻拍（torsade de pointes）がみられた（＊）．処置は抗不整脈薬の血中濃度が低下するまでペーシングによりQTの短縮を図る．下2段は連続記録．

- 透析性は低いものが多い．
- 薬剤投与後は血中濃度測定や，PQ間隔，QRS間隔，corrected QT（QTc）の変化を確認する．

❻ 主な抗不整脈薬と腎機能低下時の注意点

薬剤名 （商品名）	排泄路（%）	Ccr（mL/min）ごとの薬剤投与量			HD（透析）	透析性	有効血中 濃度（%）	蛋白結合率 （%）
		＞50	10～50	＜10				
リドカイン （キシロカイン）	肝 （95＜）	1回50～100 mg （静注）	腎機能正常者と同じ			×	1.5～6	10～80
メキシレチン （メキシチール）	肝（90）	300～450 mg 分3	腎機能正常者と同じ			×	0.5～2.0	50
プロカインアミド （アミサリン）	腎（60） 肝（40）	1回0.25～0.5 g 3～6 hごと	1回0.25～0.5 g 12 hごと	1回0.25～0.5 g 12～24 hごと		○	3～10	10～23
ジソピラミド （リスモダン）	腎（70）	300 mg 分3	150～200 mg （20≦Ccr＜50） 分1～2	100 mg （Ccr＜20）分1	100 mg 分1	×	1.5～5	32～72
プロパフェノン （プロノン）	肝	450 mg 分3	腎機能正常者と同じ			×	0.05～1.0	76.5～88.7
アプリンジン （アスペノン）	肝	40～60 mg 分2～3	腎機能正常者と同じ			×	0.25～1.25	94～97
シベンゾリン （シベノール）	腎（80）	300～450 mg 分3	50 mg 分1～2	25 mg 分1	低血糖を起こすため禁忌	×	0.27～0.32	46～53
ピルメノール （ピメノール）	腎 （60～70）	200 mg 分2	重篤な腎機能障害患者では薬物の代謝排泄が遅延し，作用が増強する可能性があるので慎重投与			?	0.3～0.4	80
フレカイニド （タンボコール）	腎（85）	100～200 mg 分2	75～150 mg 分2	50～150 mg 分2		×	0.2～0.8	60
ピルジカイニド （サンリズム）	腎	150 mg 分3	1回25～50 mg 分1～2	1回25～50 mg 48 hごと	1回25～50 mg 毎HD後	×	0.36～0.6	27～37
ベプリジル （ベプリコール）	腎（50）	100～200 mg 分2	重篤な腎機能障害患者では薬物の代謝排泄が遅延し，作用が増強する可能性があるので慎重投与			?	0.2～2.0	99
ベラパミル （ワソラン）	肝（80） 腎（20）	120～240 mg 分3	腎機能正常者と同じ	慎重投与		×	0.07～0.2	90～94
ジルチアゼム （ヘルベッサー）	肝（60） 腎（35）	1回10 mg 3分で（静注）	重篤な腎機能障害患者では薬物の代謝排泄が遅延し，作用が増強する可能性があるので慎重投与			×	0.07～0.2	60～75
ソタロール （ソタコール）	腎（75）	80～320 mg 分2	24 hごと	36～48 hごと	毎HD後	○	?	9
アミオダロン （アンカロン）	肝	200 mg 分2	腎機能正常者と同じ			×	0.5～2.0	96
ニフェカラント （シンビット）	肝（50） 腎（50）	0.4 mg/kg/h	重篤な腎機能障害患者では薬物の代謝排泄が遅延し，作用が増強する可能性があるので慎重投与			?	?	86～95
アテノロール （テノーミン）	腎	25～100 mg 分1	25 mg 分1	25 mg 48 hごと	25 mg　HD後 分1	○		＜5
メトプロロール （セロケン）	肝	60～120 mg 分2～3	腎機能正常者と同じ			×		11
ビソプロロール （メインテート）	肝，腎	5 mg 分1	重篤な腎機能障害患者では薬物の代謝排泄が遅延し，作用が増強する可能性があるので慎重投与			×		
ランジオロール （オノアクト）	肝，血漿	0.01～0.04 mg/kg/min	腎機能正常者と同じ					
アトロピン （アトロピン）	腎	0.5～2 mg						50
ATP （アデホス）	諸細胞	120～300 mg 分3	腎機能正常者と同じ			×		
ジゴキシン （ジゴシン）	腎 （60～80）	0.25～0.5 mg 分1	0.125 mg 24 hごと	0.125 mg 48 hごと	0.125 mg 週3～4回	×	0.8～2.0 （ng/mL）	25

アトロピン，ATPおよびジギタリスも含めた．それぞれ徐脈時や，頻拍発作および心房細動の心室レートの是正に用いられる．

（『脳血管障害，腎機能障害，末梢血管障害を合併した心疾患の管理に関するガイドライン』〈JCS 2008〉および『不整脈薬物治療に関するガイドライン』〈JCS 2009〉をもとに作成）

COLUMN 抗不整脈薬の標的

抗不整脈薬が作用する対象には心筋のイオンチャネルと各種受容体がある．イオンチャネルには，Na，K，Ca チャネルがあり，抗不整脈薬はこれらと結合してイオン電流を減少させる．受容体には，β受容体（β遮断薬），ムスカリン受容体（アトロピン），Na-K ポンプ（ジギタリス），プリン受容体（ATP）などがある（1）．

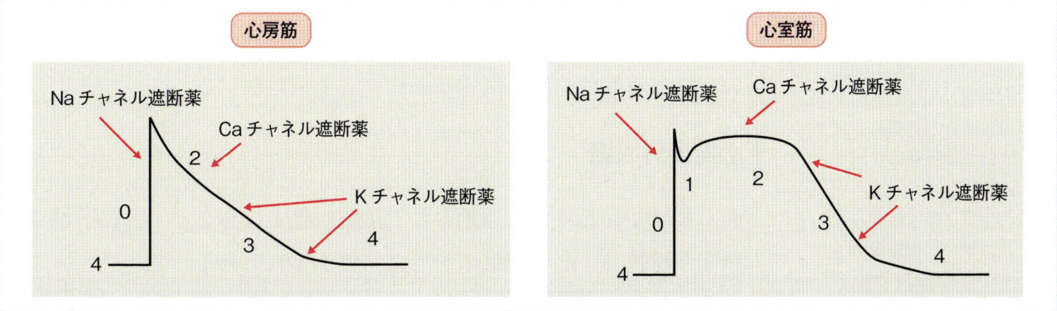

1 活動電位と抗不整脈薬の作用部位

活動電位0相はNaの流入，2相はCaの流入，1相，3相はKの流出により，各チャネルは遮断薬の作用部位（標的）となる．リドカインなどⅠB群薬は心室筋の2相で流れるNa流入を阻害する．

各不整脈に対する抗不整脈薬治療

心房期外収縮

- 生命への危険性は少なく，原則として治療の対象とはならない．
- 自覚症状が強い場合や，透析中の血行動態へ影響する場合は治療対象となる．
- 精神安定薬とβ遮断薬を試みる．肝代謝のメトプロロールが使用しやすい．
- 症状が強い例では Na チャネル遮断薬を用いることもあるが，心機能抑制と QT 延長に注意する．

心房細動

- 発作性心房細動の停止には，シベンゾリン，ピルジカイニド，フレカイニド，ジソピラミドがある．
- 腎排泄性であるため蓄積する危険があり，連続使用はできない．
- 透析中～透析後に発作性心房細動が起こりやすい場合は，除水量やカリウム濃度の調整を考慮する．
- 再発予防は長期投与が必要で，しばしば困難である．
- 洞調律化よりもレートコントロールにより心室レートを適切に保つ．

Memo
抗不整脈薬の分類
Vaughan-William 分類は主な電気生理学的特徴による分類で，今でも用いられている．Ⅰ群は局所麻酔薬で，A，B，C に細分類されている．Ⅱ群は β 遮断薬，Ⅲ群は活動電位持続時間を延長させ，Ⅳ群は Ca チャネル遮断薬である．これにⅤ群としてその他を加えることがある．これらは主作用で分類されているが，ⅠA 群薬はⅢ群作用も有し，Ⅲ群薬はⅠ群やⅡ群薬の作用を有する．
不整脈の成り立ちに必須の項目を受攻因子，その受攻因子を修飾する作用部位（チャネルや受容体）を標的として合理的な抗不整脈薬を選択するという観点から，シシリアン・ガンビット（Sicillian Gambit）の抗不整脈薬表記が用いられる．この表記では作用部位（標的），心電図への作用，心外作用なども記述し，さらに不整脈治療に有用な他の薬剤も合わせ記載されている．

- レートコントロールには β 遮断薬，Ca 拮抗薬を使用する．
- 肝代謝の割合の高いベラパミルも使用しやすい．
- ジゴキシンは，用量と投与間隔を慎重に決める．血中濃度のチェックは有用である．

その他の上室不整脈

- 発作性上室頻拍の停止には，迷走神経反射，ATP がある．
- 無効例では β 遮断薬，Ca 拮抗薬を使用する．
- WPW 症候群における房室回帰頻拍も上記に準じる．

心室期外収縮

- ある程度多発しても，原則として治療対象とならない（CAST 研究）．
- 頻発が持続し，心機能低下をきたす例がまれにある．
- 血液透析中に多発する例では，透析内容を工夫する（❹）．
- β 遮断薬から開始し，心室期外収縮の波形により Ca 拮抗薬や Na チャネル遮断薬などを選択する．
- 副作用は常に注意する．

心室頻拍

- 安定した心室頻拍の停止には，静注可能な抗不整脈薬を用いる．
- 最近ではアミオダロン，プロカインアミド，ニフェカラントが用いられ，代替としてリドカインが用いられる．
- プロカインアミドやジソピラミドは，K チャネルの抑制作用があるので，QT 延長に注意する（❺）．
- 薬剤抵抗性の心室頻拍に適応となるニフェカラントも，50 %が腎排泄性であり，常用量の 1/4 以下から慎重に使用する．
- 再発防止にはアミオダロンまたはソタロールを使用するが，アミオダロンは肝代謝性で，腎機能障害の患者でも使用しやすい．ソタロールはほとんどが腎排泄である．
- Ⅲ群薬の使用時は，心電図での QT 間隔を確認する．
- 持続性心室頻拍の予後は不良であり，ICD が第 1 選択となる．

心室細動

- 心室細動の停止に難治例では，アミオダロンやニフェカラントが用いられる．
- 長期治療としての単独での抗不整脈薬治療の役割はなく，ICD に併用して作動回避に努める．

まとめ

- CKD の患者では，さまざまな要因が関与し，不整脈，心停止，心臓突然死のリスクが高い．
- 腎機能障害により薬物の血中濃度が過剰となり，催不整脈作用が出現する危険が高い．
- 薬物動態および透析性を理解して，抗不整脈薬を使用する．
- 薬剤を使用する前に，不整脈の原因や要因を検索し評価する．

（高山亜美，相澤義房）

Memo

薬物解離速度

Ⅰ群薬では Na チャネル薬物解離速度を考慮する．

薬剤はチャネルの特定の状態に結合し（チャネルゲートが開いた活性化時または続いてゲートが閉じたときの不活性化時），その後薬物は解離する．

薬物とチャネルが結合すると Na チャネルが遮断されるが，解離の遅い薬剤または短い間隔での興奮では，薬物の解離が完了しないため，Na チャネル遮断作用が強くなる．

薬物解離速度が速い薬物（fast drug）にはリドカイン，メキシレチンがあり，プロカインアミド，アプリンジン，プロパフェノンは intermediate drug，フレカイニド，ピルジカイニド，ピルメノール，シベンゾリン，ジソピラミドなどは slow drug である．slow drug では洞調律時にも遮断作用がみられ，頻脈で一層著明となり，その結果 QRS 幅は著しく延長する．

参考文献

1）Bongartz LG, et al. The severe cardiorenal syndrome: ‘Guyton revisited’. *Eur Heart J* 2005; 26: 11-17.
2）Morikawa M, et al. Effects of moderate hyperkalemia on sinus node. Evaluation in anesthetized dogs. *ASAIO Trans* 1990; 36: 40-42.
3）Go AS, et al. Chronic kidney disease and the risks of death, cardiovascular events, and hospitalization. *N Engl J Med* 2004; 351: 1296-1305.
4）Sarnak MJ, et al. Kidney disease as a risk factor for development of cardiovascular disease. A statement from the American Heart Association Councils on Kidney in cardiovascular disease, high blood pressure research, clinical cardiology, and epidemiology and prevention. *Circulation* 2003; 108: 2154-2169.
5）Patfrey PS, et al. The clinical course of left ventricular hypertrophy in dialysis patients. *Nephron* 1990; 55: 114-120.
6）相澤義房，筒井牧子．透析患者の不整脈の診断．透析患者の循環器合併症—その管理と治療のこつ．東京：中外医学社；1997.

スタチン

Point

- CKD 患者は脂質異常症を合併しやすい.
- スタチンは，CKD ステージ 1 ～ 4 の患者の心血管リスクを顕著に低下させる.
- スタチンを用いて LDL-C 120 mg/dL 未満（できれば 100 mg/dL 未満）を目標とする.
- 維持透析（ステージ 5）患者におけるスタチンの有用性に関して結論はでていない.
- CKD ステージ 4，5 ではフィブラート系薬剤は禁忌である.
- スタチンは蛋白尿減少効果と腎機能障害の進行抑制効果がある.

CKD 患者における脂質異常症のメカニズム

- CKD 患者では高 TG（トリグリセリド）血症，高 VLDL（超低比重リポ蛋白）血症，低 HDL（高比重リポ蛋白）血症，低アポ A-I 血症などの脂質代謝異常を合併することが多い.
- CKD 患者では，LCAT（レクチン-コレステロールアクリルトランスフェラーゼ）の活性が低下し，末梢組織でのコレステロールの引き抜きや HDL 粒子の成熟（コレステロールに乏しい HDL3 からコレステロールに富む HDL2 への成熟）が障害されるため，低 HDL-C 血症となる.
- CKD 患者では，CETP（コレステロールエステル転送蛋白）が増加することで HDL 中のコレステロールエステルが低下し，低 HDL-C 血症となる.
- CKD 患者では LPL（低比重リポ蛋白）活性を抑制するアポ C-Ⅲが増加するため，LPL 活性が低下し，トリグリセリドの分解が抑制されることから，高 TG 血症を呈する.
- 脂質異常症は CKD 進行の危険因子である.

軽度から中等度の CKD 患者におけるスタチンの効果

- スタチンは心血管イベント発症を明らかに予防する[1].
- スタチンは，微量アルブミン尿および蛋白尿を減少させる.
- スタチンは eGFR の低下を抑制する.
- LDL-C 低下療法における第 1 選択薬はスタチンである（❶）.

Key word
スタチンの多面的効果（pleiotropic effects）
スタチンは，肝細胞におけるコレステロール合成だけでなく，全身の細胞のコレステロール合成を抑制する．また，ゲラニルゲラニル化を抑制することによって，RhoA，Rac1，cdc42 などの低分子量 G 蛋白を不活性化する．それによって，スタチンは抗炎症作用，内皮細胞機能改善作用などの多面的効果をもたらす．

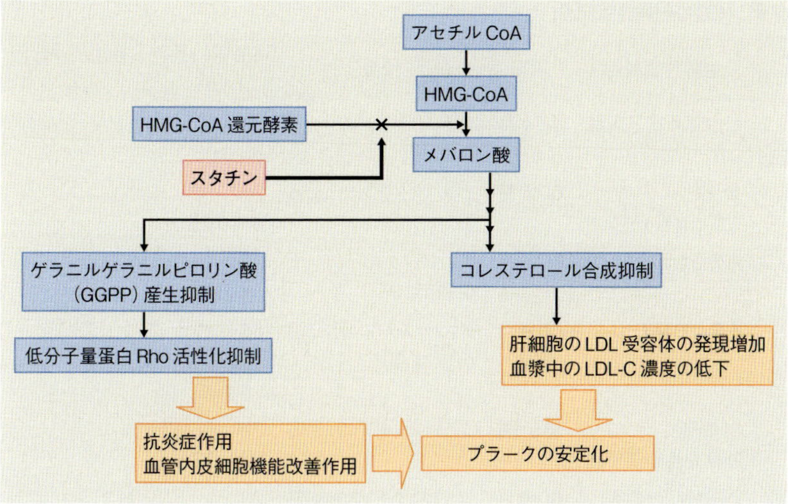

❶スタチンの作用

スタチンは LDL-C を低下させる作用のほか，ゲラニルゲラニル化を阻害して，低分子量 G 蛋白を不活性化する作用をもつ．それによって，抗炎症作用，血管内皮細胞機能改善作用をもつ．

❷リスク別脂質管理目標値

治療方針の原則	カテゴリー		脂質管理目標値（mg/dL）		
		LDL-C 以外の主要危険因子*	LDL-C	HDL-C	TG
一次予防 まず生活習慣の改善を行った後，薬物治療の適応を考慮する	I（低リスク群）	0	＜160	≧40	＜150
	II（中リスク群）	1～2	＜140		
	III（高リスク群）	3以上	＜120		
二次予防 生活習慣の改善とともに薬物治療を考慮する	冠動脈疾患の既往		＜100		

脂質管理と同時に他の危険因子（喫煙，高血圧や糖尿病の治療など）を是正する必要がある．

*LDL-C 値以外の主要危険因子：加齢（男性≧45歳，女性≧55歳），高血圧，糖尿病（耐糖能異常を含む），喫煙，冠動脈疾患の家族歴，低 HDL-C 血症（＜40 mg/dL）．

糖尿病，脳梗塞，閉塞性動脈硬化症の合併はカテゴリーIIIとする．

（日本動脈硬化学会〈編〉．動脈硬化性疾患予防ガイドライン 2007 年度版．2008[6] より）

●動脈硬化性疾患予防ガイドライン 2007 年度版では，CKD はカテゴリーIII（高リスク群）には入っていなかったが，2008 年度版の脂質異常症治療ガイドではハイリスク群に加えられた[2]．このガイドでは，LDL-C の管理目標値は 120 mg/dL 未満であり，可能ならば 100 mg/dL 未満を目指すことが推奨されている（❷）．

Key word

血管石灰化

CKD 患者に頻繁にみられる血管石灰化は，メンケベルグ（Mönckeberg）型石灰化と呼ばれるもので，主に中小動脈にみられる．このタイプの石灰化は軟骨様組織の形成はほとんどみられず，基質小胞を介する膜性骨化様骨形成に類似している．円周性に起こり，血管の伸展性は低下する．スタチンは血管石灰化を抑制するという報告がある．

❸ CKD患者を対象にしているスタチンの大規模臨床試験

試験名	対象	主要評価項目	期間	治療	相対リスク低下（%）	絶対リスク低下（%）
PREVENT IT	微量アルブミン尿，GFR＞60，1,439人	心血管死亡，入院	46か月	プラバスタチン40 mg/日	13 p=0.65	N/A
HPS	Cr 1.3～2.3 mg/dL CHD，DM，PAD	全死亡，主要心血管イベント	60か月	シンバスタチン40 mg/日	28 p＜0.05	11
TNT	安定しているCHD GFR＜60	主要心血管イベント	60か月	アトルバスタチン80 mg/日 or 10 mg/日	32 p＜0.0003	4
TNT	安定しているCHD DM 1,431名，546名はCKD（GFR＜60）	主要心血管イベント	60か月	アトルバスタチン80 mg/日 or 10 mg/日	65 p=0.04	7
CARE	CHD Ccr＜75，1,711人	CHD死亡，非致死性心筋梗塞	58.9か月	プラバスタチン40 mg/日	28 p=0.02	4
PPP	GFR 30～59，4,491人 GFR＜60～89，12,333人	心筋梗塞，CHD死亡，冠動脈インターベンション	60か月	プラバスタチン40 mg/日	23 p=NS	6.3
ALERT	腎移植，2,102人 GFR＜60～89	主要心血管イベント	60か月	フルバスタチン40 mg/日 or 80 mg/日	17 心筋梗塞 35（p=0.005）	N/A p＝0.139 心臓死/非致死性
4D	透析，2型DM 1,255人	致死性・非致死性心筋梗塞，脳卒中	48か月	アトルバスタチン20 mg/日	8 p=0.37	N/A
AURORA	透析 2,775人	心血管死亡，非致死性心筋梗塞，脳卒中	45か月	ロスバスタチン10 mg/日	4 p=0.59	N/A

CHD：冠動脈疾患，DM：糖尿病，PAD：末梢動脈疾患.

Memo
Friedewaldの式
血清LDL-Cを直接測定する方法はいまだに標準化されていない．これまでの大規模臨床試験でのLDL-C値はすべて，Friedewaldの式（LDL-C＝TC－HDL－TG/5）で算出されたものである．

Memo
横紋筋融解症を発症しやすい背景[2)]
① 高齢（特に女性）感染，外傷，手術など
② 過量の飲酒
③ 肝機能障害
④ 腎機能障害
⑤ 薬剤併用時（フィブラート，マクロライド，アゾール系抗菌薬，プロテアーゼ阻害薬，シクロスポリン，アミオダロン，Ca拮抗薬，ベンゾジアゼピン）

- LDL-C値が目標値に到達できない場合，小腸コレステロールトランスポーター阻害薬（エゼチミブ）との併用が推奨される[1-3)].
- CKDでは高TG血症，低HDL血症を伴うことが多いため，non-HDLを算出し，130 mg/dL未満を目指すことも推奨される．フェノフィブラートとの併用は，後述するようにミオパチおよび横紋筋融解症のリスクが上がるため，原則禁忌である．

CKD患者においてスタチンが心血管イベントを抑制するエビデンス[4)]（❸，❹）

- PREVENT IT試験は心血管疾患の既往がなく，微量アルブミン尿を呈する患者1,439人を対象として，プラバスタチン40 mgとプラセボとの比較である．主要評価項目（心血管死亡と入院）で有意差はなかった．心血管イベントの発症件数が少なく，統計的パワーが不足したことによる．
- HPS（Hear Protection Study）試験に登録された冠動脈疾患の既往，糖尿病あるいは脳卒中や末梢動脈疾患をもつハイリスクの患者のうちで，CKD患者（血清クレアチニン値が1.3～2.3 mg/dL）をサブ解析し

❹ スタチンの代謝・排泄経路

	性質	代謝	尿中排泄(%)	糞中排泄(%)
プラバスタチン(メバロチン®)	水溶性	硫酸塩化	20	71
シンバスタチン(リポバス®)	脂溶性	CYP3A4	13	58
フルバスタチン(ローコール®)	脂溶性	CYP2C9 (minor)	6	90
アトルバスタチン(リピトール®)	脂溶性	CYP3A4	2	70
ピタバスタチン(リバロ®)	脂溶性*	UGT	＜2	―
ロスバスタチン(クレストール®)	水溶性	CYP2C9, 2C19 (minor)	10	90

*リバロインタビューフォームより.
UGT：ウリジン5′-ニリン酸グルクロン酸トランスフェラーゼ.
（前田真貴子ほか. 脂質異常症. 2008[5] より）

たところ，シンバスタチン 40 mg 群はプラセボ群に比較し相対リスクで 28 %，絶対リスクで 11 %もの低下が認められた.

- プラバスタチンを用いた 3 つの大規模臨床試験（WOSCOPS, CARE, LIPID）に登録された 19,768 名のうち，ステージ 2 および 3 の CKD 患者では，心血管死，心筋梗塞，血行再建術実施の評価項目において，プラバスタチン群はプラセボ群に比し，相対リスクで 23 %，絶対リスクで 6.3 %もの低下が認められた．一方，正常腎機能患者では，相対リスクで 11.5 %，絶対リスクで 1.9 %の低下のみであった.
- CARE 試験のサブ解析で 1,711 人の CKD 患者（Ccr ＜ 75 mL/min）では，致死性および非致死性心筋梗塞は，プラバスタチン群はプラセボ群に比し，相対リスクで 28 %，絶対リスクで 4 %低下した.
- TNT 試験のサブ解析で 3,107 人の CKD 患者（GFR ＜ 60）では，アトルバスタチン 80 mg 群は 10 mg 群に比較し，致死性および非致死性の心筋梗塞・脳卒中，心停止後の蘇生術施行の主要評価項目において，相対リスクで 32 %，絶対リスクで 4 %低下した．TNT 試験に登録された糖尿病患者 1,431 人のサブ解析で，CKD を合併する糖尿病患者群では，アトルバスタチン 80 mg 群は 10 mg 群に比較し，上記の主要評価項目で相対リスクは 65 %，絶対リスクは 7 %低下した．CKD を合併しない糖尿病患者では有意差はなかった．したがって，CKD 患者ではスタチンによるリスク低下が顕著に認められることを示している．糖尿病を合併した CKD 患者では，よりスタチン治療が有効であった.
- 腎移植患者（n＝2,102）におけるフルバスタチンの効果を検討した ALERT 試験では，主要心血管イベント（心血管死，非致死性心筋梗塞，冠動脈インターベンション）では，フルバスタチン群とプラセボ群に有意差は認められなかった．しかし，副次評価項目のうち，心臓死と非致死性心筋梗塞の複合エンドポイントおよび心血管死亡を，フルバスタチン群は有意に減少させた．

透析患者におけるスタチンの有用性

- これまでに海外での2つの大規模前向き試験の報告がある．
- 4D試験では，1,255人の2型糖尿病患者で2年以上の透析歴がある患者が登録され，アトルバスタチン20 mg群またはプラセボ群に割り付けられ，4年間追跡された．その結果，主要評価項目（心臓死，非致死性心筋梗塞，脳卒中）において両群間には有意差はなく，致死性脳卒中は，逆にアトルバスタチン群で有意に増加した．心血管イベントではアトルバスタチン群で相対リスクは18％減少したが，脳血管イベントではアトルバスタチン群で12％相対リスクが増加した．両群とも心筋梗塞による死亡が21％，そのうち59％が心臓突然死であった．したがって，透析患者での死亡は不整脈に関連していることが多く，スタチンは無効である例が多いのであろう．
- AURORA試験では，透析患者2,775名が登録され，ロスバスタチン10 mgまたはプラセボに割り付けられた．主要評価項目（心血管死，非致死性心筋梗塞，非致死性脳卒中）でも，副次評価項目（全死亡，各心血管イベント）でも両群に有意差はなかった．4D試験と異なり，脳卒中の増加はなかったが，糖尿病患者で脳出血が増加する傾向があった．したがって，AURORA試験は4D試験の結果と同様であり，透析患者ではスタチンの有効性は認められなかった．
- 観察研究によると，スタチンは透析患者でも有効であることが示唆される．現在，6,000人の軽度～中等度のCKD患者（Cr ＞ 1.5 mg/dL），および3,000人の透析患者を対象にして，シンバスタチン20 mg単独またはシンバスタチン20 mgとエゼチミブ10 mgの併用の比較試験（SHARP）が進行中である．

CKDにおけるスタチンの安全性

- ステージ1と2においては，すべてのスタチンは安全に使用できる．
- ステージ3～5では，用量調整の必要はないが，横紋筋融解症のリスクが上がるため，注意を要する．
- フィブラート系薬剤は主に腎排泄であり，ステージ3以上では血中濃度が上昇する．
- ベザフィブラートとフェノフィブラートは，ステージ4以上（GFR ＜ 30 mL/min/1.73 m^2）では禁忌である．スタチンとフェノフィブラートの併用は，ミオパチおよび横紋筋融解症のリスクが上がるため，原則禁忌である．

（倉林正彦）

◉文献

1）日本腎臓病学会（編）．CKD 診療ガイド 2009．東京：東京医学社；2009.
2）日本動脈硬化学会（編）．脂質異常症治療ガイド 2008 年度版．東京：協和企画；2008.
3）Benson D, et al. Chronic kidney disease and statins: Improving cardiovascular outcomes. *Curr Atherosclerosis Rep* 2009; 11: 301-308.
4）Ritz E, Wanner C. Lipid abnormalities and cardiovascular risk in renal disease. *J Am Soc Nephrol* 2008; 19: 1065-1070.
5）前田真貴子ほか．治療薬の代謝と薬物相互作用．山下静也（編）．脂質異常症．大阪：最新医学社；2008．pp.335-343.
6）日本動脈硬化学会（編）．動脈硬化性疾患予防ガイドライン 2007 年度版．東京：協和企画；2008.

エリスロポエチン

Point

- ▶CKD では腎での内因性エリスロポエチン（EPO）産生が低下，腎性貧血を発症し，心疾患，腎疾患の独立した増悪因子となる．
- ▶腎性貧血の ESA（赤血球造血刺激因子製剤）による治療は，CKD に伴うさまざまな合併症予防・治療に有効である．
- ▶ESA 治療は貧血改善を介さない臓器保護効果も期待されている．

Key word
内因性エリスロポエチン
胎生時には肝臓と腎臓，分娩後には腎間質によって産生される赤血球造血ホルモン．

＊1 日本腎臓学会（編）．『CKD 診療ガイドライン 2009』．

Memo
貧血の鑑別に有用な検査項目としては血算（CBC），網状赤血球（Ret），鉄代謝指標，便潜血，C 反応性蛋白（CRP），蛋白分画，EPO，骨髄検査，ビタミン B_{12}（VB_{12}），葉酸，亜鉛，銅，クームステスト，ハプログロビン，Al 濃度，甲状腺機能，副甲状腺ホルモン（I-PTH）などが有用である＊2．

＊2 日本透析医学会（編）．『慢性腎臓病患者における腎性貧血治療のガイドライン（2008 年版）』．

腎性貧血と心疾患，腎疾患との関係

- CKD では内因性エリスロポエチン（EPO）産生が低下し，通常ステージ 3 より貧血患者の割合が増加する（❶）[1]．
- 早期のステージにおいても貧血を呈する症例もあるため，ステージ 3 以降は少なくとも 3～6 か月ごとに 1 度は貧血のチェックを行う＊1．
- 貧血は心不全，CKD の独立した増悪因子となる．
- 近年，この 3 者が一方向性（cycle）ではなく，双方向性（circle）に影響しあって悪循環を形成する心腎貧血症候群（cardio-renal-anemia syndrome：CRA 症候群）が提唱され[2]，貧血治療が勧められている．

腎性貧血の診断

- 日本人における貧血の診断基準は，成人男性ではヘモグロビン（Hb）値＜13.5 g/dL，成人女性では Hb 値＜11.5 g/dL である．
- 貧血をきたすさまざまな疾患を鑑別する必要がある．
- Hb 値＜10 g/dL にもかかわらず，血中 EPO 濃度が 50 U/L 未満であれば，腎性貧血が強く疑われる＊2（❷）．

ESA 治療により期待できる腎に対する効果

- 腎性貧血の赤血球造血刺激因子製剤（erythropoiesis stimulating agent：ESA）治療により，腎機能障害の抑制効果が期待できる[4,5]．
- 腎性貧血の早期治療開始により，腎保護効果が期待できる（❸）[6]．
- しかし，目標 Hb 値を 13.5 g/dL とした貧血改善は，11.3 g/dL とした

COLUMN CRA症候群と貧血治療

CRA症候群とは，2003年にSilverbergらによって提唱された，貧血，心疾患（心不全），CKDが互いに悪影響しあい悪循環を形成，すなわち，貧血は心不全とCKDを，心不全は貧血とCKDを，CKDは貧血と心不全をそれぞれ悪化させるという臨床概念である[2)]（1）．また，貧血が心不全を悪化させる要因，心不全が貧血を悪化させる要因など，それぞれの悪化要因も報告されている[2)]（2）．このなかでも，貧血治療は比較的介入のしやすい部分であり，rHuEPOをはじめとしたESAの使用により，心肥大の改善，CKDの進行抑制などの有用性が示されているなかで，早期の貧血治療の重要性が認識されている．

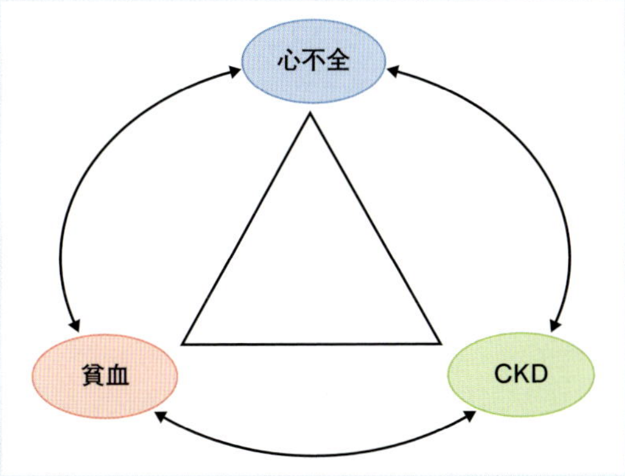

1 CRA症候群

2 貧血，心不全，CKD間の悪影響促進因子

影響の関係	促進因子
貧血→心不全	• 心拍出量の増加 • 心筋酸素供給量と酸素利用能の低下 • 左室肥大の進行
心不全→貧血	• 心筋のダメージによるTNF-αの分泌 • アスピリン使用による消化管出血 • ACE阻害薬の使用
貧血→CKD	• 低酸素によるGFRの低下
CKD→貧血	• EPO産生障害 • 尿毒症による赤血球寿命の短縮 • 食欲低下による鉄不足
心不全→CKD	• RAA系の賦活化による尿細管間質の低酸素状態
CKD→心不全	• 高血圧 • 脂質代謝異常 • インスリン抵抗性 • 慢性炎症 • Ca・P代謝異常など

TNF-α：腫瘍壊死因子α．

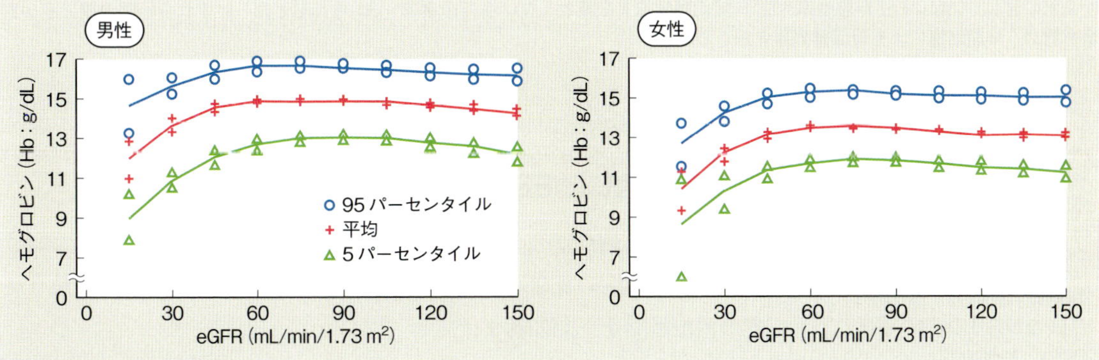

❶ 貧血と腎機能との関連

男女ともeGFRが60 mL/min/1.73 m^2を下回ってくるとHbの低下を認める．以後はeGFRと相関してHbの低下を認める．
（Astor BC, et al. *Arch Intern Med* 2002[1)]より）

場合より，死亡，心筋梗塞，心不全による入院，脳卒中による複合エンドポイントが有意に高いことが報告されている[7)]．

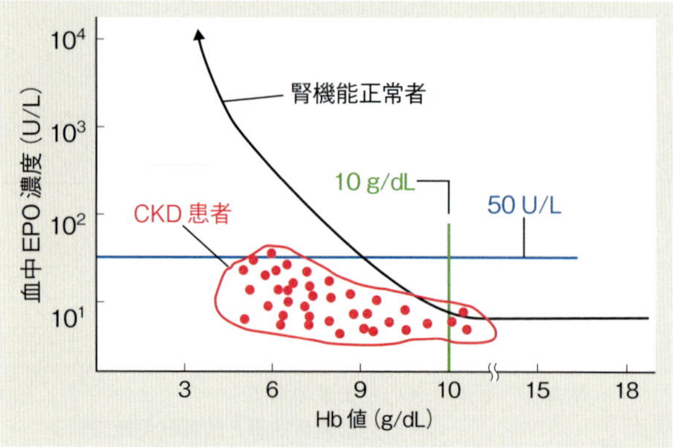

❷ 貧血と血中EPO濃度の関係

腎機能正常患者ではHbが10 g/dL未満（緑線）になると血中EPO濃度が高値となる（黒線矢印）．しかし，CKD患者ではEPO産生の低下のため，相対的欠乏で低値のままでいる（赤点）．すなわち，Hb 10 g/dL未満でも血中EPO濃度が50 U/L未満（青線）の場合には腎性貧血の存在を考える．

（椿原美治ほか．図解CRA症候群．2008[3]より）

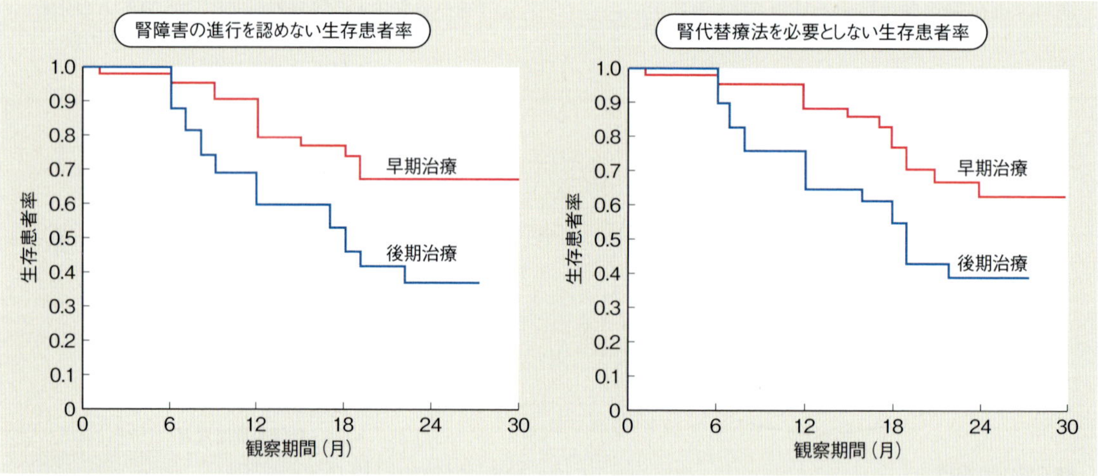

❸ 早期貧血治療による腎保護効果

ESAによる早期治療（Hb≧13 g/dLを保つよう治療）と後期治療（Hb≦9 g/dLで治療開始）で腎障害の進行を認めない（Cr値が2倍に達していない）生存患者率（左），腎代替療法を必要としない生存患者率（右）を比較した．いずれも早期治療で高い割合を認め，早期治療による腎保護効果を示している．

（Gouva C, et al. *Kidney Int* 2004[6]より）

Key word

腎性貧血

腎性貧血とは，腎障害による腎でのEPO産生能低下による貧血をいう．腎性貧血には，赤血球寿命の短縮，造血細胞のEPO反応性の低下，栄養障害なども含まれる．

Key word

ESA

赤血球造血を促進する薬剤の総称．わが国で使用可能なESAはrHuEPOとダルベポエチン アルファのみ．

腎保護を目指したESAの治療戦略

- 腎保護という観点からは早期のESA治療が望ましいが，合併症という観点からは過度の貧血改善は必要ないといえる．これらを踏まえたうえでの治療戦略を下記に示す．

投与開始について

- 保存期CKD患者に対する，ESAの投与開始基準は，腎性貧血と診断され，複数回の検査でHb値が11 g/dL未満となった時点とする．
- 投与については遺伝子組換えヒトエリスロポエチン（rHuEPO）を皮下注で1回6,000単位，週1回投与から開始する．

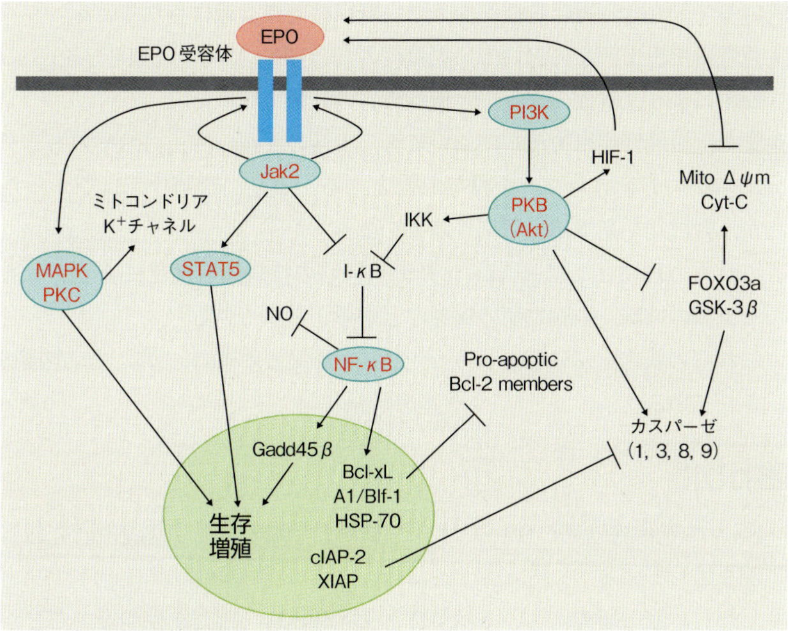

❹ EPOの腎保護効果のメカニズム

EPO が EPO 受容体に結合すると Jak2 が活性化され，さらに STAT5，MAPK，PI3K/Akt シグナルが活性化される．また，Akt シグナルを介して NF-κB が活性化される．いずれを介しても，細胞の生存，増殖につながり，腎保護に寄与していると考えられる．

MAPK：MAP キナーゼ，PKB (C)：プロテインキナーゼ B (C)，STAT：シグナル伝達兼転写活性化因子，PI3K：ホスファチジルイノシトール 3-キナーゼ，NF-κB：核内因子 κB，I-κB：inhibitor κB，IKK：I-κB キナーゼ，HIF-I：低酸素誘導因子，Mito Δψm：ミトコンドリア膜浸透性，Cyt-C：シトクロム *c*.

(Johnson DW, et al. *Nephrology* 2006[10] より)

腎性貧血の治療目標について

- ESA 療法の目標 Hb は 11 g/dL 以上とする．
- 目標の貧血改善効果が得られた場合，rHuEPO は 1 回 6,000 ～ 12,000 単位，2 週に 1 回投与する．
- 投与量や投与回数は，個々の患者の目標 Hb 値に応じて調節していく．

過剰投与に対する注意点

- 貧血の過剰な改善は，ESA 高用量による弊害など，生命予後の悪化をもたらす可能性があるため，Hb 値 13 g/dL を超える場合は ESA を減量または休薬する．
- すでに重篤な心血管合併症を有する患者や，医学的に必要と考えられる患者の上限は 12 g/dL にとどめる*2.

＊2 日本透析医学会（編）．『慢性腎臓病患者における腎性貧血治療のガイドライン（2008 年版）』．

造血を介さない ESA の腎保護効果

- ESA には上記のような貧血改善作用を介した腎保護効果が報告されて

Memo
rHuEPOの投与経路に関しては，投与量の減量効果とそれに基づく医療費削減効果から，静注より皮下注が推奨されている．しかし，きわめて少数ではあるが，皮下注のほうが赤芽球癆の発症頻度が高いことが報告されており，注意が必要である．

いる．しかし，近年造血を介さない腎保護効果も報告されている．

- 急性腎疾患モデルにおいて，高濃度のrHuEPO（300～5,000 U/kg）の使用により，貧血の改善や腎機能障害の軽減を認めた[8]．
- また，慢性腎疾患モデルにおいても，少量のlong-acting ESAであるダルベポエチンアルファを投与したところ，貧血の改善作用はなかったが，腎機能や糸球体・尿細管障害を改善した[9]．
- これらの理由として，Aktシグナル経路の持続的活性化によるアポトーシスの抑制，細胞増殖の促進などが考えられている[9]．
- これらの報告を基に❹のようなEPOの腎保護効果のメカニズムが推察されている[10]．

おわりに

- ESAの腎保護効果については，さまざまな臨床および基礎の研究報告がなされている．
- しかし，臨床研究においては無作為化比較試験（RCT）が少ないことから，今後のさらなる報告が，また，基礎研究においては造血作用を有さないESA製剤も開発されており，それらでの腎保護作用機序の報告も待たれるところである．

（石川康暢，望月俊雄）

◉文献

1) Astor BC, et al. Association of kidney function with anemia. *Arch Intern Med* 2002; 162: 1401-1408.
2) Silverberg DS, et al. The interaction between heart failure, renal failure and anemia-the cardio-renal syndrome. *Blood Purif* 2004; 22: 277-284.
3) 椿原美治ほか．図解CRA症候群．大阪：医薬ジャーナル社；2008.
4) Silverberg DS, et al. The effect of correction of mild anemia in severe, resistant congestive heart failure using subcutaneous erythropoietin and intravenous iron: A randomized controlled study. *J Am Coll Cardiol* 2001; 37: 1775-1780.
5) Kuriyama S, et al. Reversal of anemia by erythropoietin therapy retards the progression of chronic renal failure, especially in nondiabetic patients. *Nephron* 1997; 77: 176-185.
6) Gouva C, et al. Treating anemia early in renal failure patients slows the decline of renal function: A randomized controlled trial. *Kidney Int* 2004; 66: 753-760.
7) Singh AK, et al. Correction of anemia with epoetin alfa in chronic kidney disease. *N Engl J Med* 2006; 355: 2085-2098.
8) Nemoto T, et al. Recombinant erythropoietin rapidly treats anemia in ischemic acute failure. *Kidney Int* 2001; 59: 246-251.
9) Bahlmann FH, et al. Low-dose therapy with the long-acting erythropoietin analogue darbepoetin alpha persistently activates endothelial Akt and attenuates progressive organ failure. *Circulation* 2004; 110: 1006-1012.
10) Johnson DW, et al. Novel renoprotective actions of erythropoietin: New uses for an old hormone. *Nephrology* 2006; 11: 306-312.

Mini Lecture

エリスロポエチンの心保護作用

はじめに

アメリカ心臓協会（AHA）は，2003年にCKDを主要な心血管危険因子の一つとすることを提言している．このことは心腎連関の重要性を認識しなければならないゆえんの一端を示している．また，CKDおよび慢性心不全のいずれの病態においても，貧血がその予後に影響を与えることが示されており，心腎貧血連関という概念が提唱されている．CKDにおいては，腎臓におけるエリスロポエチン（EPO）の産生が低下しており，一方，慢性心不全においては，骨髄のEPOに対する反応性が低下している[1]．したがって，心腎貧血連関において，EPOはきわめて重要な役割を担っている可能性がある．

疾患モデル動物におけるEPOの心保護作用

EPOは赤血球系の細胞のEPO受容体に結合してアポトーシスを抑制し，その分化誘導と生存を促す．近年，EPO受容体が赤血球系以外の細胞にも広く発現していることが報告され，造血以外のEPOの作用が注目されている．EPO受容体は心血管系にも発現しており，遺伝子組換えヒトEPO（rHuEPO）が，動物モデルにおいて虚血心筋保護効果を発揮することが示されている．

家兎の心筋虚血再灌流モデルを用いたParsaらは，rHuEPOの投与により心筋細胞のアポトーシスが抑制され，梗塞サイズが縮小することを報告している．Moonらの再灌流のない心筋梗塞モデルにおいても，rHuEPOにより心筋細胞のアポトーシスが抑制され，梗塞サイズが縮小することが示されている．一方，イヌを用いたHirataらの報告では，冠動脈の結紮6時間後にrHuEPOを投与すると，梗塞サイズは縮小しなかったが，心筋の血管新生が促進されて心筋血流が増し，左室機能が保持されたという．

臨床研究におけるEPOの心保護作用

Lipsicらは，発症後6時間未満のST上昇型初回心筋梗塞患者22人において，長時間作用型EPOアナログ，ダルベポエチンアルファ（darbepoetin alpha）の認容性と安全性に関する臨床試験を行った．ダルベポエチンアルファ投与群では，72時間後に血中内皮前駆細胞数が非投与群と比べ1.8倍に上昇した．4か月後の左室駆出率は，ダルベポエチンアルファ投与群で52±3％，対照群で48±5％であり，両群間に有意差はなかった．今後，より規模の大きい臨床試験の結果が待たれる．

貧血のあるCKD患者にrHuEPOを投与するとき，ヘモグロビン値が正常範囲になるように目標値を設定するのと，それより低く設定するのとでは，どちらが心血管イベントの抑制に優れるかが，欧米の2つの大規模臨床試験により検証され，2006年にNew England Journal of Medicineに報告された．両試験とも，正常ヘモグロビン値を目標としたほうが，心血管イベントが多いという予想外の結果であった．この機序は明らかではないが，今後，心血管病患者へのrHuEPOの臨床応用を進めるうえで，造血作用と心血管保護作用のバランスをどのようにとるべきかを明らかにしていく必要がある．

内因性EPO-EPO受容体系を介するシグナルの心保護作用

筆者らは，心血管系のEPO受容体を介する内因性シグナルの役割を検討するため，筑波大学（現在，東北大学）の山本雅之教授と鈴木教郎博士らが開発した生存可能なEPO受容体ノックアウトマウスを用いて研究を行ってきた．このマウ

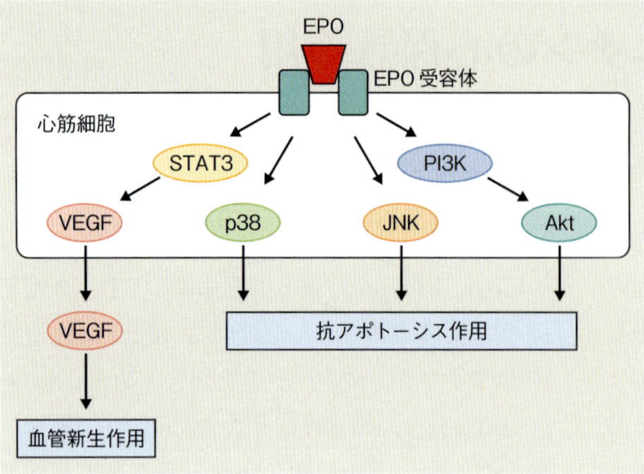

❶ 動物実験から推定される心筋のEPO-EPO受容体システムを介するシグナルの心保護作用の機序

STAT3：シグナル伝達兼転写活性化因子3，PI3K：ホスファチジルイノシトール3-キナーゼ，JNK：c-Jun N-terminal kinase，VEGF：血管内皮増殖因子．

スは赤血球系細胞にのみEPO受容体を発現し，それ以外ではEPO受容体を欠損している（*EpoR*$^{-/-}$ rescuedマウス）．心筋の虚血再灌流実験を行ったところ，*EpoR*$^{-/-}$ rescuedマウスでは野生型に比べてアポトーシスが亢進し，梗塞サイズが増大していた．一方，1週間の胸部大動脈狭窄による左室圧負荷モデルを作製したところ[2)]，*EpoR*$^{-/-}$ rescuedマウスでは野生型に比べて，心エコー図上の左室拡張末期径が増大し，左室短縮率が低下し，さらには生存率が低下した．圧負荷後の左室心筋における血管内皮増殖因子（VEGF）の蛋白発現と毛細血管数/心筋細胞数比は，野生型では圧負荷後に有意に増加したが，*EpoR*$^{-/-}$ rescuedマウスにおいては変化しなかった．すなわち，赤血球系以外のEPO-EPO受容体系を介するシグナルは，圧負荷による心不全の発症に保護的に働くと考えられ，その機序の少なくとも一部は，心筋における血管新生によると考えられた．

筆者らは，経皮的冠動脈インターベンションによる再灌流療法が成功した101人の急性心筋梗塞患者において，来院時の血清EPO濃度と経時的な血清クレアチンキナーゼの推移から推定される心筋梗塞サイズの関係を検討した[3)]．年齢，血清クレアチニン値，血中ヘモグロビン濃度，梗塞前狭心症の有無，罹患冠動脈，喫煙の有無などを共変量として，多変量解析を行った．その結果，血清EPO濃度は，再灌流後のTIMI gradeおよび梗塞前狭心症の存在とともに，梗塞サイズを予測する独立した因子であった．以上から，急性期に再灌流療法を受けた心筋梗塞患者において，内因性のEPOが貧血および腎機能障害の有無とは独立して，虚血心筋保護と関連する可能性が示された．

まとめ

rHuEPOは貧血の改善効果のみならず，心血管系に対する直接的な保護効果により，予後の改善をもたらす可能性があるが，その機序はいまだ不明な点も多い（❶）．一方，大規模臨床試験の結果から，過度の造血は好ましくない可能性がある．心血管系のEPO-EPO受容体系に特異的に働く，新たな治療戦略の開発が求められる．

（加賀谷豊）

◉ 文献

1）Tang YD, Katz SD. Anemia in chronic heart failure: Prevalence, etiology, clinical correlates, and treatment options. *Circulation* 2006; 113: 2454-2461.

2）Asaumi Y, et al. Protective role of endogenous erythropoietin system in non-hematopoietic cells against pressure overload-induced left ventricular dysfunction in mice. *Circulation* 2007; 115: 2022-2032.

3）Namiuchi S, et al. High serum erythropoietin level is associated with smaller infarct size in patients with acute myocardial infarction who undergo successful primary percutaneous coronary intervention. *J Am Coll Cardiol* 2005; 45: 1406-1412.

冠動脈インターベンション

Point

- CKD 患者の冠動脈疾患は，診断・治療において困難が伴い，予後不良である．
- 多くの大規模ランダム化試験においては，CKD 患者は最初から除外されていることがほとんどである．そのため臨床データの多くは小規模研究・後ろ向き観察研究が主体である．
- CKD の存在は，軽症であれ PCI 後の予後に影響する．糖尿病より強力かつ独立した予後因子である．
- 末期腎臓病，特に透析患者においては，独特な病態生理を考慮しなければならない．
- CKD 患者において，PCI は短期死亡率・合併症が低いが，不完全および反復血行再建が多くなる．一方，CABG は短期死亡率・合併症が高いが，完全血行再建が高率に得られる．
- 薬剤溶出性ステントの登場により，CKD 患者における PCI 成績の向上がみられるが，一定の限界が認められる．特に透析患者においては，その有用性はさらに限定される．
- CKD 患者の急性冠症候群マネジメントにおいては，PCI の施行率が低いだけではなく，PCI 施行例においても依然として予後不良であり，大きな課題である．
- CKD 患者の冠動脈病変は多枝病変が多く，高度石灰化を伴うことが多い．また PCI に際しては，出血性合併症，ステント血栓症，急性腎不全（造影剤腎症）などの合併症に留意すべきである．

CKD 患者における冠動脈疾患の重要性

- CKD 患者において，心血管病は最も重要な予後規定因子であることが明らかになっている．そのなかでも，冠動脈疾患（coronary artery disease：CAD）は主要な部分を占めている．
- また，CKD の重症度に比例して心血管病の発症・合併リスクは増大する．したがって，CKD患者において，積極的なCADの診断および治療・管理は非常に重要である．
- しかしながら，現在そのような患者には多くの制限・困難が伴っており，十分な治療がなされていないのが現状である．一つの大きな要因は，多くの大規模ランダム化試験（randomized control study：RCT）において，CKD 患者は最初から除外されているという点である[1]．
- したがって，臨床データの多くは，小規模研究，後ろ向きの観察研究から得られたものであり，経験的な判断に基づくことも多い．また，非

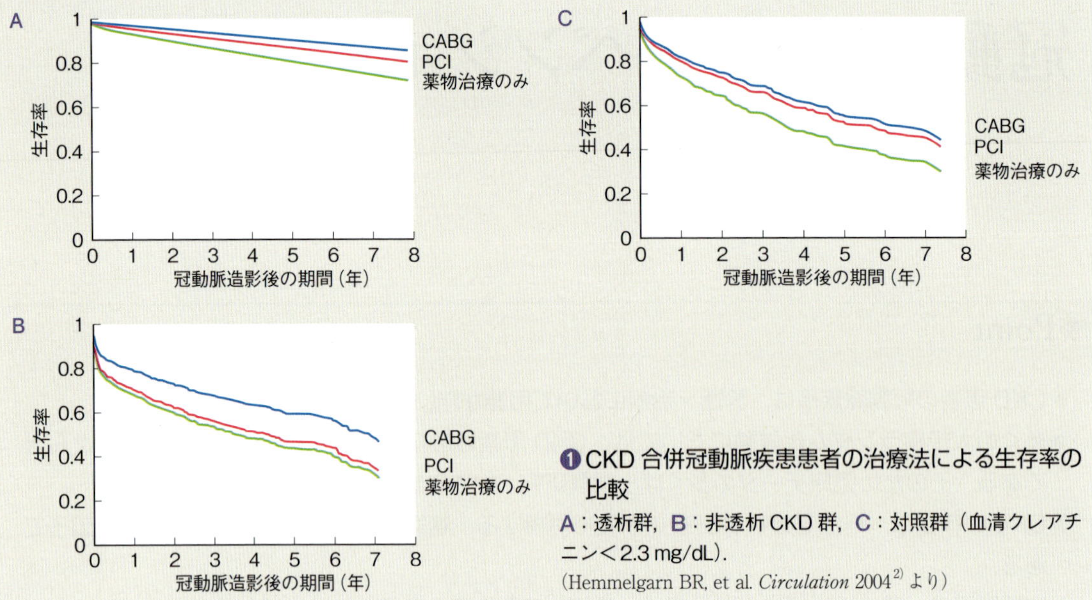

❶ **CKD 合併冠動脈疾患患者の治療法による生存率の比較**

A：透析群，B：非透析 CKD 群，C：対照群（血清クレアチニン＜2.3 mg/dL）.

（Hemmelgarn BR, et al. *Circulation* 2004[2] より）

CKD 患者から得られたデータに基づいて臨床判断がなされることも多く，不十分な医療が行われているのが現状といえる．

- 冠動脈インターベンション（PCI）の施行においても，CKD の有無は，糖代謝異常の有無と並んで，治療ストラテジーおよびアウトカムに大きな影響を与えることが数多く報告されている．
- したがって，CKD 患者における CAD の治療においては，単に CKD のステージの評価のみならず，CAD と CKD の疫学・病態生理の理解が必須と考えられる．
- CAD と CKD の疫学・病態生理をふまえたうえで，CKD 患者における最適な PCI の施行には，いかなる点を考慮し，いかに施行するべきかを論じ，より良い予後につながる治療の一助になればよいと考える．

CKD 患者における血行再建療法（revascularization）

- カナダで行われた 4 万人規模の長期観察研究（APPROACH）では，患者を透析群，非透析 CKD 群，対照群（血清クレアチニン＜ 2.3 mg/dL）の 3 群に分け，薬物治療のみ，PCI，冠動脈バイパス術（CABG）の治療比較を行った[2]．
- CABG は薬物治療に比較して，すべての腎機能カテゴリーにおいて良好な長期予後を示した．一方，PCI は，透析群および対照群において良好であったが，非透析 CKD 群は生存率改善を示さなかった（❶）．非透析 CKD 群（中等度～高度 CKD）においては，造影剤腎症による，急性腎不全のリスクが高い，あるいは不完全血行再建の割合が高いなどの機序が推定される．

- 4,758人の急性冠症候群（ACS）にて入院した患者の治療を解析したデータが報告されている[3]．もちろん，CKDステージの進行とともに院内および長期予後は悪化したが，それとともにPCIやCABGなどの侵襲的治療の施行割合は低下し，薬物治療群が多くなり，しかも処方内容も不十分となる．この解析では，PCI施行群の長期予後が最も優れていた．
- 軽度CKD患者におけるPCI後の予後はどうであろうか．欧州で行われた観察研究では，血清クレアチニン1.3～1.4 mg/dLのわずかな上昇でも，すでに予後不良を示している．またメイヨークリニックのデータでも，eGFR 70 mL/min/1.73 m^2でも，すでに相対危険比1.46の1年予後を示している．
- ステント時代のPCIはどうであろうか．1994～95年（ステント使用率18％）と1999～2000年（同94％）の予後を比較した研究では，よりハイリスク患者での施行が増えているにもかかわらず，3年間の主要心事故（major adverse cardiac events：MACE）は改善を認めている．
- しかしながら，透析を含む末期腎疾患（end-stage renal disease：ESRD）の患者群では，明らかな改善が認められていなかった．

PCI betterかCABG betterか

- 1990年代前半には，ESRD患者においてPCIよりCABGのほうがよりよい長期予後をもたらすとされていたが，より再狭窄の少ないステントが用いられる時代になって，ステントを用いたPCIがCABGにまさることが期待された．
- 1997年に開始された，多枝病変のCAD患者をステント治療とCABGに無作為に割り付けたARTS試験における，eGFR＜60 mL/min/1.73 m^2のCKD患者におけるposthoc解析の結果が発表された[4]．
- 5年間の長期予後解析にて，死亡あるいは脳血管障害と心筋梗塞を加えたハードエンドポイントには有意差は認めなかったが，血行再建術を含めたevent-free survivalは，ステント群で50.7％，CABG群で68.5％（p=0.04）であった．
- 最近，透析患者におけるPCIとCABGの比較に関するメタアナリシスが発表された[5]．結果は，両治療群ともに，CKDのない患者群と比較すると予後は著明に悪いものであったが，透析患者においては，30日間の短期予後はPCIがまさるものの，平均約30か月の長期予後はPCI，CABG両者同等であった（❷）．
- 解析された17の研究は，すべて1977～2002年にかけての後ろ向き研究であったが，注目すべきは，わが国の研究がそのうち6つを占めていたことである．

Key word

ARTS（Arterial Revascularization Therapies Study）試験

1997年に開始された，冠動脈多枝病変に対して，ステント留置とCABGを比較したランドマーク的な無作為割り付け研究である．1年後の評価では，多枝病変に対する冠動脈ステント留置はバイパス術よりもコストが低く，バイパス術に匹敵する死亡，脳卒中，心筋梗塞予防効果が得られた．しかしながら，ステント留置術は血行再建術の再施行の必要性が高かった．さらに5年後の評価にても同様の結果と報告されている．

❷ CABGないしはPCIを施行された透析患者における短期および長期生命予後の比較

	30日間死亡率（%）		長期死亡率（%）		平均長期追跡期間（月）	
	CABG	PCI	CABG	PCI	CABG	PCI
透析施行	11	5	52	59	31	28
腎疾患なし	1〜5	1〜3	10〜21	14〜33	56	56

（Nevis IF, et al. *Clin J Am Soc Nephrol* 2009[5] より）

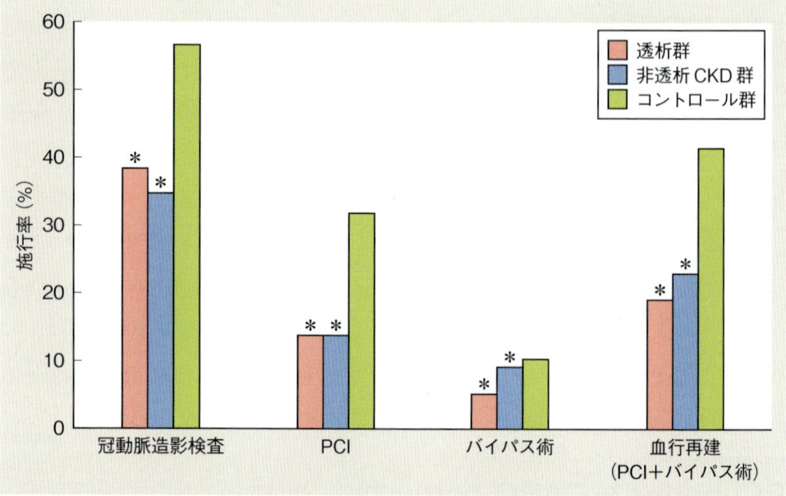

❸ ACS患者マネジメントの現況

*$p < 0.001$ vs コントロール群.

（Charytan D, et al. *Am Heart J* 2006[6] より）

ACS と CKD

- 現状においては，CKD 合併 ACS 患者において，冠動脈造影検査およびPCI を含む血行再建の施行率は低い（❸）[6]．心筋梗塞患者において，透析群，非透析 CKD 群，コントロール群にて，それぞれの施行率が，39 %，34 %，56 %および 19 %，23 %，41 %という報告がある．
- それには，さまざまな診断・治療上の要因が寄与しているが，いずれにしても，この患者群の不良な予後につながっていると考えられる．
- 2008 年に，2,357 人の PCI を施行された ACS 患者における観察研究の結果が報告された[7]．入院時の心原性ショック発現率は，CKD 群（非透析施行），透析群にて高く，1 年後の MACE は，それぞれ 22.9 %，45.2 %（コントロール群は 13 %）であった．
- スタチン，抗血小板薬などの薬物治療が積極的に施行されており，またPCI は，薬剤溶出性ステント（DES）が十分な症例に使用されているにもかかわらず，CKD/透析合併 ACS 患者では，依然として不良な予後を示すことが明らかにされた．

Key word

薬剤溶出性ステント（drug-eluting stent：DES）

2002 年に欧州で初めて臨床応用されて以降，全世界で使用頻度が急激に増加している．現在日本では，シロリムスをコーティングした Cypher®ステントとパクリタクセルをコーティングした TAXUS®ステント，ゾタロリムスをコーティングした ENDEAVOR™，エベロリムスをコーティングした XIENCE V®が使用可能である．それぞれに適不適はあるが，基本的には新生内膜増殖抑制作用により非常に再狭窄が少なく，その一方でステント血栓症が問題となる．

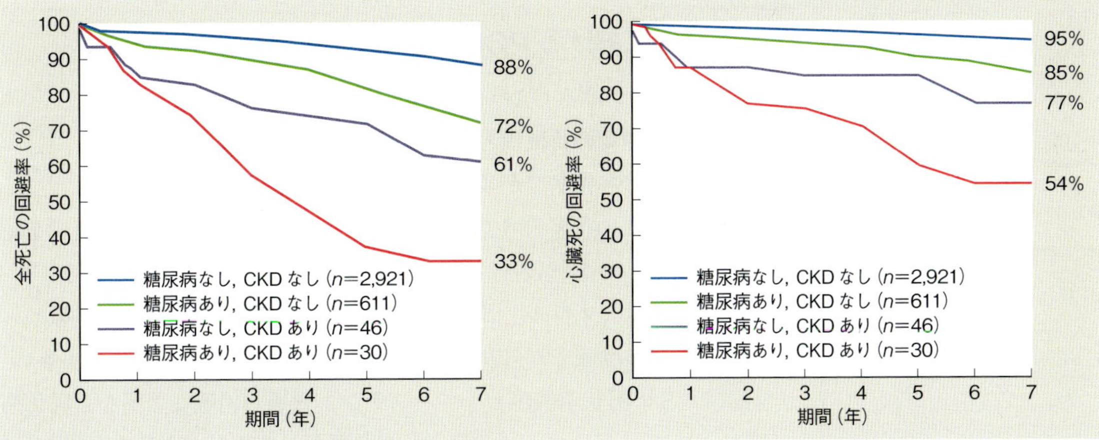

❹ 冠動脈多枝病変患者における糖尿病と CKD の関連

（Szczech LA, et al. *Circulation* 2002[8] より）

糖尿病と CKD

- CKD の基礎疾患において，糖尿病は重要である．特に現在，糖尿病性腎症は透析療法導入原疾患の第 1 位であり，今後も増加が予想される．
- 2002 年に，BARI 研究のサブ解析が報告された[8]．CKD の存在にて長期予後が悪化するのが観察されたが，興味深いことに，それは糖尿病の存在より強力な予後規定因子であるだけではなく，糖尿病と独立した因子であった．
- つまり❹に示すように，糖尿病と合併した場合，最も予後不良であった．

DES と CKD

- DES を植込んだ患者においても，やはり CKD は依然として MACE の危険因子である．ベアメタルステント（BMS）と比較した研究においては，CKD 患者においても再狭窄の減少が認められる．しかしながら，現在までに死亡率の減少までの効果は認められていない．
- また，ステント血栓症の問題に対しては，腎不全はステント血栓症の独立した危険因子であるという報告があり，血小板機能の亢進などに関与しているのかもしれない．
- しかしながら，透析患者においては少し状況が異なる[9]．DES と BMS の比較において，再狭窄に差がみられないという観察研究が報告されている．
- また，透析患者においては，DES 使用後も再狭窄率は 40 %前後という報告もある．したがって，DES時代においても，この患者群においては，CABG が優れているのかもしれない．

Key word

BARI（Bypass Angioplasty Revascularization Investigation）研究

1988 年に開始された，冠動脈多枝病変に対して，経皮的冠動脈形成術（PTCA）と CABG を比較したランドマーク的な無作為割り付け研究である．特に，全体では PCI と CABG に死亡率の差はなかったが，糖尿病患者においては，CABG のほうが優れているという結果が注目された．

CKD 患者における PCI

- CKD 患者における CAD には，上述のような臨床特徴があるが，具体的に冠動脈病変の特徴はどうであろうか．
- 最大の特徴は多枝病変が多いことと，石灰化が著しいことである．
- 透析導入直後の患者のうち 60 %に少なくとも 1 枝以上の有意狭窄を認め，そのうちの 73 %の患者は多枝病変を認めたという報告がある．
- また石灰化はミネラル・骨代謝異常が大きく関与しており，冠動脈のみならず全身の動脈でみられ，PCI 施行時の大きな障壁となることも多い．
- 特に DES の再狭窄機序として，ステント通過が困難な著明な石灰化病変において，ポリマーコーティングが剥がれることが報告されており，注意が必要である．
- また近年，小規模研究ではあるが，ワルファリン服用中患者における PCI 後，CKD 患者においては，出血性合併症が 2.59 倍高いことが示されている．
- また，糖尿病患者での検討では，非透析 CKD 患者においても，PCI 後合併症として神経学的合併症は 5 倍，消化管出血は 3 倍，もちろん造影剤腎症は 2 倍と高率であった．
- 結果として，入院期間の延長がもたらされ，特に造影剤腎症は，1 年後の高い死亡率の独立した規定因子であった[10]．

（岩永善高，宮崎俊一）

◉文献

1）Herzog CA. How to manage the renal patient with coronary heart disease: The agony and the ecstasy of opinion-based medicine. *J Am Soc Nephrol* 2003; 14: 2556-2572.
2）Hemmelgarn BR, et al. Survival after coronary revascularization among patients with kidney disease. *Circulation* 2004; 110: 1890-1895.
3）Keeley EC, et al. Analysis of long-term survival after revascularization in patients with chronic kidney disease presenting with acute coronary syndromes. *Am J Cardiol* 2003; 92: 509-514.
4）Aoki J, et al. Five year clinical effect of coronary stenting and coronary artery bypass grafting in renal insufficient patients with multivessel coronary artery disease: Insights from ARTS trial. *Eur Heart J* 2005; 26: 1488-1493.
5）Nevis IF, et al. Optimal method of coronary revascularization in patients receiving dialysis: Systematic review. *Clin J Am Soc Nephrol* 2009; 4: 369-378.
6）Charytan D, et al. The use of invasive cardiac procedures after acute myocardial infarction in long-term dialysis patients. *Am Heart J* 2006; 152: 558-564.
7）Bonello L, et al. Impact of optimal medical therapy and revascularization on outcome of patients with chronic kidney disease and on dialysis who presented with acute coronary syndrome. *Am J Cardiol* 2008; 102: 535-540.
8）Szczech LA, et al. Outcomes of patients with chronic renal insufficiency in the Bypass Angioplasty Revascularization Investigation. *Circulation* 2002; 105: 2253-2258.
9）Ota T, et al. Relationship between severity of renal impairment and 2-year outcomes after sirolimus-eluting stent implantation. *Am Heart J* 2009; 158: 92-98.
10）Nikolsky E, et al. Impact of chronic kidney disease on prognosis of patients with diabetes mellitus treated with percutaneous coronary intervention. *Am J Cardiol* 2004; 94: 300-305.

経皮的腎動脈形成術

◉Point

- ▶動脈硬化性腎動脈狭窄症（atherosclerotic renal artery stenosis：ARAS）は心腎血管疾患患者の予後を悪化させる重大な合併病態として海外では認識されているが，わが国ではいまだ十分に認識されていない.
- ▶腎動脈狭窄は心腎血管疾患患者に高頻度に潜在し，予後を悪化させ，時に救命の可否を左右する重要な病態である.
- ▶腎動脈狭窄のスクリーニングに最も優れているのは腎動脈エコー法である.
- ▶腎動脈狭窄症の治療には腎動脈ステント術が有効であり，血圧コントロールの改善，腎機能悪化の抑制が期待できる.

腎動脈狭窄症とは

- 腎動脈狭窄は腎動脈内腔の狭窄と定義されるが，これによって臨床的問題を生じるのが腎動脈狭窄症（renal artery stenosis：RAS）である.
- 腎動脈狭窄症は腎血管性高血圧と同義ではなく，腎血管性高血圧と虚血性腎症，ならびに無症候性腎動脈狭窄のすべてを含んだ疾患概念である（❶）.
- 腎動脈狭窄の9割は動脈硬化性である.
- 腎動脈狭窄による神経体液性因子の変化で生じる心不全や不安定狭心症はcardiac disturbance syndromeと呼ばれる．腎動脈狭窄が診断されないまま放置されると反復して生じ，特に肺水腫の場合には致命的となる.

動脈硬化性腎動脈狭窄の潜在頻度

- 欧米に比べてわが国では動脈硬化性疾患が少ないと考えられてきたが，従来考えられていたよりも高頻度に心腎血管疾患患者に潜在していることが知られるようになった.
- 筆者らの検討[2]では，心臓カテーテル検査を施行した患者の7％に腎動脈狭窄が潜在していた（❷）.

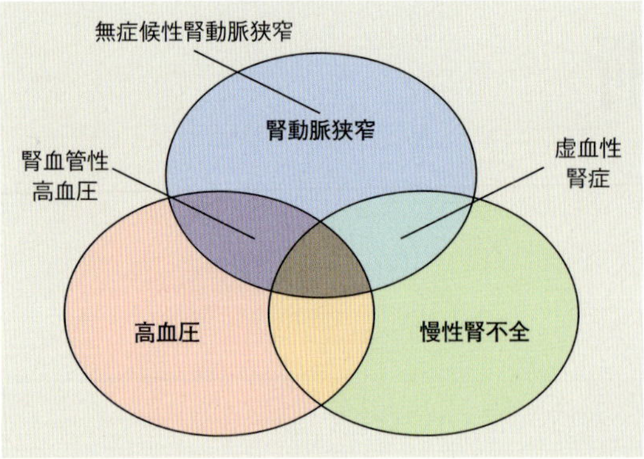

❶腎動脈狭窄の概念

腎動脈狭窄と高血圧，慢性腎不全はおのおの一部ずつオーバーラップした病態である．腎動脈狭窄によって生じる高血圧が腎血管性高血圧（renovascular hypertension：RVH）であるが，腎動脈狭窄症は腎血管性高血圧と同義ではない．血圧が高くなくても，慢性の腎虚血によって腎機能が低下する虚血性腎症をもたらす．これら腎血管性高血圧と虚血性腎症は，心腎血管イベントの発生を介して予後を悪化させる．また，虚血性腎症が診断されずに悪化すると，最終的には末期腎疾患（end-stage renal disease：ESRD）となり人工透析が必要になる．一方で，高度の腎動脈狭窄があっても何の症候もない，いわゆる無症候性腎動脈狭窄が比較的高頻度に潜在することが知られるようになった．最近は，たとえ無症候性であっても，腎動脈狭窄の存在自体が生命予後を悪化させることも報告され注目されている．腎動脈狭窄症とは，これら腎血管性高血圧と虚血性腎症，ならびに無症候性腎動脈狭窄のすべてを包含した疾患概念ととらえる必要がある．

(Safian RD, et al. *N Engl J Med* 2001[1] より)

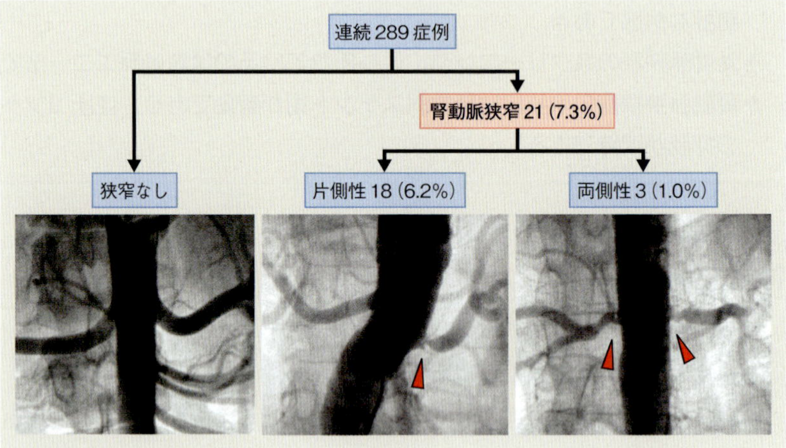

❷腎動脈狭窄の潜在頻度

筆者ら[2]は，心臓カテーテル検査を行った連続289症例において，腹部大動脈造影によって腎動脈狭窄の潜在頻度を検討した．従来の報告にならって径狭窄度50％以上を有意狭窄と定義した場合，21/289（7.3％）に腎動脈狭窄が潜在していた．片側性が18例（6.2％），両側性が3例（1.0％）であった．罹患冠動脈枝数別にみると，1枝，2枝，3枝病変の，おのおの5％，10％，9％に腎動脈狭窄が認められた．高齢，高血圧，冠動脈疾患の3因子が，独立した関連因子として同定された．

動脈硬化性腎動脈狭窄の診断

- 腎動脈狭窄の潜在を疑うべき因子として，❸[3]のような項目があげられているが，これらの条件を有する場合には，腎動脈狭窄が潜在するハイリスク群と考えて積極的にスクリーニングする必要がある．
- 上記臨床像から疑い，腎臓エコー法でスクリーニングするのがよい[*1]．
- レニン活性やカプトプリル負荷RIレノグラムは，動脈硬化性腎動脈狭窄のスクリーニングには適さない．

*1 本巻「腎動脈エコー」(p.73)参照．

❸ 腎動脈狭窄の潜在を疑うべき因子

- 30歳以下または55歳以上で発症する高血圧
- 突然増悪する高血圧，難治性高血圧，悪性高血圧
- ACE阻害薬またはARB投与後の高窒素血症の新たな発症または腎機能悪化
- 原因不明の腎萎縮または両腎のサイズの左右差（>1.5 cm）
- 突然発症した原因不明の肺浮腫
- 原因不明の腎不全
- 血管造影で冠動脈多枝病変や末梢動脈病変，うっ血性心不全または難治性の狭心症のある患者

（Hirsch AT, et al. *J Am Coll Cardiol* 2006[3] より）

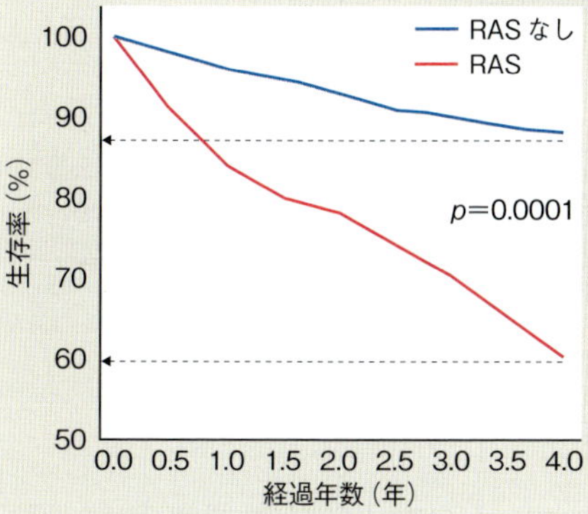

変数	リスク比	p 値
RAS	2.9（1.7～7.0）	0.0001
LVEF	1.7（1.2～2.2）	0.0002
CRI	1.3（1.1～1.5）	0.02
CHF	2.4（1.3～4.1）	0.0021

❹ 腎動脈狭窄の自然経過

腎動脈狭窄は最強の予後規定因子である.

RAS：腎動脈狭窄，LVEF：左室駆出率，CRI：慢性腎不全，CHF：うっ血性心不全.

（Conlon PJ, et al. *J Am Soc Nephrol* 1998[4] より）

- CT angiography，MR angiographyでも非侵襲的に腎動脈狭窄を描出できるが，前者にはX線被曝，造影剤使用，石灰化によるアーチファクトなどの，後者には低解像度，狭窄度過大評価などの欠点が指摘されている.

Memo

循環器臨床現場では，心臓カテーテル検査あるいは末梢血管造影時に腎動脈も造影する「drive-by angiography」もスクリーニングに有用である.

動脈硬化性腎動脈狭窄の自然歴

- 腎動脈狭窄を放っておくと，無症候性に，しかし腎機能低下や腎萎縮を伴って時間とともに狭窄は進行し，生命予後をも悪化させる（❹）.
- 腎動脈狭窄は，左室機能不全，慢性腎不全，心不全よりも強力な予後悪化因子である（❹）.
- 高度狭窄であるほど予後が悪く，片側狭窄よりも両側狭窄のほうが予後がより悪い.
- 冠動脈疾患合併例においては，PCIあるいは冠動脈バイパス術で血行再建がなされた場合であっても，腎動脈狭窄の合併例は予後が悪い.

動脈硬化性腎動脈狭窄の治療

- 腎動脈狭窄は基本的に進行性であるため，保存療法には限界があり，い

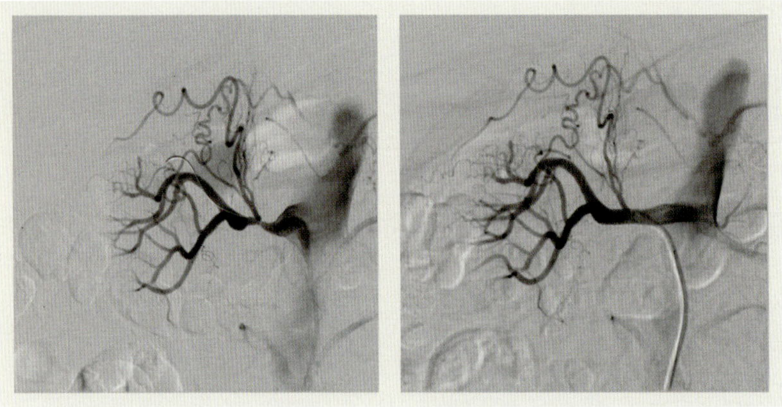

❺ステント植込み術前後の腎動脈造影
左：術前，右：術後.

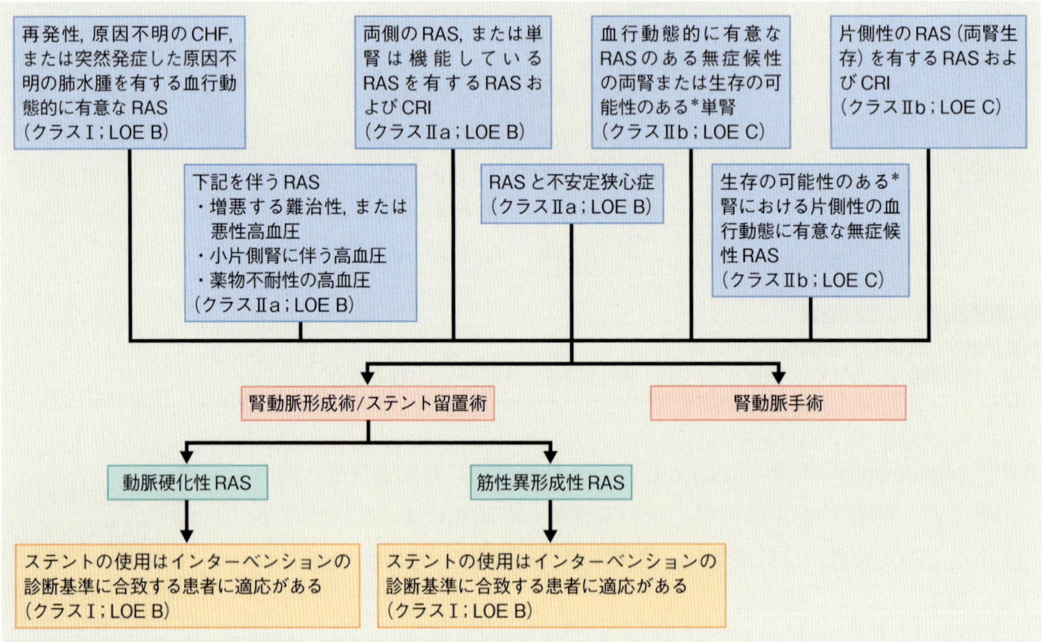

❻腎動脈狭窄に対する治療適応（ACC/AHA PADガイドライン2005）

ACC/AHAから出された末梢動脈疾患治療のガイドライン．このなかに，末梢動脈疾患の一部という形で腎動脈ステント術の適応に関するガイドラインが示されている[3]．これによると，いわゆるcardiac disturbance syndromeである心不全・肺水腫例がクラスⅠの積極適応，不安定狭心症がクラスⅡaの適応とされた．高血圧では，難治性・薬剤抵抗性の場合，一側の腎が萎縮している場合，薬剤が十分に投与できない場合にクラスⅡaの適応と，虚血性腎症では両側狭窄症例あるいは片腎症例の狭窄がクラスⅡaの適応とされた．これに対し，両側腎臓がある場合の一側狭窄や，無症候性狭窄症例はいかなる場合もクラスⅡbとされており，厳格な適応が求められている．このガイドラインに従って血行再建を行うことによって，血圧コントロールの改善，腎機能悪化速度の低下，さらには生命予後の改善が期待できる．

RAS：腎動脈狭窄，CHF：うっ血性心不全，CRI：慢性腎不全，LOE：エビデンスレベル（level of evidence）．

*生存の可能性あり＝長径が7 cm以上の腎．

（Hirsch AT, et al. *J Am Coll Cardiol* 2006[3] より）

ずれかの時点で血行再建術が必要になる．

● 血行再建法としては腎動脈ステント術（❺）が第1選択であり，症例全体の7割前後で血圧コントロールの改善や腎機能悪化速度の低下がみら

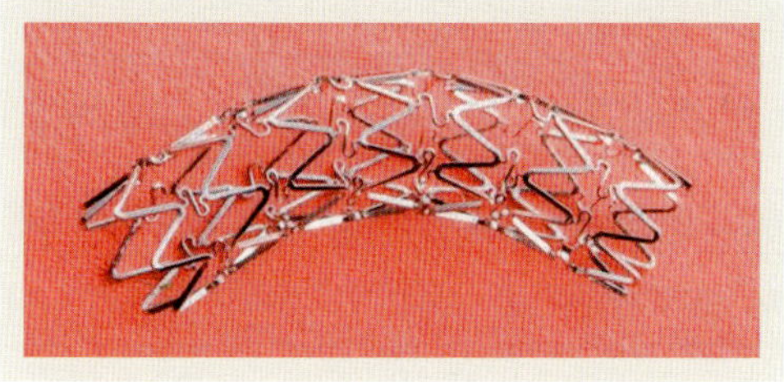

❼ Palmaz Genesis Renal ステント

れる.

- 腎動脈ステント術の適応決定には ACC/AHA のガイドライン[3] が参考になる (❻).
- わが国で腎動脈ステント術に用いられるステントは，2009 年 6 月に承認された Palmaz Genesis Renal ステントである (❼).
- 腎動脈ステント術で生命予後が改善するか否かの検討が重大な課題であり，これを前向きに検討した大規模試験 CORAL（Cardiovascular Outcomes in Renal Atherosclerotic Lesions）Study がアメリカで進行中である.

まとめ

- 腎動脈狭窄が，特に心腎疾患患者に合併した場合の影響は多大であり，場合によっては腎動脈狭窄の治療が救命の可否を左右する.
- 循環器内科医や腎臓内科医はもとより，より広く内科医が本病態を的確に認識することが望まれる.

（山下武廣）

◉文献

1）Safian RD, Textor SC. Renal-artery stenosis. *N Engl J Med* 2001; 344: 431-442.
2）Yamashita T, et al. Prevalence and predictors of renal artery stenosis in patients undergoing cardiac catheterization. *Hypertens Res* 2002; 25: 553-557.
3）Hirsch AT, et al. AHA/ACC 2005 Guidelines for the management of patients with peripheral arterial disease (Lower extremity, renal, mesenteric, and abdominal aortic). *J Am Coll Cardiol* 2006; 47: 1239-1312.
4）Conlon PJ, et al. Survival in renal vascular disease. *J Am Soc Nephrol* 1998; 9: 252-256.
5）ASTRAL Investigators. Revascularization versus medical therapy for renal-artery stenosis. *N Engl J Med* 2009; 361: 1953-1962.

Key word

腎動脈ステント術

腎動脈狭窄の血行再建法としては，腎動脈ステント術が第 1 選択であるとされ，手技成功率は 98 %前後と高く，再狭窄率も 15 ～ 20 %と認識されている．ただし，この再狭窄率はステント径に大きく依存しており，ステント径が 6.0 mm を超える場合の再狭窄率が 8 %と低いのに対し，径 4.5 ～ 6.0 mm の場合には 18 %，径 4.5 mm 未満の場合には 38 %と，径が小さくなるほど高くなる.

Key word

CORAL 試験

CORAL 試験は，1,080 例の腎動脈狭窄例を，最適薬物療法群と最適薬物療法＋腎動脈ステント術群との 2 群に無作為にランダム割り付けし，心血管死，腎死，脳卒中，心筋梗塞，心不全による入院，腎不全の進行，腎代替療法への移行などを主要検討項目として追跡する前向き研究である．数年以内に結果が報告されることになっているが，本試験で腎動脈ステント術が長期予後を改善するという結果が得られた場合，腎動脈狭窄は大きくクローズアップされることになる．2008 年 3 月の ACC において，腎動脈ステント術の臨床的有効性に疑問を投げかける ASTRAL 試験[5] が報告されたが，上記 CORAL 試験とは治療対象を含めてプロトコルが異なっていることに注意する必要がある.

索引

太字のページは詳述箇所を示す.

和文索引

す

せ

そ

た

ち

つ

て

と

欧文索引

O

P

Q

R

S

T

U

V

W

循環器臨床サピア 7

CKDと心血管病を理解する

ステップアップをめざして

2010年3月15日　初版第1刷発行©　〔検印省略〕

責任編集……筒井裕之

発行者……平田　直

発行所……株式会社 中山書店

〒113-8666　東京都文京区白山 1-25-14

TEL 03-3813-1100（代表）　振替 00130-5-196565

http://www.nakayamashoten.co.jp/

本文デザイン……臼井デザイン事務所

装　丁……花本浩一（麒麟三隻館）

印刷・製本……三松堂株式会社

ISBN978-4-521-73167-4

Published by Nakayama Shoten Co., Ltd.　Printed in Japan

落丁・乱丁の場合はお取り替え致します